高等医药院校新形态教材

供医学影像技术、放射治疗技术及相关专业使用

放射物理与防护

（第 2 版）

主　编　牛延涛　暴云锋
副主编　綦维维　樊　冰
编　者　（按姓氏汉语拼音排序）
　　　　暴云锋（河北省人民医院）
　　　　杜笑娟（邢台医学高等专科学校）
　　　　樊　冰（南阳医学高等专科学校）
　　　　盖兴慧（北京卫生职业学院）
　　　　郭森林（首都医科大学附属北京同仁医院）
　　　　冷倩倩（山东中医药高等专科学校）
　　　　罗雪莲（铜陵职业技术学院）
　　　　牛延涛（首都医科大学附属北京同仁医院）
　　　　綦维维（北京大学人民医院）
　　　　闫　悦（安阳职业技术学院）
　　　　赵晓坤（绍兴文理学院）

科学出版社

北　京

内 容 简 介

本教材共 8 章，系统地讲述了医学影像物理学基础、X 射线成像基础、常用辐射量及其相关测量、电离辐射对人体的危害，并对放射诊断成像的放射防护、核医学诊疗和防护、放射治疗与防护进行分类介绍，同时就放射诊疗设备、工作人员和诊疗场所的管理进行了阐述。

本教材适用于医学影像技术、放射治疗技术及相关专业的学生，也可供医疗机构同仁参考使用。

图书在版编目（CIP）数据

放射物理与防护 / 牛延涛，暴云锋主编. —2 版. —北京：科学出版社，2024.8

高等医药院校新形态教材

ISBN 978-7-03-077629-7

Ⅰ. ①放… Ⅱ. ①牛… ②暴… Ⅲ. ①放射医学–物理学–高等职业教育–教材 ②放射医学–辐射防护–高等职业教育–教材 Ⅳ. ①R811.1 ②R14

中国国家版本馆 CIP 数据核字（2024）第 015934 号

责任编辑：丁海燕 / 责任校对：周思梦
责任印制：师艳茹 / 封面设计：涿州锦晖

科学出版社 出版

北京东黄城根北街 16 号
邮政编码：100717
http://www.sciencep.com

北京富资园科技发展有限公司印刷
科学出版社发行 各地新华书店经销
*

2019 年 6 月第 一 版 开本：850×1168 1/16
2024 年 8 月第 二 版 印张：12
2024 年 8 月第 八 次印刷 字数：354 000

定价：59.80 元

（如有印装质量问题，我社负责调换）

前　言

党的二十大报告指出"人民健康是民族昌盛和国家强盛的重要标志。把保障人民健康放在优先发展的战略位置，完善人民健康促进政策。"贯彻落实党的二十大决策部署，积极推动健康事业发展，离不开人才队伍建设。"培养造就大批德才兼备的高素质人才，是国家和民族长远发展大计。"教材是教学内容的重要载体，是教学的重要依据、培养人才的重要保障。

近年来，放射诊疗技术的硬件和软件都得到迅猛发展，为临床疾病的诊断和治疗提供了重要的影像学支持和可观的疗效。放射诊断、核医学、放射治疗三大学科领域在医疗活动中扮演着越来越重要的角色，尤其是医学影像技术的进步丰富了临床诊断方法，为疾病的早发现、早诊断、早治疗奠定了基础，为大数据背景下的精准医疗与循证医学的发展做出了重要贡献。

人类发现 X 射线后，在对其应用和研究的过程中，发现其对人体产生有害的作用，因此放射防护便提上议事日程。若想合理利用电离辐射为人类健康做出贡献，同时尽量降低辐射风险，就需要对电离辐射的产生、与人体的相互作用、测量与评价、风险评估等有系统的认识，进而有针对性地采取有效防护措施，降低受检者和放射工作人员的受照剂量，这是人们不懈的追求。

本教材共分为 8 章，系统性地讲述了医学影像物理学基础、X 射线成像基础、常用辐射量及其相关测量、电离辐射对人体的危害，并对放射诊断成像的放射防护、核医学诊疗和防护、放射治疗与防护进行分类介绍，同时就放射诊疗设备、工作人员和诊疗场所的管理进行了阐述。

本教材在编写过程中得到了全体编委的积极响应，他们在百忙之中抽时间共同探讨编写大纲，充分结合课堂教学、临床实践的特点和要求，以认真、负责的态度推敲稿件内容，身体力行，于字里行间融入课程思政的内容。在教材定稿以后，他们再接再厉为本教材制作了精美的课件，读者可以通过教材中提供的二维码或网址，免费在"中科云教育"平台下载使用。

本教材适用于医学影像技术、放射治疗技术及相关专业的学生，也可供医疗机构同仁参考使用。

由于编写水平有限，加上相关标准和要求更新较快，教材中内容可能存在诸多不足，还请广大同行将自己的见解和在教学过程中所遇到的问题反馈给我们，以帮助我们做得更好。

牛延涛　暴云锋
2023 年 10 月

配 套 资 源

欢迎登录"中科云教育"平台，**免费**数字化课程等你来！

本系列教材配有 PPT 课件等数字化资源，持续更新，欢迎选用！

"中科云教育"平台数字化课程登录路径

电脑端

▶ 第一步：打开网址 http://www.coursegate.cn/short/B6QJ2.action

▶ 第二步：注册、登录

▶ 第三步：点击上方导航栏"课程"，在右侧搜索栏搜索对应课程，开始学习

手机端

▶ 第一步：打开微信"扫一扫"，扫描下方二维码

▶ 第二步：注册、登录

▶ 第三步：用微信扫描上方二维码，进入课程，开始学习

PPT 课件，请在数字化课程中各章节里下载！

目　录

第1章
医学影像物理学基础

第1节 物 质 结 构

古希腊哲学家认为物质是由简单的、不可再分的微粒构成,这种微粒叫作"原子",希腊语原意即"不可分割"。19 世纪初,英国科学家 J.道尔顿(J.Dalton)提出了原子学说,他认为原子是微小的不可分割的实心球体。19 世纪末,一系列重大的科学发现证明原子是可以再分的,电子的发现打开了原子内部的大门,放射性的发现则揭示了原子核的奥秘。随着科学研究的不断深入,现代原子概念逐步得到了发展和完善。

一、原子及其核外结构

1897 年 J.J.汤姆孙(J.J.Thomson)在研究阴极射线时发现带负电荷的电子的存在,获知了电子是原子的组成部分。物质通常是电中性的,故可预见原子中还有带正电荷的部分。1903 年汤姆孙提出了一个原子模型,即"汤姆孙模型",他设想原子的带正电部分是一个与原子本身大小相同、具有弹性的、冻胶状的球体,正电荷均匀分布,负电子镶嵌于球体内部,整个结构看起来就像一块布丁里镶嵌着葡萄干一样,所以也称"葡萄干布丁模型"。

(一)原子结构实验

自 1903 年起,多位科学家通过实验证明了汤姆孙模型的不足,其中就包括 α 粒子散射实验。α 粒子是放射性物质中发射出来的快速粒子,它具有氦原子的质量,是电子质量的 7300 倍,带两个单位的正电荷,后来证明它就是氦原子核。

1909 年,E.卢瑟福(E. Rutherford)等在 α 粒子散射实验中观察到一个重要现象,绝大多数 α 粒子只有 2°～3° 的偏转,但大约 1/8000 的 α 粒子偏转大于 90° ,有的偏转甚至接近 180° 。

α 粒子散射实验所用仪器装置大致如图 1-1-1 所示。其中 R 为被一块铅块包围的 α 粒子源,发射的 α 粒子经过一个纤细的通道准直后,形成一束射线,撞击在金箔 F 上。有一个显微镜 M,带着一片荧光屏 S,可以旋转到不同的方向对散射的 α 粒子进行观察。荧光屏 S 是在玻璃片上涂硫化锌荧光材料制成的,使用时将涂有硫化锌的一面朝向金箔 F。当被散射的 α 粒子打在荧光屏上时,就会发出微弱的闪光。通过显微镜观察闪光点就可记下某一时间内在某一方向上散射的 α 粒子数。为避免 α 粒子与空气中物质碰撞变向,从 α 粒子源到荧光屏这段路程是真空的。

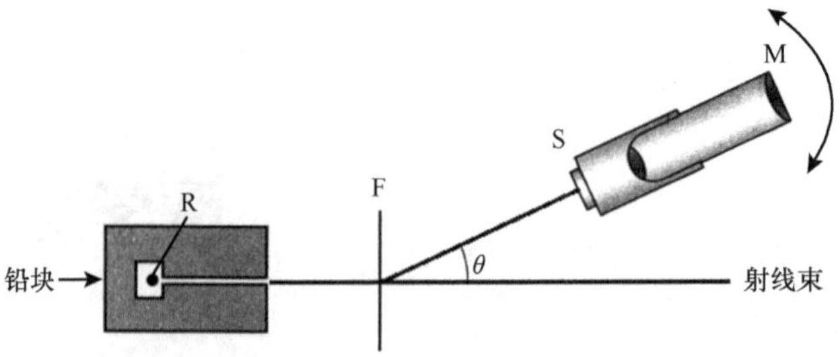

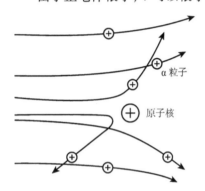

图 1-1-1 观测 α 粒子散射的仪器装置示意图

针对汤姆孙模型无法解释实验中大散射角的事实，卢瑟福在 1911 年提出了另一个模型。他设想原子中带正电部分体积很小，电子存在于带正电部分的外围。这样，当 α 粒子接近原子时，它受电子的作用从而引起运动方向的改变，此时改变角度较小。而当 α 粒子靠近正电体时，整个正电体对它起作用，因此受正电体的作用力是

$$F = \frac{2Ze^2}{4\pi\varepsilon_0 r^2} \tag{1-1-1}$$

式（1-1-1）中，Z 为原子序数；e 为电子的电量；ε_0 为真空中的介电常数；r 为 α 粒子与正电体之间的距离。

由于正电体很小，r 可以很小，α 粒子所受的力可以很大，故能产生大角散射，如图 1-1-2 所示。正电体被称为原子核，因此卢瑟福提出的模型被称为原子核式模型。在这个结构中，有一个带正电的中心体原子核，所带正电的数值是原子序数乘以单元电荷值。原子核的半径为 $10^{-15} \sim 10^{-14}$m，而原子半径是 10^{-10}m。原子核外围散布着带负电的电子，但原子的质量中绝大部分是原子核的质量。

（二）玻尔的原子模型

卢瑟福的原子核式模型肯定了原子核的存在，却无法解释观测到的原子所发出的各种频率的光谱。此外，这个模型还存在一个致命的问题，即这个体系是不稳定的，带负电的电子绕着带正电的原子核运转，两者之间会放射出强烈的电磁辐射，从而导致电子轨道缩小，最终与原子核所带的正电中和，这与事实相悖。因此，对于原子核外电子的具体情况，需要进一步研究。人们对光谱的观察记录为研究提供了很多资料，这些资料是关于原子核外结构认知的重要来源。

图 1-1-2 α 粒子在原子核式模型中的散射路径示意图

1. 氢原子光谱的实验规律 光谱是电磁辐射（不论在可见区或在可见区以外）的波长成分和强度分布的记录，有时只是波长成分的记录。用光谱仪可以把光按波长展开，把不同成分的强度记录下来，或把按波长展开后的光谱摄成相片，后一种光谱仪称为摄谱仪。光谱仪用棱镜或光栅作为分光器，有各种不同的设计。图 1-1-3 是一种棱镜摄谱仪的示意图。光源 I 所发的光经透镜 A 会聚在摄谱仪的光缝 S 上，一部分进入摄谱仪，经会聚透镜 B 后成为平行光线，落在棱镜片的一个面上，穿过棱镜片后，不同波长的光线以不同的偏转角射出，经过透镜 C 再成为会聚光线。不同波长的光线会聚在相片 P 上的不同点，在相片 P 上形成一系列 S 的实像。因为 S 是一条狭缝，所以这些实像为细线。在摄成的光谱相片 P 上可以进行测量。

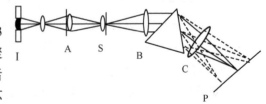

图 1-1-3 棱镜摄谱仪示意图
I：光源；A、B、C：会聚透镜；S：狭缝；P：相片

谱线的位置取决于波长，可以把一个已知波长的光谱和待测的光谱并排地摄在相片 P 上，对两条光谱的谱线位置进行比较，从而测定各谱线的波长。从相片上谱线的浓度也可以推断出光谱各成分的强度。

从氢气放电管可以获得氢原子光谱，如图 1-1-4 所示。人们早就发现氢原子光谱在可见光区和近紫

外区有多条谱线，构成一个很有规律的系统。谱线的间隔和强度都向着短波方向递减。

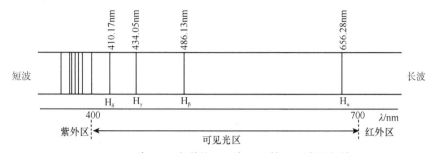

图 1-1-4 氢原子光谱的巴耳末系及其系限外的光谱

早在 1885 年，科学家从某些星体的光谱中观察到的氢光谱线已达 14 条。巴耳末发现这些谱线的波长可以纳入下列简单的公式中。

$$\lambda = B \frac{n^2}{n^2 - 4}, \quad n = 3, 4, 5, \cdots \tag{1-1-2}$$

式（1-1-2）中，常数 $B = 364.56\text{nm}$。后人称这一公式为巴耳末公式，它所表达的一组谱线称为巴耳末系。

如果令 $\tilde{\nu} = \frac{1}{\lambda}$，$\tilde{\nu}$ 称波数，则巴耳末公式可改列如

$$\tilde{\nu} = \frac{1}{\lambda} = \frac{1}{B} \frac{n^2 - 4}{n^2} = \frac{4}{B}\left(\frac{1}{2^2} - \frac{1}{n^2}\right), \quad n = 3, 4, 5, \cdots \tag{1-1-3}$$

或

$$\tilde{\nu} = R_{\text{H}}\left(\frac{1}{2^2} - \frac{1}{n^2}\right), \quad n = 3, 4, 5, \cdots \tag{1-1-4}$$

式（1-1-4）中，$R_{\text{H}} = \frac{4}{B}$，称为氢原子里德伯常量。从氢光谱的更精密测量可获得

$$R_{\text{H}} = 1.0967758 \times 10^7 \, \text{m}^{-1} \tag{1-1-5}$$

氢原子光谱的其他谱线系也先后被发现，一个在紫外区，由莱曼发现，还有 4 个在红外区，分别由帕邢、布拉开、普丰特、汉弗莱发现。这些谱线系也可用一个通式表达为

$$\tilde{\nu} = R_{\text{H}}\left(\frac{1}{k^2} - \frac{1}{n^2}\right) \tag{1-1-6}$$

式（1-1-6）中，$k = 1, 2, 3, \cdots$；对每一个 k，$n = k+1, k+2, k+3$，构成一个谱线系。

以上是氢原子光谱的情况，可以归纳如下。①光谱是线状的，谱线有一定位置。这就是说，有确定的波长值，而且彼此是分立的。②谱线间有一定的关系，例如谱线构成一个谱线系，它们的波长可以用一个公式表达出来。不同系的谱线有些也有关系，例如有共同的光谱项。③每一谱线的波数都可以表达为两光谱项之差。

上述各式虽然都是由实验得出的经验公式，但都准确地描述了原子光谱的规律性，这说明原子光谱反映了原子内部结构的规律性。所以氢原子光谱的实验规律成为探索原子结构的重要资料，对原子结构理论的发展起了很大的作用。

2. 玻尔的原子模型　自从原子的核式结构被证明后，人们了解到半径约为 10^{-10}m 的原子中有一个带正电的核，它的半径为 10^{-15}m 数量级。因原子是中性的，从而推想原子核之外必定还有带负电的结构，这样就很自然地想到有带负电的电子围绕着原子核运动，电子活动区域的半径应该是 10^{-10}m 数量级。在这样一个原子模型的基础上，N. 玻尔（N.Bohr）在 1913 年发展了氢原子的理论，提出了玻尔假设。

按照量子理论，光能量总是一个单元的整倍数，而每一单元（称为光量子）是 $h\nu$，这里 ν 是光的频率，h 为普朗克常量，即

$$h=6.626\times10^{-34}\mathrm{J\cdot s} \tag{1-1-7}$$

玻尔根据量子理论对氢光谱的经验公式（1-1-6）进行了研究。用 hc 乘以式（1-1-6）就得

$$hc\tilde{v}=h\nu=\frac{hcR_\mathrm{H}}{k^2}-\frac{hcR_\mathrm{H}}{n^2} \tag{1-1-8}$$

式（1-1-8）中显示出清楚的物理意义，左边是发出光的能量，右边两项也必然是能量，而且应该是原子辐射前后能量之差。如果原子在辐射前的能量是 E_2，经辐射它的能量变成 E_1（$E_1<E_2$），那么放出的能量为

$$h\nu=E_2-E_1 \tag{1-1-9}$$

如果原子的能量采用负值，用式（1-1-9）与式（1-1-8）比较可以得到这样的简单关系，如

$$E=-\frac{hcR_\mathrm{H}}{n^2} \tag{1-1-10}$$

式（1-1-10）中 n 是整数。式（1-1-10）所代表的原子能量只能具有一系列的一定数值，这些数值是彼此分立的，不能连续变化。

考虑电子在原子核外做圆周运动的情况。由于氢核的质量是电子质量的 1836 倍，所以在运动过程中可近似认为原子核不动。电子绕原子核运动的向心力为原子核对电子的库仑引力，即

$$\frac{mv^2}{r}=\frac{1}{4\pi\varepsilon_0}\frac{Ze^2}{r^2} \tag{1-1-11}$$

式（1-1-11）中，m 为电子的质量；v 为电子的速度。由此可得电子的动能为

$$\frac{1}{2}mv^2=\frac{1}{4\pi\varepsilon_0}\frac{Ze^2}{2r} \tag{1-1-12}$$

体系的势能为

$$U=K-\frac{1}{4\pi\varepsilon_0}\frac{Ze^2}{r} \tag{1-1-13}$$

式（1-1-13）中，K 是 $r\to\infty$ 时的势能，它的数值可以随意选定。如果把 $r\to\infty$ 时的势能定为零，则

$$U=-\frac{1}{4\pi\varepsilon_0}\frac{Ze^2}{r} \tag{1-1-14}$$

式（1-1-14）中原子的能量等于（原子核的动能等于零）。

$$E=\frac{1}{2}mv^2+U=\frac{1}{4\pi\varepsilon_0}\frac{Ze^2}{2r}-\frac{1}{4\pi\varepsilon_0}\frac{Ze^2}{r}=-\frac{1}{4\pi\varepsilon_0}\frac{Ze^2}{2r} \tag{1-1-15}$$

式（1-1-15）中能量出现负值是由于把 $r\to\infty$ 时的势能定为零，不是必须这样做，但这样可使公式最简单。由式（1-1-15）可见，r 越大时 E 越大（绝对值越小），半径大的轨道代表大能量。式（1-1-15）只表示了 E 和 r 的关系，对 r 值及 E 值，没有其他任何限制。

由式（1-1-10）和式（1-1-15）可得

$$r=\frac{1}{4\pi\varepsilon_0}\frac{n^2Ze^2}{2hcR_\mathrm{H}} \tag{1-1-16}$$

从实验事实推知：①氢原子中的电子只能在一定大小的、彼此分立的一系列轨道上运动；电子在每一这样的轨道运动时，原子具有一定的能量。②如果氢原子中的电子从一个大轨道上跃迁到小轨道上，原子的能量就从大变小，多余的能量就放出称为 1 个光子的能量，如式（1-1-9）所示。

根据上述考虑，玻尔提出了两个基本假定。

第一，在原子内部存在一系列稳定的能量状态 E_1，E_2，E_3，…，当原子处在任一稳定能态时，电子绕原子核做圆周运动，有向心加速度，不向外辐射能量。而且，只有当电子的角动量 P_ϕ 等于 $\hbar$ 整数倍的那些轨道才是可能的，即

$$P_\phi=mvr=n\hbar \tag{1-1-17}$$

式（1-1-17）中，$n=1, 2, 3, \cdots$ 称为量子数；$\hbar = \dfrac{h}{2\pi}$，称为约化普朗克常量。此式称为玻尔的角动量量子化条件。

第二，当原子从能量状态 E_n 跃迁到能量状态 E_k 时，它将发射（或吸收）一个单色的光子，其频率 ν 由式（1-1-9）决定，即

$$\nu = \frac{E_n - E_k}{h} \qquad (1\text{-}1\text{-}18)$$

式（1-1-18）被称为玻尔的频率条件。

玻尔的量子假定可用图 1-1-5 表示。当原子处在稳定状态 E_1, E_2, E_3, $\cdots$ 时，不向外辐射能量。当原子从低能态向高能态跃迁时，必须吸收光子才能实现；相反，原子从高能态向低能态跃迁时，将辐射出光子。

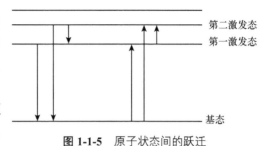

图 1-1-5　原子状态间的跃迁

原子内部的规律性是否就像玻尔假定的那样，需进一步证明，必须在假定基础上建立理论，去解释原子光谱的实验规律。

式（1-1-17）与式（1-1-11）联立消去电子速度 v，可得电子运动的轨道半径，即

$$r_n = 4\pi\varepsilon_0 \frac{n^2 \hbar^2}{mZe^2}, \quad n = 1, 2, 3, \cdots \qquad (1\text{-}1\text{-}19)$$

式（1-1-19）中对于 $Z=1$ 的氢原子，在 $n=1$ 时，$r_1 = 4\pi\varepsilon_0 \dfrac{\hbar^2}{mZe^2}$ 称为第一轨道半径，通常用 a_1 表示。当 $n=2, 3, 4, \cdots$ 时，电子的轨道半径分别为 $r_2 = 4a_1$，$r_3 = 9a_1, r_4 = 16a_1, \cdots$。电子的轨道半径只能取如此一系列的不连续值。

下面再计算与每一个圆形轨道相对应的原子的总能量。将式（1-1-19）代入式（1-1-15）得

$$E_n = -\frac{1}{\left(4\pi\varepsilon_0\right)^2} \frac{m\left(Ze^2\right)^2}{2n^2\hbar^2}, \quad n = 1, 2, 3, \cdots \qquad (1\text{-}1\text{-}20)$$

式（1-1-20）中，E_n 是氢原子的内部能量。式（1-1-20）表示能量的数值是分立的。电子在不连续的轨道上运动，原子所具有的能量也不是连续的，这种不连续的能量状态称为原子的能级（energy level）。

把式（1-1-19）表示的电子可能轨道和式（1-1-20）表示的氢原子可能能量分别用图 1-1-6 和图 1-1-7 表示出来。

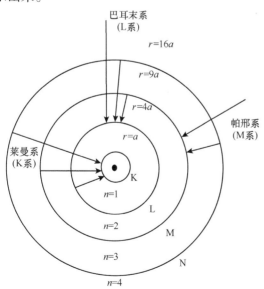

图 1-1-6　氢原子的电子轨道

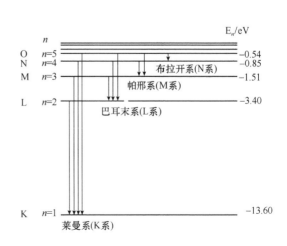

图 1-1-7　氢原子的能级

图 1-1-7 中每一条横线代表一个能级，横线之间的距离表示能级的间隔，即能量的差别。两图中每一能级与轨道的对应关系以同一量子数 n 表示出来。由式（1-1-19）可知，轨道半径与 n^2 成正比，而能量 E 的绝对值与 n^2 成反比。由式（1-1-20）看出，能量仅是量子数 n 的函数，当 $n \to \infty$ 时，$r \to \infty$，而 $E \to 0$。

当原子处于 $n=1$ 的状态时，能量最低，也最稳定，称为基态（ground state）；$n=2$ 的能量状态称为第一激发态（excited state）；$n=3$ 的能量状态称为第二激发态；……处于激发态的原子不太稳定，容易跃迁到低激发态或基态。邻近轨道的间距随 n 的增加而增加，而邻近能级的间隔随 n 的增加而渐减，趋近于零。

求得氢原子的能量后，将式（1-1-20）代入式（1-1-18），求出波数的公式，如

$$\tilde{\nu} = \frac{E_n - E_k}{hc} = \frac{2\pi^2 m \left(Ze^2\right)^2}{\left(4\pi\varepsilon_0\right)^2 h^3 c}\left(\frac{1}{k^2} - \frac{1}{n^2}\right) \tag{1-1-21}$$

与式（1-1-6）比较得里德伯常量

$$R_{\mathrm{H}} = \frac{2\pi^2 me^4}{\left(4\pi\varepsilon_0\right)^2 h^3 c} = 1.097373 \times 10^7 \ \mathrm{m}^{-1} \tag{1-1-22}$$

这与实验所得的 $R_{\mathrm{H}} = 1.0967758 \times 10^7 \ \mathrm{m}^{-1}$ 值符合得较好。对于莱曼系 $k=1$，$n=2, 3, 4, \cdots$，就是说当氢原子从 $n=2, 3, 4, \cdots$ 的各个能级跃迁到 $n=1$ 的能级时辐射出莱曼系的各条谱线。应用玻尔理论所得的式（1-1-21）算出的氢原子光谱的波数与实验测得的值符合得较好，这说明玻尔理论在解释氢原子光谱的实验规律方面是非常成功的。反过来也说明玻尔假定真实地反映了氢原子的内部情况。

需要注意的是，图 1-1-6 中画出的那些电子轨道只是可能的轨道，图 1-1-7 中表示的那些能级也只是可能的能级。在任何时刻，一个原子的电子只是在一个轨道上运动，这个原子只具有与这个运动对应的一个数值的能量，也就是只有一个能级。

电子从某一轨道跳到另一轨道的跃迁，也可以说原子从前一状态跃迁到后一状态。在进行实验时，实际观察的是大量原子，各种轨道的电子运动可以在不同的原子中分别实现，相应的各种能级在不同的原子上同时存在，各种轨道间，也就是对应的各种能级间的跃迁可以在不同的原子中发生，观察持续一段时间，各种能级间的跃迁都可以观察到，因此各种光谱线看起来是同时出现的。

图 1-1-6 和图 1-1-7 中画出了各种谱线系的跃迁。从能级图可以看到各种谱线系的能级跃迁间距的差别，跃迁间距大，所发光的波长就短。这是谱线系落在光谱不同区域的原因。在同一谱线系中，也是跃迁的能级间隔越大，谱线的波长越短，随着跃迁间隔的增加，每次的增加量逐渐减少，趋近于零。这是每一谱线系中谱线的间隔向着短波方向递减的原因。

（三）核外电子结构

1. 原子的结构决定元素的性质　具体来说就是原子中电子所处的状态，电子状态由以下四个量子数所代表。

（1）主量子数 n　原子核外的电子云是分层排布的，可用主量子数表示电子壳层。主量子数 n 取 1，2, 3, 4, 5, 6, 7 等时，相应的电子壳层也可用 K、L、M、N、O、P、Q 等符号表示。n 越大，说明电子距核越远，原子能级越高。因此，主量子数是决定原子能级的主要因素。

（2）轨道角动量量子数 l　原子中的任何一个电子在原子核附近空间出现的概率是有规律的，因此，电子云的大小形状也是有规律的。

实验表明：处于同一电子壳层中的电子，由于电子间的相互作用，可以有几种不同的运动状态，其能量会稍有不同。根据在同一电子壳层中电子所具有的能量及运动形式不同，又分成若干电子亚层，由轨道角动量量子数 l 确定。在 n 确定后，l 可取 0, 1, 2, $\cdots$, $(n-1)$，有 n 个不同的值。对应的电子亚层

用 s、p、d、f、g、h 等符号来表示。

主量子数 n 是决定原子能级的重要因素，而轨道角动量量子数 l 对应的 s、p、d、f、g、h 等对原子能级也有一定的影响。所以电子壳层（主量子数 n）和亚层（轨道角动量量子数 l）决定了原子所具有的能量，即原子能级。

（3）磁量子数 m_l　由于原子是立体的，各种轨道平面的空间应有一定的取向。根据量子力学理论，原子轨道平面空间的可能取向也是不连续的。在轨道角动量量子数 l 确定后，其量子轨道平面可有（$2l+1$）个不同的取向，这些轨道的量子数用 m_l 表示，$m_l=0, \pm1, \pm2, \cdots, \pm l$。

（4）自旋量子数 m_s　电子绕原子核运动与地球绕太阳运动相似，除公转外还有自转，称为电子自旋。电子自旋有两个不同的取向，或者说电子有两种自旋状态，其自旋方向相反。$m_s=1/2$，表示电子顺着磁场方向取向，用"↑"表示；$m_l=-1/2$ 表示电子逆着磁场方向取向，用"↓"表示。由此可以按照上述四个量子数（n, l, m_l, m_s）来推断原子中的电子组态。只要这四个量子数确定后便可知道电子所处的状态，包括电子轨道的大小、形状以及轨道平面空间的取向和电子的自旋方向。

2. 电子的壳层结构　对于多电子的原子来说，核外电子运动较为复杂。但根据泡利不相容原理，在同一原子中不能有两个或两个以上的电子处在同一状态。这就是说，不能有两个电子具有完全相同的四个量子数（n, l, m_l, m_s），所以说一个量子态最多只能容纳 1 个电子。因此，原子有多少个电子，就有多少个量子态被占据。原子系统的量子态分为许多层，每层又有许多量子态，可以容纳许多电子，所以称为电子壳层。主量子数 $n=1$ 的壳层称为第一主壳层（K 壳层），$n=2$ 的壳层称为第二主壳层（L 壳层），以此类推，每个壳层又分为许多次壳层（亚层），每一亚层又应有 2（$2l+1$）个不同的量子态，即最多容纳 2（$2l+1$）个电子，这一规律可把电子壳层容纳的最多电子数计算出来。主量子数为 n 的壳层中，可容纳的最多电子数为

$$N_n = \sum_{l=0}^{n-1} 2(2l+1) = 2n^2 \qquad (1\text{-}1\text{-}23)$$

例如，原子中的某个电子处在主量子数 $n=2$，轨道角动量量子数 $l=1$ 的量子态上，则这个电子在 L 壳层的 p 亚层上，通常称这种状态为 2p；同理，若电子所处的状态为 4s，则电子处在 N 壳层（主量子数 $n=4$）的第 s 亚层上（轨道角动量量子数 $l=0$）。

3. 原子核外壳层电子的结合能　原子核对核外电子有很强的吸引力，离核最近的 K 层电子所受引力最大。显然，要从原子中移走 K 层电子所需能量也最多；外层电子受核的引力较小，移走外层电子所需能量也较少。通常把移走原子中某壳层轨道电子所需要的最小能量，称为该壳层电子在原子中的结合能（binding energy）。

原子能级是指电子与核结合成原子时能量的减少值，而结合能则表示将电子从原子中移走所需的最小能量。显然，原子能级是结合能的负值，它们的绝对值相等而符号相反。原子中结合能最大的 K 层电子，其能级最低；而结合能较小的外层电子，能级则较高。

二、原子核结构

（一）原子核组成

原子核包含两类基本粒子——质子（proton）和中子（neutron），质子和中子统称为核子（nucleon）。质子常用 p 表示，它带正电荷，质量为 1.007277u（$1u=1.661\times10^{-27}$kg），是电子质量的 1836.1 倍；中子常用 n 表示，它不带电荷，质量为 1.008665u，是电子质量的 1838.1 倍。核外电子带负电荷，且原子核内的质子数等于核外电子数，因此原子对外呈电中性。由于质子和中子的质量相近，并且都接近 1u，所以原子核的质量数就是该原子核所包含的核子总数。

一个原子可以用符号 $_Z^A X$ 来表示，其中 X 是元素的化学符号，A 是质量数，定义为核子（质子和中

子）的数目，Z 是原子序数，即核内质子数。既然原子核是由质子和中子组成的，原子核所包含的中子数则等于总核子数 A 与质子数 Z 之差。通常把具有相同质子数 Z 和相同中子数的一类原子，也就是具有相同原子序数 Z 和质量数 A 的一类原子称为一种核素，例如 ^1_1H 代表氢原子或氢元素的一种核素。

根据质量数、质子数和中子数的不同，可以把核素分成以下几类。

（1）同位素　是质子数相同而中子数不同的核素，它们在周期表上占据同一个位置。自然界存在的元素往往是由几种同位素所组成的，并且各种同位素的含量有一定的比例，这种比例称为同位素的丰度。

（2）同中子异核素　是具有相同中子数、不同质子数的核素。

（3）同量异位素　是具有相同质量数、不同质子数的核素。

（4）同质异能素　是具有相同质子数和相同中子数，但所处能量状态不同的核素，一般是指处于激发态和基态的核素，如 $^{131\text{m}}_{54}\text{Xe}$（m 代表高激发态）和 $^{131}_{54}\text{Xe}$ 互称为同质异能素。

根据对原子核电矩的精密测定推断，有些原子核内电荷的分布应为旋转椭球体，其长轴与短轴之比不大于 5/4，有些原子核近似为球体。所以认为原子核内电荷和物质的分布近似为球对称，不会有大的偏差，于是可以用原子核的半径来表示原子核的大小。

🔗 **链接** 原子核电荷与质量在核内如何分布？原子核究竟有多大？ ———————

实验表明，在原子核内物质密度（以及电荷密度）并非处处相同。用原子核对低能 α 粒子、中能中子以及高能电子的散射实验等方法都可以测量原子核的半径 R，所得结果颇为接近，可近似地表示为 $R = r_0 A^{1/3}$，式中 A 为原子核质量数，即核子数；$r_0 = 1.20\text{fm}$ 是对所有核都适合的一个常数。不难看出，球形原子核的体积 $\frac{4}{3}\pi R^3$ 与核子数 A 成正比，由此还可估算核物质的平均密度 ρ。

设 m 为质量数等于 A 的原子核的质量，显然 $m \approx A m_p$，其中 m_p 为质子质量，则核物质的平均密度为

$$\rho \approx \frac{m}{\frac{4}{3}\pi R^3} = \frac{A m_p}{\frac{4}{3}\pi r_0^3 A} = \frac{3 m_p}{4\pi r_0^3}$$

上式代入数据可得

$$\rho = 2.23 \times 10^{17}\,\text{kg}\cdot\text{m}^{-3}$$

由此可见，核物质的密度极大，是水密度的 2.23×10^{14} 倍。假如存在乒乓球大小的核物质，其质量将达到 20 多亿吨，这表明一般物质内绝大部分空间是空的。另外，物质的平均密度 ρ 与原子核的质量数 A 无关。对各种原子核接近于一个常数，这是一个很重要的结论，由它可以推测核内各核子间相互作用力的性质。

由于核中质子的距离非常小，它们之间的库仑斥力很大，中子又不带电，因而必然存在一种很强的引力把所有核子结合在极小的空间里，这种力既不是电磁力，也不是万有引力，而是一种新的力，这种核子之间存在的特殊引力称为核力。核力使核子结合成原子核。核力具有以下重要性质：①它是强相互作用力，比电磁力和万有引力大得多；②它是短程力，作用距离为 10^{-15}m 的数量级；③它具有饱和性，即每个核子只跟它相邻的核子间才有核力作用，且与核子是否带电无关。

（二）原子核结合能

原子核的稳定性是与它的结合能密切相关的。如果原子核 ^A_ZX 的质量为 m_x，其中包含了 Z 个质子和（$A-Z$）个中子，它们的质量分别为 $Z m_p$ 和（$A-Z$）m_n，实验表明

$$m_x \neq Z m_p + (A-Z) m_n \qquad (1\text{-}1\text{-}24)$$

这就是所谓"1+1≠2"。实验结果是，原子核的质量 m_x 总是小于它所包含的质子质量和中子质量之和，

即核子结合成原子核，质量减少了，所减少的质量称为原子核的质量亏损 $\Delta m(Z,A)$，通常可用中性原子的质量表示为

$$\Delta m(Z,A) = Zm\left({}_1^1\mathrm{H}\right) + (A-Z)m_\mathrm{n} - m(Z,A) \tag{1-1-25}$$

式（1-1-25）中，$m\left({}_1^1\mathrm{H}\right)$ 代表一个中性氢原子的质量；$m(Z, A)$ 代表一个核电荷数为 Z、质量数为 A 的中性原子的质量，第 1、3 两项中 Z 个电子质量恰好互相抵消。

我们已经知道，原子核中的核子是依靠核力的作用紧密结合在一起的，显然，若要把它们分散开来，外界必须为克服核力而做功。反之，若孤立核子结合成原子核，必定要放出一定的能量，这部分能量与先前外界为拆散它们所做的功是相等的。孤立核子组成原子核时所放出的能量，就称为原子核的结合能。根据相对论质能关系，原子核的结合能应表示为

$$E_\mathrm{B}(Z,A) = \left[Zm_\mathrm{p} + (A-Z)m_\mathrm{n} - m_\mathrm{x}\right]c^2 \tag{1-1-26}$$

原子核结合能 E_B 也代表把该原子核拆散所需做的最小功的数值。如果把原子核的结合能除以此核内的总核子数 A，就得到每个核子的平均结合能（也称为比结合能），E_B/A 越大，从核中拉出一个核子所需做的功就越大，原子核就越稳定，因而 E_B/A 可代表原子核的稳定程度，以 ε 表示，即

$$\varepsilon = \frac{E_\mathrm{B}}{A} = \frac{\Delta m(Z,A)c^2}{A} \tag{1-1-27}$$

式（1-1-27）中比结合能 ε 的大小可以作为核稳定性的量度，单位为 MeV，不同原子核的比结合能曲线见图 1-1-8。

实验表明，对于 $A<20$ 的轻核区，比结合能随 A 的增加而迅速增加；对于中等质量的核（$A=40\sim100$），比结合能最大，几乎是一常量，$\varepsilon \approx 8.6\mathrm{MeV}$；对于重核区（$A>120$），比结合能开始明显减小，这说明中等质量的核最稳定。

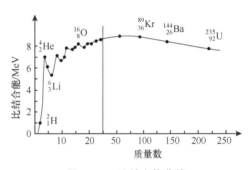

图 1-1-8　比结合能曲线

当自由核子结合成某种核素时，这种原子核的结合能就全部释放出来了。但是我们现在还无法采用让自由核子结合成核素的办法来获得结合能，因为要得到自由核子就不是一件容易的事。可行的办法就是将比结合能小的核转变为比结合能大的核，以释放出部分结合能。凡是比结合能小的原子核转变成比结合能大的原子核时都能释放能量，因此轻核聚变和重核裂变时可释放出大量的能量。

（三）原子核能级

原子核所处的各种能量状态反映了核子间的相互作用以及原子核多体系统的运动规律。这就是说，核只能存在于一些离散的状态，每一个确定的状态具有确定的能量，像原子那样是量子化的。除了稳定核的基态外，所有的核能级都是不稳定的，它们可以通过强作用发射核子、核子集团或其他粒子，通过电磁作用发射 γ 光子或通过弱作用发射电子和中微子，并衰变到较低能态或邻近核素的激发态或基态。

第 2 节　放射性核素

一、放射性核素的衰变类型

核素按其稳定程度可分为稳定性核素和放射性核素。稳定性核素不会自发地发生核内成分或能态的变化，或者发生的概率极小。放射性核素又分为天然放射性核素和人工放射性核素（又称人造核素），其中天然放射性核素种类仅数十种。医用放射性核素主要是人工制备的放射性核素，即用核反应堆或加

速器产生的高能中子或带电粒子轰击稳定性核素，引起核反应，从而改变其核内成分，使之变为另一种核素。放射性核素自发地放出射线（或粒子）变为另一种核素的过程称为放射性核素衰变（radionuclide decay），简称核衰变（nuclear decay）。

1896 年，法国科学家贝可勒尔从含铀矿物质发出荧光的现象中发现，铀具有放射性。之后在一些原子序数较高的核素（如铀、钍、锕等）发射出的射线中发现有三种射线，分别为 α 射线、β 射线、γ 射线，三种放射线有如下性质：

α 射线，电离作用强，贯穿本领小，带正电，在磁场中会发生偏转。

β 射线，电离作用较弱，贯穿本领较强，带负电，在磁场中也会发生偏转。

γ 射线，电离作用最弱，贯穿本领最大，电中性，在磁场中不发生偏转。

除了天然放射性，人们后来还发现用人工的方法制造出的同位素也具有放射性，甚至可以放射出中子、质子等射线。

在衰变中，通常把衰变前的原子核称为母核（母体），衰变后的原子核称为子核（子体）。核衰变过程将遵守质量、能量、动量、电荷和核子数守恒定律。下面讨论几种主要核衰变类型。

（一）α 衰变

放射性核素放出 α 粒子而衰变为另一种核素的衰变过程，称为 α 衰变。α 粒子就是氦核（$^{4}_{2}\text{He}$），它是由 2 个质子和 2 个中子组成的。由于 α 衰变前后的质量数 A 和电荷数 Z 都是守恒的，所以子核的质量数比母核少 4，子核的电荷数比母核少 2，因此，子核在元素周期表中的位置要向前移动两位，这种规律称为 α 衰变的位移定则。α 衰变反应式表示为

$$^{A}_{Z}\text{X} \longrightarrow {}^{A-4}_{Z-2}\text{Y} + {}^{4}_{2}\text{He} + Q \tag{1-2-1}$$

式（1-2-1）中，X 为母核；Y 为子核；Q 为衰变能（decay energy），是由母核放出的能量，其值用两侧的原子质量差值计算，$Q=(m_\text{x}-m_\text{y}-m_\alpha)c^2$，其中 m_x、m_y、m_α 分别代表母核、子核和 α 粒子的静止质量，c 是真空中的光速。不同核素 Q 值不同，单位为 MeV。α 衰变过程放出的能量主要反映在 α 粒子的动能上，子核的动能很小。α 粒子以很高的速度从核中飞出，受物质所阻而失去动能，捕捉两个电子变成一个中性氦原子。原子核发生 α 衰变时，子核一般处于基态，也有时暂处于激发态，且能量状态是分立的。图 1-2-1 是最早用于临床的镭（$^{226}_{88}\text{Ra}$）衰变图，图中横线表示核能级，最低横线表示衰变后子核氡（$^{222}_{86}\text{Rn}$）处于基态，在它上面的横线表示其激发态；图中左侧的数字为能级的能量。图中说明镭（$^{226}_{88}\text{Ra}$）放出能量为 4.784MeV 的 α 粒子后，衰变到氡（$^{222}_{86}\text{Rn}$）的基态，此种能量的 α 粒子占总数的 94.6%；此外，放出能量为 4.598MeV 的 α 粒子占 5.4%，同时还放出占比例更小的能量为 4.34MeV 的 α 粒子。镭（$^{226}_{88}\text{Ra}$）释放后两种 α 粒子后得到的氡（$^{222}_{86}\text{Rn}$）从激发态衰变到基态，可放出能量为 0.258MeV 和 0.186MeV 的 γ 射线。

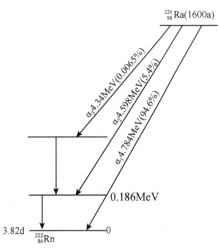

图 1-2-1　镭（$^{226}_{88}\text{Ra}$）衰变图

（二）β 衰变

β 衰变是指一种放射性核素放出或捕获 β 粒子而变成另一种核素的过程。衰变前后核素的质量数 A 不变，而原子序数 Z 在元素周期表中向前或后移一个位置。主要包括 β⁻衰变、β⁺衰变和电子俘获（electron capture，EC）三种类型。

1. β⁻衰变　β⁻衰变是由母核放出电子和反中微子的一种衰变。原子核中本不存在电子，而是在衰变

时原子核中的一个中子放出一个电子变为一个质子的过程,遵守位移法则。母核放出一个电子后,它的电荷增加一个单位,而质量变化很小(因电子的质量比原子核的质量小得多),变成原子序数增加 1 的另一个原子核(子核)。β⁻衰变的过程可表示为

$$_{Z}^{A}X \longrightarrow _{Z+1}^{A}Y + \beta^- + \bar{\nu} + Q \tag{1-2-2}$$

式(1-2-2)中, $_{Z}^{A}X$ 和 $_{Z+1}^{A}Y$ 分别代表母核和子核; $\bar{\nu}$ 为反中微子,反中微子是在衰变中与 β⁻粒子同时放射出的一种中性粒子,静止质量约为零;Q 为衰变能。

2. β⁺衰变 是指放射性核素放出一个 β⁺粒子(即正电子)而衰变为另一种核素的过程。在 β⁺衰变过程中,原子核放出一个正电子,即原子核中一个质子放出一个正电子而变成中子,转变为原子序数减去 1 的另一个原子核,同时放射出一个中微子,并有衰变能产生,遵守放射性位移定律。β⁺衰变的过程可表示为

$$_{Z}^{A}X \longrightarrow _{Z-1}^{A}Y + \beta^+ + \nu + Q \tag{1-2-3}$$

式(1-2-3)中, $_{Z}^{A}X$ 和 $_{Z-1}^{A}Y$ 分别代表母核和子核;ν 为中微子;Q 为衰变能。

不管是 β⁻或 β⁺衰变都有三种产物,即子核、β 粒子和中微子或反中微子,因此衰变时所放出的能量为三者共有,而且 β 粒子所携带的能量不是分立的,而是连续的 β 能谱。

3. 电子俘获 原子核俘获核外电子,使核内的一个质子转变为一个中子,电荷数减 1,同时释放出一个中微子和衰变能的过程称为电子俘获。衰变过程为

$$_{Z}^{A}X + \beta^- \longrightarrow _{Z-1}^{A}Y + \nu + Q \tag{1-2-4}$$

在电子俘获过程中,如果被俘获的是内层电子,则可能出现核外层电子填补内层电子空位,而产生特征 X 射线(characteristic X-ray)或俄歇电子(Auger electron)。俄歇电子是当高能级的电子跃迁至低能级,其多余的能量直接转移给同一能级的另一电子,而不辐射 X 射线,接受这份能量的电子脱离原子,成为自由电子,这种电子叫俄歇电子。在核医学中计算人体吸收的剂量应考虑这一因素。

有些放射性核素在发生 β 衰变或电子俘获后,子核可以处于激发态,当子核向基态跃迁时,会有 γ 射线伴随产生。

(三)γ 衰变和内转换

α 和 β 衰变后的子核大部分处于激发态,而处于激发态的子核是不稳定的,会以发出 γ 射线的形式释放能量,跃迁到较低的能态或基态,这种跃迁叫 γ 衰变。γ 射线是光子,不带电,也无静止质量。它的放出不会改变原子核的电荷和质量。γ 衰变的过程可表示为

$$_{Z}^{Am}X \longrightarrow _{Z}^{A}X + \gamma + Q \tag{1-2-5}$$

式(1-2-5)中, $_{Z}^{Am}X$ 代表处于激发态的原子核; $_{Z}^{A}X$ 代表处于基态的原子核;Q 是衰变能。

在核医学中使用的 ⁶⁰Co、⁹⁹ᵐTc 等放射源治疗肿瘤,均有 β 射线和 γ 射线发射。

处于激发态的原子核还有另一种释放能量的方式,即原子核由激发态回到基态时并不发射 γ 射线,而是把全部能量交给核外电子,使其脱离原子的束缚而成为自由电子,这一过程叫内转换(internal conversion),发射的电子叫内转换电子。这里要注意的是,不能将内转换过程理解为内光电效应,即不能认为是原子核先放出光子,然后再与核外轨道电子发生光电效应,这是因为发生内转换的概率远大于发生内光电效应的概率。另外,无论是电子俘获还是内转换过程,由于原子的内壳层缺少电子而出现空位,外层电子将会填充这个空位,因此这两个过程都将伴随着特征 X 射线和俄歇电子的发射。

二、原子核的核衰变规律

(一)放射性指数衰变规律

核衰变是指原子核自发地从不稳定状态进入稳定状态的过程,在足够多的原子核中,每一个核在什

么时候发生放射变化是不能预知的。但是如果在短时间 $\mathrm{d}t$ 内有 $\mathrm{d}N$ 个核改变，从统计的观点出发，改变率 $\mathrm{d}N/\mathrm{d}t$ 必定与当时存在的总原子核数 N 成正比，即

$$-\mathrm{d}N = \lambda N \mathrm{d}t \tag{1-2-6}$$

式（1-2-6）中，$\mathrm{d}N$ 代表 N 的减少量，是负值，所以需加负号，使该式等号前后都是正值；λ 称为衰变常数（decay constant），其值反映放射性核素随时间衰变的快慢。对上式进行积分，便可得到 t 时刻原子核数 N，与 $t=0$ 时原子核数 N_0 之间的关系为

$$N = N_0 \mathrm{e}^{-\lambda t} \tag{1-2-7}$$

式（1-2-7）说明放射性核素衰变服从指数规律。

（二）核衰变有关的物理量

1. 衰变常数 由式（1-2-6）可知衰变常数为

$$\lambda = \frac{-\mathrm{d}N/N}{\mathrm{d}t} \tag{1-2-8}$$

λ 值反映一个放射性核素在单位时间内衰变的规律，因而它是描写放射物放射衰变快慢的一个物理量，单位为 s^{-1}。

值得注意的是，一种核素能够进行几种类型的衰变，或子核可能处于几种不同的状态。对应于每种衰变类型和子核状态，有各自的衰变常数 λ_1、λ_2、$\cdots$、λ_n，λ 应是各衰变常数之和，即

$$\lambda = \lambda_1 + \lambda_2 + \cdots + \lambda_n \tag{1-2-9}$$

2. 半衰期 T 如果经过一段时间 T，放射性核素的数目减少到原数的一半，则称 T 为半衰期（half life），它也是用来表示放射性核素衰变快慢的物理量，是不同放射物的又一标志。在式（1-2-7）中，当 $t=T$，$N=N_0/2$ 代入后，得 T 和 λ 的关系为

$$T = \frac{\ln 2}{\lambda} = \frac{0.693}{\lambda} \tag{1-2-10}$$

式（1-2-10）中给出半衰期 T 同衰变常数 λ 的关系，即 λ 越大，T 越短。T 的单位为秒（s），对半衰期长的核素用分（min）、小时（h）、天（d）和年（a）。

经过一个 T 后，其放射性核素衰减到原来的 $1/2$，两个 T 后衰减到原来的 $1/4$，依此类推，经过 n 个 T 后，将衰减到原来的 $(1/2)^n$。将式（1-2-10）代入式（1-2-7）得到

$$N = N_0 \left(\frac{1}{2}\right)^{t/T} \tag{1-2-11}$$

3. 生物衰变常数 λ_b 当放射性核素引入动物体内时，其原子核的数量除按前述的规律衰变而减少外，还应考虑通过生物代谢而排出体外的部分，使体内的放射性数量减少比单纯的衰变要快。若用上述 λ 代表物理衰变常数，λ_b 代表单位时间内从体内排出的原子核数与当时存在的原子核数之比，即放射性核素的排出率，称为生物衰变常数，于是 $\lambda_\mathrm{e} = \lambda + \lambda_\mathrm{b}$，称为有效衰变常数。三种衰变常数的半衰期分别为有效半衰期 T_e、物理半衰期 T 和生物半衰期 T_b，三者的关系为

$$\frac{1}{T_\mathrm{e}} = \frac{1}{T} + \frac{1}{T_\mathrm{b}} \tag{1-2-12}$$

可得

$$\frac{1}{T_\mathrm{e}} = \frac{TT_\mathrm{b}}{T + T_\mathrm{b}} \tag{1-2-13}$$

显然，式（1-2-13）中 T_e 比 T 和 T_b 都短。

4. 平均寿命 τ 在一种放射物中，有些原子核衰变早，有些衰变晚，这就是说有的寿命短，有的寿命长。平均寿命（mean life time）τ 也是反映放射性核素衰变快慢的物理量。不过它具体反映的是某种放射性核素的平均生存时间。假设 $t=0$ 时有 N_0 个母核，$t=t$ 时还有 N 个母核。这 N_0-N 个已衰变的母核

中每个核的寿命不一定都是 t。又经过 dt 时间后还有 $N-(-dN)$ 个母核。在 dt 时间内衰变的母核数为 $-dN$，可以认为这 $-dN$ 个母核中每个核的寿命的都是 t。因此，这 $-dN$ 个母核的总寿命为 $t(-dN)$。

所以 N_0 个母核的总寿命为

$$\int_0^{N_0} t(-dN) = \frac{N_0}{\lambda} \qquad (1\text{-}2\text{-}14)$$

N_0 个母核的平均寿命为

$$\tau = \frac{\int_0^{N_0} t(-dN)}{N_0} = \frac{1}{N_0}\int_0^\infty t\lambda N dt = \lambda\int_0^\infty te^{-\lambda t}dt$$

$$\tau = \frac{1}{\lambda} = \frac{T}{0.693} \qquad (1\text{-}2\text{-}15)$$

值得注意的是，上述衰变规律是一个统计规律，当放射性样品实际衰变的原子核个数足够多时，其结果就会趋于准确。

5. 放射性活度 常用单位时间内衰变的原子核数来表示放射性强度（radioactivity），或叫放射性活度，用 A 表示为

$$A = \frac{-dN}{dt} = \lambda N = \lambda N_0 e^{-\lambda t} = A_0 e^{-\lambda t} \qquad (1\text{-}2\text{-}16)$$

式（1-2-16）中，$A_0=\lambda N_0$ 为 $t=0$ 时刻的放射性活度。可见，若某时刻母核数为 N，则该时刻的放射性活度为 $A=\lambda N$。放射性活度的国际单位是贝可勒尔，简称贝可，符号为 Bq。在此之前，放射性活度单位用居里（Ci）表示。

$$1\text{Ci}=3.7\times 10^{10}\text{Bq} \qquad (1\text{-}2\text{-}17)$$

在放射治疗中常用的放射性比活度，是指单位质量放射源的放射性活度，其单位是 $\text{Bq}\cdot\text{g}^{-1}$，它是衡量放射性物质纯度的指标。任何放射性物质不可能全部由该种物质组成，而是由相同物质的稳定同位素所稀释，还可能含有与放射性元素相化合的其他元素的一些稳定同位素和衰变的子核。若含其他核素少，放射性比活度就高，反之则低。

（三）衰变平衡

在不稳定的原子核衰变成子核以后，如果子核仍具有放射性，则子核将按照自己的衰变方式和衰变规律进行衰变。若子核衰变后产生的下一代子核还具有放射性，这一代子核也要进行核衰变。如此一代又一代地衰变下去，直到最后生成稳定核素，这种物理现象就是原子核的递次衰变。这一现象可以延续好几"代"，从而形成一个放射性核素的"家族"，称为放射系。天然放射性衰变系有铀系、钍系和锕系，它们都是从一个长寿命的核素开始的。这个起始的核素称为母体，这些母体的半衰期都很长，有些可以和地质年代相比拟，例如，

铀系：母体是 ^{238}U，半衰期 $T = 4.47\times 10^9$a，经过 8 次 α 衰变和 6 次 β^- 衰变，最后生成稳定的 ^{206}Pb（铅）。系中各放射性核素的质量数 A 都是 4 的整数倍加 2，所以也叫（$4n+2$）系。

钍系：母体是 ^{232}Th，半衰期 $T = 1.40\times 10^{10}$a，经过 6 次 α 衰变和 4 次 β^- 衰变，最后生成稳定的 ^{208}Pb（铅）。系中各放射性核素的质量数 A 都是 4 的整数倍，所以也叫 $4n$ 系。

锕系：母体是铀的同位素 ^{235}U，半衰期 $T = 7.04\times 10^8$a，又叫锕铀系，经过 7 次 α 衰变和 4 次 β^- 衰变，最终生成稳定的 ^{207}Pb（^{207}铅）。系中各放射性核素的质量数 A 都是 4 的整数倍加 3，所以也叫（$4n+3$）系。

递次衰变现象使我们注意到，使用放射性核素时会遇到几代共存的放射源，因此了解放射源中各代子体衰变的特点是很有价值的。

我们来研究母体 A 衰变为子体 B，再衰变为子体 C 的情况：

$$A \longrightarrow B \longrightarrow C$$

对于母体 A，其数量变化只决定于 A→B，不管 B 的变化如何都不会影响 A 的数量变化规律，A 的数量的变化只决定于它本身的衰变常数而与它的后代无关。对于子体 B，情况就要复杂得多，这是因为，一方面 B 的原子核不断衰变为 C 的原子核，另一方面 B 的原子核又从 A 核的衰变中得到补充。这样，子体 B 在数量上的变化不仅和它自己的衰变常数有关，而且也和母体的衰变常数有关。其具体情况我们可以分如下三种类型来讨论。

1. 长期平衡 这种放射平衡实现的条件是母体半衰期远大于子体半衰期的情况。

先假设开始时没有子体存在，随着母体 A 的衰变，子体 B 的核数将逐渐增加。另外，这些新生成的子体将按照自己的规律进行衰变，由于每秒衰变数是与现有核数成正比的，所以随着子体的积累，子体每秒衰变的核数也将增加。经过一段时间后，子体每秒衰变的核数将等于它从母体衰变而得到补充的核数，子体的核数就不再增加，达到了动态平衡。达到动态平衡所需时间大约是子体半衰期的几倍，通常认为 5 倍就接近平衡了。

开始时我们假设没有子体存在，这实际上是不必要的，因为即使开始时有子体存在，经过几个半衰期以后，不管这些原先的子体有多少，都可以认为母体基本改变了。因此，开始时子体的存在只是影响达到动态平衡的快慢，而不会影响最终的平衡状态。只要母核的衰变常数比子核的衰变常数小得多，且观察时间足够长，则子核数目及放射活度就会达到饱和，而且子核与母核的放射活度相等，这就叫作长期平衡。如果在达到长期平衡后把子体分离出来，那么经过子体半衰期几倍时间后，又将重新达到长期平衡。

2. 暂时平衡 这种放射平衡实现的条件是母体的半衰期只比子体的半衰期大几倍。

这种平衡在实际应用中经常遇到。我们知道，子体和母体达到动态平衡需要子体半衰期几倍的时间。在这段时间内，母体的核数和它的放射性强度显著减少了，因此子体每秒衰减的核数将略多于每秒从母体衰变而补充的核数。在这种情况下，子体与母体之间并不能达到稳定的动态平衡，随着母体的核数和放射性强度不断减少，子体由于衰减稍多于补充，它的核数和放射性强度也随着母体的衰减而不断减少，这种近似的动态平衡称为暂时平衡。由于放射性强度是以每秒衰变数来衡量的值，所以在暂时平衡的条件下，子体的放射性强度将随时保持稍大于母体的放射性强度，并且随着母体的衰减而衰减，它们之间的比值是稳定的，与两个半衰期的差值有关。如果在达到暂时平衡后把子体分离出来，那么在经过子体半衰期几倍时间后，又能达到新的暂时平衡。但是如果母体的半衰期与子体的半衰期很接近，这种暂时平衡是达不到的，因为母体在这以前就几乎衰减完了，子体也随之几乎全部衰变而消失。

放射性平衡在放射性核素的应用中具有一定的意义。在医学临床上，半衰期短的核素有很多优越性，但是由于其寿命较短，无法单独存在较长时间，在供应上有很大困难，所以利用串联衰变的暂时平衡可以解决这个矛盾。先生产长半衰期的母体，使用时根据母体和子体物理化学性质的不同，用特定的淋洗剂把短半衰期的子体提取出来。当子体被洗脱后，经过一定时间，子体和母体又达到暂时平衡，可以再次进行淋洗。这样，每隔一定时间就可以从母体中分离出具有一定活度的短半衰期的子体，随时供临床使用。

3. 不成平衡 这种放射平衡实现的条件是母体的半衰期小于子体半衰期。

若母体的半衰期远小于各代子体，则经过一定时间后，母核将几乎全部转变为子体，子体按自己的方式进行衰变的物理现象称为不成平衡。

（四）放射性计数的统计规律

放射性核素所发生的核衰变是一个随机事件。这种随机性表现在衰变的方式、衰变或辐射粒子发生的时刻、辐射粒子到达的空间位置、定点测量辐射粒子的数目大小，即计数多少等方面。

1. 放射性计数的统计涨落 在计数测量对象、测量环境均固定不变的情况下，多次的计数测量数值大小会在一个数值上下起伏的现象称为放射性计数的统计涨落（statistical fluctuation）。辐射源在空间位置上的随机性在核医学成像的表现是在图像上形成灰雾，这是图像的一种噪声，也称量子噪声。它会使图像信噪比下降，对比度和分辨力变差，而使分辨微小病灶变得困难。

2. 放射性计数的统计规律 因为辐射源由大量放射性核素构成，所以辐射源的放射性计数是大量随机事件统计平均的一种结果，具有数理统计规律。计数的频数（即计数出现的次数）随着计数呈现泊松分布（Poisson distribution）；当计数较大时，趋向于高斯分布（Gaussian distribution），即偶然误差的对称分布。

第3节 磁共振成像基础

核磁共振是一种物理现象，在1946年，斯坦福大学的Flelix Bloch和哈佛大学的Edward Purcell各自独立发现了这种现象。它作为一种分析手段广泛地应用于物理、化学、生物等领域，但直到1973年才用于临床医学检查。为了避免与核医学中放射成像相混淆，把核磁共振称为磁共振成像（magnetic resonance imaging，MRI）。磁共振成像是断层成像的一种，它利用磁共振现象从人体获得电磁信号，进而重建出人体信息。

一、自旋和核磁矩

（一）原子核的自旋

因原子核有一定的质量和大小，故可视为球体。原子核的自旋是原子核的重要性质之一，是核自旋角动量的简称，大多数原子核具有自旋特性。原子核自旋情况由核的自旋量子数（spin quantum number）I来表征，由于自旋特性是原子核的固有特性，因而不同的核具有不同的I值。根据量子力学计算，I只能取整数或半整数，即0，$\frac{1}{2}$，1，$\frac{3}{2}$，$\cdots$，I的取值与构成原子核的中子数和质子数有关。下面分三种情况对其进行讨论。

（1）质子数是偶数、中子数也是偶数的核，其自旋量子数$I=0$，这种核没有自旋，如$^{12}_{6}C$、$^{16}_{8}O$等核。

（2）质子数和中子数中一个是奇数、另一个是偶数的核，其自旋量子数取$I=\frac{1}{2}$，$\frac{3}{2}$，$\frac{5}{2}$等半整数，这种核有自旋，如$I=\frac{1}{2}$的$^{1}_{1}H$、$^{13}_{6}C$，$I=\frac{3}{2}$的$^{11}_{5}B$、$^{35}_{17}Cl$，$I=\frac{5}{2}$的$^{17}_{8}O$等核。

（3）质子数是奇数，中子数也是奇数的核，其自旋量子数取$I=1,2,3$等整数，这种核有自旋，如$I=1$的$^{2}_{1}H$，以及$I=3$的$^{12}_{5}B$等核。

原子核的自旋运动常用自旋角动量L_I来描述，原子核的角动量习惯上称为核自旋，根据量子力学的计算，原子核角动量在空间某一选定方向（如Z轴方向）上的投影也是量子化的，即$L_{IZ}=m\hbar$，式中m为核自旋磁量子数（magnetic quantum number），其数值可取为I，$I-1$，$\cdots$，$-I+1$，$-I$，共有$2I+1$个值。

（二）原子核的磁矩

原子核带正电，因为$I\neq0$的核有自旋运动，所以其电荷也随之围绕自旋轴旋转，效应相当于环形电流，结果使它周围出现磁场，这时的核很像一个小磁体，如图1-3-1所示。

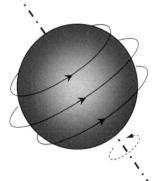

图1-3-1 原子核的自旋运动

　　自旋核必然具有核磁矩（nuclear magnetic moment），核磁矩是原子核的重要物理量之一，用来衡量核子在一定磁场中的能量大小以及与核外电子的相互作用强度。核磁矩对应核自旋的磁矩，其类似于电子自旋和轨道角动量。核磁矩 μ 与核自旋角动量 L_I 成正比，即

$$\mu = g\frac{e}{2m_p}L_I \tag{1-3-1}$$

式（1-3-1）中，m_p 为核子质量；g 为朗德因子，质子和中子的朗德因子很小（质子：g=5.5856947，中子：g=-3.8260837±0.0000018），也可称为原子核的 g 因子，不同的原子核具有不同的 g 因子。

　　如果令 $\gamma = g\frac{e}{2m_p}$，则式（1-3-1）可简化为

$$\mu = \gamma L_I \tag{1-3-2}$$

式（1-3-2）中，γ 称为磁旋比。磁旋比是一个特征量，取决于原子核的内部结构和特性。

　　核磁矩在 Z 轴方向（外磁场方向）的投影为

$$\mu_Z = \gamma L_{IZ} = \gamma m\hbar \tag{1-3-3}$$

核自旋是量子化的，所以 μ_Z 是量子化的，其共有 $2I+1$ 个可能的取值。

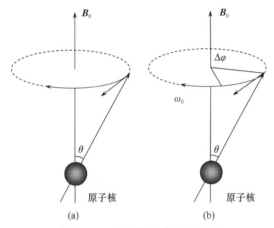

图 1-3-2　自旋核的进动示意图

二、核磁矩在静磁场中的进动

　　自旋核有一定的自旋角动量和核磁矩，在静磁场的作用下，核磁矩将如旋转陀螺在地球引力场中进动一样运动，称为自旋核的进动（precession）或称旋进。图 1-3-2 为自旋核的进动示意图。

　　将磁矩为 μ 的原子核置于静磁场 B_0 中，则其所受到的磁力矩为

$$M = \mu B_0 \tag{1-3-4}$$

式（1-3-4）中，M 是矢量，其方向用右手螺旋定则来判断，伸开右手，拇指与其余四指垂直，四指由 μ 经小于 π 的角度绕向 B_0，拇指所指的方向就是磁力矩 M 的方向，显然 M 垂直于 μ 与 B_0 决定的平面。M 的作用引起原子核角动量 L_I 的改变，如图 1-3-2（b）所示。由于 M 总是垂直于 L_I 与 B_0 决定的平面，L_I 只改变方向而不改变大小，所以 L_I 沿图 1-3-2（b）所示方向旋进，核角动量（或磁矩矢量）的末端形成圆周运动，这种运动称为拉莫尔旋进。

　　设核角动量旋进的增量为 ΔL_I，由图 1-3-2（b）可见

$$\Delta L_I = L_I \sin\theta \cdot \Delta\varphi \tag{1-3-5}$$

根据角动量定理有

$$\frac{\Delta L_I}{\Delta t} = M = \mu B_0 \sin\theta \tag{1-3-6}$$

因而可得

$$L_I(\sin\theta)\frac{\Delta\varphi}{\Delta t} = \mu B_0 \sin\theta \tag{1-3-7}$$

因旋进的角频率 $\omega = \frac{\Delta\varphi}{\Delta t}$，$\omega$ 称为拉莫尔频率（Larmor frequency），所以式（1-3-7）可写为

$$L_I(\sin\theta)\omega = \mu B_0 \sin\theta \tag{1-3-8}$$

进而可得

$$\omega = \frac{\mu B_0}{L_I} = \gamma B_0 \qquad (1\text{-}3\text{-}9)$$

式（1-3-9）中，ω 为拉莫尔频率；γ 为磁旋比；B_0 为静磁场强度。该式称为拉莫尔方程。

通过以上推导可知，核磁矩在恒定磁场中将绕磁场方向进动，进动的角频率 ω 取决于核的磁旋比 γ 与磁场的磁感应强度 B_0 的大小。

三、共振和磁共振现象

将 $I \neq 0$ 的原子核置于静磁场 B_0 中，静磁场对核磁矩的作用力会使核磁矩具有一定的附加能，如图 1-3-3 所示。

设 B_0 与 Z 轴同向，且设 B_0 与核磁矩 μ 的夹角为 θ，则 μ 与 B_0 相互作用的能量为

$$E = -\mu B_0 \cos\theta = -\mu_Z B_0 \qquad (1\text{-}3\text{-}10)$$

根据 $\mu_Z = \gamma m \hbar$，可得出核磁矩在各能量级上的表达式为

$$E_m = -\gamma m \hbar B_0 \qquad (1\text{-}3\text{-}11)$$

根据上面的能量表达式可知，核磁矩在静磁场中的能量是量子化的，我们把这些不连续的能量值称为原子核的能级，并把按能量值的大小所画出的图形称为能级图（图 1-3-4）。

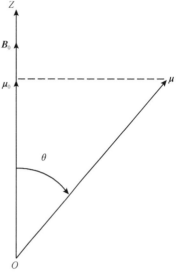

图 1-3-3 静磁场 B_0 中的核磁矩

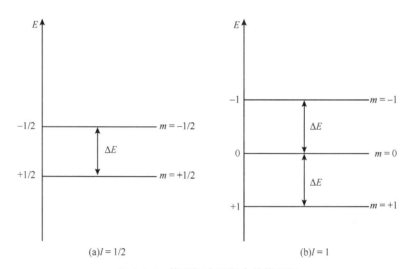

图 1-3-4 核磁矩在磁场中的能级图

磁场中核的能级数目取决于核自旋量子数 I，能级总数为 $2I+1$。磁量子数 m 为正值的那些状态，核磁矩 μ 与静磁场方向相同，其能量为负值，称为低能态；磁量子数 m 为负值的那些状态，核磁矩 μ 与静磁场方向相反，其能量为正值，称为高能态。

由于 m 的可能取值依次相差 1，因而两相邻能级的能量差为

$$\Delta E = \gamma \hbar B_0 \qquad (1\text{-}3\text{-}12)$$

根据量子力学的选择定则，只有当磁量子数之差（Δm）为 ± 1 时，相邻两能级间的跃迁才是允许的。

例如，对于 $I = \frac{1}{2}$ 的核，它吸收能量后将从 $m = \frac{1}{2}$ 的低能态跃迁到 $m = -\frac{1}{2}$ 的高能态，这时系统吸收的能量应为 $\gamma \hbar B_0$。

设共振激发所采用的电磁波频率为 ν，并在外磁场垂直方向设置射频线圈，那么当激励电磁波的频

率 ν 所决定的能量与两相邻能级之间能量差 ΔE 相等时，原子核两个能级之间就会发生跃迁，这就是磁共振（nuclear magnetic resonance，NMR）现象。上述条件可表示为

$$hv = \Delta E = \gamma \hbar B_0 \tag{1-3-13}$$

式（1-3-13）中，hv 为电磁辐射的能量。利用 $\hbar = \dfrac{h}{2\pi}$ 可得

$$\nu = \frac{\gamma B_0}{2\pi} \tag{1-3-14}$$

$$\omega = \gamma B_0 \tag{1-3-15}$$

从式（1-3-15）可以看出，原子核发生共振吸收时的射频场角频率 ω 等于自旋核在磁场中旋进的角频率，这就是产生磁共振的条件。

四、核磁弛豫

核磁矩的存在，使得原子核成为一个小磁体，虽然单个原子核的行为是观测不到的，但组成物体的大量原子核的集体表现能观测到。组成物体的自旋核磁矩的矢量总和称为磁化矢量，用 M 表示，表达式为

$$M = \sum_{i=1}^{N} \mu_l \tag{1-3-16}$$

当无外磁场时，物质中的大量粒子因无规则热运动而使 $M=0$；当存在一个外加静磁场 B_0，且设 B_0 是沿 Z 轴正方向时，原子核的排列趋于有序化，$M \neq 0$。此时，在平衡状态下，磁化矢量与外加磁场 B_0 方向一致，磁化矢量在 Z 轴方向的分量 $M_Z = M$（M_Z 为纵向磁化矢量），$M_{XY} = 0$，即此时不存在横向磁化矢量。M 的大小与物质内自旋核的数目、外磁场的大小及环境温度有关，即 B_0 越大，M 越大；温度越高，粒子运动越剧烈，M 越小。在垂直于外加静磁场 B_0 的方向上施加射频脉冲（是一种交变电磁波），如果自旋核吸收足够多的能量，则可使自旋核达到饱和状态，纵向磁化矢量将被全部翻转到 XY 平面，形成横向磁化矢量，即 $M_{XY} = M$，$M_Z = 0$。

当射频脉冲停止发射后，根据原子趋于比自己低的能态的热力学原理，处于非热平衡状态的原子核系统将逐渐恢复为热平衡状态，这一恢复过程称为弛豫（relaxation）。原子核系统的弛豫过程是一个由高能态转变为低能态释放能量的过程。在这一过程中，系统的磁化矢量的两个分量将发生相对独立的变化。

（一）纵向弛豫

沿 Z 轴方向的分量（即纵向磁化分量 M_Z）逐渐增大，从 0 恢复到平衡状态的 M，此过程称为纵向弛豫（longitudinal relaxation）。纵向磁化矢量从 0 恢复至平衡态磁化矢量的 63% 所需的时间 T_1，称为纵向弛豫时间，简称 T_1 弛豫时间。纵向弛豫是处于高能态的自旋核向低能态过渡的过程，此过程中自旋核会向外释放热能，因此也称为热弛豫。环境温度越低、组织液的黏度越高，T_1 缩短；静磁场 B_0 越大，M 越大，参与弛豫的粒子增多，T_1 增加。纵向磁化分量 M_Z 随时间变化的曲线如图 1-3-5 所示。

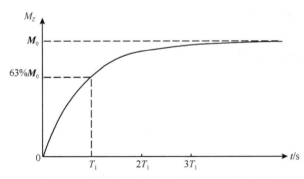

图 1-3-5 纵向磁化分量 M_Z 随时间变化的曲线

（二）横向弛豫

XY 平面上的分量，即横向磁化矢量 M_{XY} 逐渐减少，直至消失，此过程称为横向弛豫（transverse relaxation）。横向磁化矢量 M_{XY} 从 M_0 减小至 M_0 的 37% 所需的时间 T_2，称为横向弛豫时间，简称为 T_2 弛豫时间。横向弛豫的本质是自旋核的相位从基本一致表现出宏观磁化矢量向所有自旋相位分散转化的过程，不向外释放能量，T_2 与环境温度、黏度、主磁场强度的关系不大，但与主磁场的均匀性关系很大，磁场的不均匀性会使 T_2 明显缩短。

横向磁化矢量 M_{XY} 随时间变化的曲线如图 1-3-6 所示。

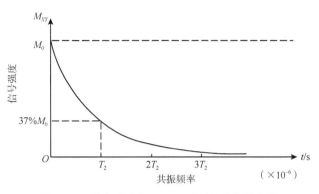

图 1-3-6　横向磁化矢量 M_{XY} 随时间变化的曲线

五、磁共振现象的医学应用

（一）磁共振成像技术

磁共振成像主要利用人体不同组织之间、正常组织与病变组织之间的氢原子核的密度 ρ、纵向弛豫时间 T_1、横向弛豫时间 T_2 及生物膜通透性等参数进行成像。

磁共振成像的基本原理是将人体置于静磁场中，人体各种不同组织中的氢原子核是具有磁矩的自旋原子核，当用特定频率的射频脉冲进行激励时，氢原子核吸收射频脉冲的能量而发生共振跃迁，跃迁到较高的能级，从而产生磁共振现象。当射频脉冲停止后，发生共振跃迁的氢原子核会逐渐恢复到初始状态，并向外释放出电磁能量，即产生磁共振信号。磁共振成像系统探测到这些来自人体中的氢核发射出的电磁波信号之后，经计算机处理和图像处理，得到人体的断层图像。

在磁共振成像过程中，探测线圈在某一时刻接收到的磁共振信号是受检体某一部分或一个体层中多个体素在同一时刻产生的混合信号，这就需要对采集到的混合信号进行处理，把每个体素的磁共振信号与其他体素的磁共振信号分离出来，才能转换成相应像素的灰度值。为了达到这一目的，需要在 X、Y、Z 三个方向上分别施加一个梯度磁场，通过 Z 方向上的梯度磁场进行层面选择，通过 X 方向上的梯度磁场进行频率编码，通过 Y 方向上的梯度磁场进行相位编码，从而建立起体素的空间坐标，再利用特定的图像重建算法（傅里叶变换）对采集到的数据进行处理，获得具有相位、频率特征和一定大小的磁共振信号，最后根据与层面各体素编码的对应关系，把体素的特征依次排列，便可获得一幅幅反映层面各体素磁共振成像信号大小的图像。

磁共振图像不仅反映了人体形态学信息，还可以从中获得生化、病理的有关信息，因此磁共振成像被认为是一种研究活体组织、诊断早期病变的医学影像技术。

🔗 **链 接**　功能性磁共振成像

功能性磁共振成像是一种新的研究人脑功能的方法，具有无创、时间和空间分辨率高的特点，逐渐应用于神经科学的多个领域，如在阐明高级神经生理、神经心理活动方式和皮质间的功能联系，术中导航会最大限度地切除功能皮质病变并减少手术并发症，了解脑肿瘤的分化程度和预后判断，揭示神经和精神障碍皮质功能异常的病理生理改变等方面，均显示了较高的应用价值。

（二）磁共振波谱分析技术

磁共振波谱（magnetic resonance spectroscopy，MRS）分析技术是利用分子的化学位移来测定分子的组成及空间构型的一种检测方法。

以发生共振吸收的强度为纵坐标、共振频率的相对值为横坐标，可以得到共振吸收强度随共振频率变化的曲线，这一曲线称为磁共振谱线或磁共振谱。可以从磁共振谱线的宽度、形状和面积，以及谱线的精细结构来了解原子核的性质和原子核所处的环境。

磁共振谱常用四甲基硅烷[$(CH_3)_4Si$，TMS]作为参考物质，因其谱线只有一个峰，一般化合物的峰大多会出现在它的左边。

MRS 分析技术是获得活体内生化参数定量信息的唯一非侵入技术，可对疾病的早期诊断、性质鉴别、不同病理期区分及治疗产生深刻影响。该技术特别有助于脑梗死患者的早期诊断，在脑梗死临床症状出现之前，首先出现局部生化异常（如脑组织出血、缺氧、细胞代谢紊乱），胆碱（Cho）、肌酸（Cr）、N-乙酰天冬氨酸（NAA）水平降低，NAA/Cr 比值下降等，这些局部环境的改变在结构图像中表现不出来，而在 MRS 中则有比较明显的改变，如图 1-3-7 所示脑部磁共振波谱。

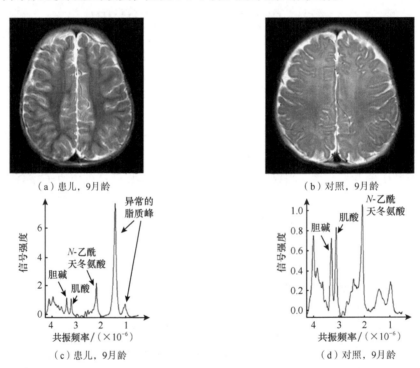

（a）患儿，9 月龄   （b）对照，9 月龄

（c）患儿，9 月龄   （d）对照，9 月龄

图 1-3-7 脑部磁共振波谱

（郭森林　牛延涛）

第2章
X射线成像基础

学习目标

1. 掌握　X射线的产生、X射线的本质与基本特性、X射线与物质作用的主要过程、X射线在物质中的衰减规律。

2. 熟悉　影响X射线产生的相关因素、X射线强度的空间分布、X射线的滤过。

3. 了解　X射线的发现、X射线与物质作用规律在射线诊断、屏蔽防护中的应用。

第1节　X射线的产生与性质

一、X射线的发现

X射线由德国物理学家 W.C.伦琴（W.C.Röntgen）教授于 1895 年 11 月 8 日发现。100 多年来，X射线被应用于医疗、预防、康复领域，重点是对各系统疾病的诊断和治疗。X射线的发现是医学史上的里程碑，由此开启了物理学和影像医学的崭新时代。

1895 年 11 月 8 日，伦琴在维尔茨堡大学进行射线管的放电实验，意外地发现放在阴极射线管附近用黑纸严密包裹的照相底片感光了，他误认为是阴极射线（即电子射线）所致。为避免再次感光，他用黑纸将阴极射线管包好。接通电源时，在黑暗中发现一块涂有铂氰酸钡的纸屏上发出绿色荧光，关闭电源时，荧光却消失了。由于阴极射线是透射不出玻璃管的，所以伦琴认为这是一种新的、看不见的射线，这种射线能使照相底片感光、产生荧光。伦琴在进一步实验中发现，这种射线能穿透木板、衣服和厚厚的书本，却被铅板遮挡；它在电场和磁场中不偏转，说明它不带电荷。伦琴把这种未知射线起名为 X射线。

在 X射线发现的第 4 天，一家医院的医生在 X射线的帮助下顺利取出了患者手掌中的铁针，证明了 X射线的实用价值。1901 年 12 月 10 日，瑞典科学院在斯德哥尔摩举行了首届诺贝尔奖授奖仪式。伦琴因为发现 X射线，给人类历史和科技进程带来了巨大的影响，成为诺贝尔物理学奖的第一位获得者。1905 年第一届国际放射学大会召开，为纪念伦琴对人类的杰出贡献，大会将 X射线命名为伦琴射线，而伦琴仍称它为 X射线，延用至今。

在伦琴的启发下，人们开始从天然元素中寻找放射性物质。次年，贝可勒尔首先发现了铀盐的放射性，接着居里夫妇又发现了放射性元素钋和镭，从而开启了放射物理学和核能应用的新时代。X射线被发现后，首先应用于医学诊断，然后迅速用于治疗，从此 X射线诊断与治疗在医疗中占据了重要地位。X射线成像技术与随后发展起来的核医学成像、超声成像、X射线计算机断层成像、磁共振成像、热图像、介入放射学和内镜等技术组成了现代医学影像学的崭新领域。

X射线还在晶体结构分析、工业探伤、货运集装箱透视检查和科学研究等方面发挥了巨大作用。被称为"最佳 X射线源"的同步加速辐射装置，产生的高能量 X射线不仅能用来观察分析物质，还能对导体和微型机械进行微细加工。X射线为人类的生存、健康、繁衍及社会的发展、进步、繁荣都做出了巨大贡献。

二、X 射线的产生

（一）X 射线的产生条件

高速电子在轰击原子并与靶原子的轨道电子或原子核相互作用时，把动能转换为热能和 X 射线形式的电磁能。因此，X 射线是高速电子与阳极靶面相互作用的结果，是在能量转换中产生的。

从能量转换的角度来说，高速电子的能量损失分为碰撞损失和辐射损失两种。碰撞损失是指高速电子与原子外层电子相"碰撞"，使原子吸收能量处于激发态，这种能量损失将全部变为热能，使阳极温度迅速上升。高速电子动能的 99%左右都在碰撞损失中转换为热能。辐射损失是高速电子与靶原子内层电子或原子核相互作用的结果，损失的能量表现为辐射出的 X 射线光子，这部分能量占高速电子总动能的百分之零点几。可见在 X 射线管中，X 射线能的转换效率是很低的。

经过研究，科学家已从理论上清楚了伦琴发现的 X 射线的产生过程：在真空条件下，高速电子撞击到金属原子内部，使原子核外轨道电子发生跃迁而释放出的一种能量。可见，产生 X 射线必须具备三个条件。

1. 电子源 根据需要随时提供足够数量的电子。

2. 高速电子流 ①有一个高电压产生的强电场，使电子从中获得高动能。由于原子核外的电子与原子核之间有结合能，因此击入原子内部的电子必须具有一定的能量并传递给轨道电子，才能使内部轨道电子发生跃迁，从而产生 X 射线。②有一个高真空度的空间，使电子在高速运动中免遭气体分子的阻挡而降低能量，同时也能保护灯丝不致因氧化而被烧毁。

3. 阳极靶面 靶面接受高速电子撞击，使高速电子的动能转化为 X 射线和热能。

（二）X 射线的产生装置

X 射线机是将电能转换为 X 射线能的换能装置。根据 X 射线机在医学上的应用功能，将医用 X 射线机分成诊断 X 射线机和治疗 X 射线机两大类。诊断 X 射线机是用于透视、摄影和各种特殊检查的 X 射线机。治疗 X 射线机是用于疾病治疗的 X 射线机的统称。X 射线机的基本构造相同，由主机、机械及辅助设备等几部分组成。主机为 X 射线机的基本组成部件，由 X 射线管、高压发生器和控制台三部分组成。

X 射线管是一个高度真空的热阴极二极管，具备产生 X 射线的条件，是 X 射线机中产生 X 射线的关键部件。X 射线管按阳极是否转动，可分为固定阳极 X 射线管和旋转阳极 X 射线管；按阳极靶面物质不同可分为钨靶、钼靶等 X 射线管。X 射线管主要由阴极、阳极和玻璃管壳三部分组成。图 2-1-1 是 X 射线管的基本结构示意图。

1. 阴极 阴极为电子源，是 X 射线管的负极，作用是按需要提供足额数量的电子，经聚焦加速后撞击阳极靶面而产生 X 射线。阴极由灯丝和聚焦罩组成。灯丝分为大焦点灯丝和小焦点灯丝，多用高熔点的钨丝绕制而成。接通电源后，灯丝的温度升高，当达到一定值时，钨原子的轨道电子脱离原子核的束缚而逸出灯丝表面，环绕在灯丝周围，形成包绕灯丝的电子云。灯丝电流越大，灯丝温度越高，每秒钟形成的围绕在灯丝周围的电子数目也越多。当 X 射线球管的阴极和阳极之间接通高压电，阴极电位为负，阳极电位为正时，在强电场的作用下，阴极电子受阳极吸引，飞向阳极，便形成了管电流。管电流的单位是毫安（mA）。聚焦罩又称阴极头聚焦槽或聚射罩，是由纯铁或铁镍合金制成的长方形槽，作用是对灯丝发射的电子进行聚焦。

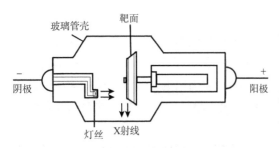

图 2-1-1 X 射线管的基本结构示意图

　　近年来，出现了一种由碳纳米材料制成的碳纳米管冷阴极 X 射线管，用它来发射电子，不需要高温即能产生高能电子束。在室温条件下，这种射线管接通电源即可发射 X 射线，没有金属丝的预热过程，寿命长，且很稳定，有望在将来应用于临床。

　　2. 阳极　是 X 射线管的正极，高速电子撞击到阳极靶面，突然受阻而发生能量转换，继而产生 X 射线。阳极通常由靶面和散热体两部分组成，通常是将阳极靶面焊接在实心或空心铜材料圆柱体上。因为从阴极撞击到阳极靶面上的高速电子能，99%以上都转化为热能，使阳极的温度快速升高，这就要求阳极材料既要耐高温又要散热性能好，以便及时将热量传出管外，使阳极靶面不致因熔化而损坏。钨的原子序数（$Z^{[1]}$=74）高，有利于提高 X 射线管的产生效率，熔点高，能经受住高速电子撞击时产生的热量，但导热性能差。铜的原子序数和熔点较低，但导热性能好。结合两者的优点，一般将钨合金镶嵌在铜散热体上制成阳极。乳腺摄影的专用阳极靶则用钼（Z=42）或铑（Z=45）制成。

　　3. 管壳　X 射线管壳材料经历了从玻璃发展为陶瓷的过程，近年来又出现了金属-陶瓷管的演变。无论何种材料的管壳，其作用都是维持一个高真空度的空间，同时固定阳极和阴极，要具备耐高温、绝缘性能好、热膨胀系数小、对 X 射线吸收较少的特点。

三、连续 X 射线与特征 X 射线

　　X 射线管发出的 X 射线，含有多种波长成分，将其强度按波长的顺序排列，可得 X 射线谱。图 2-1-2 为钨靶 X 射线管所发射出的 X 射线谱。X 射线由两部分组成：一部分是连续 X 射线，它包含不同波长的 X 射线；另一部分是特征 X 射线（标识 X 射线），它是在连续 X 射线谱上出现的几个向上突出的尖端，代表一些强度较强，波长为特定数值的 X 射线。图 2-1-3 为 X 射线强度曲线分布。

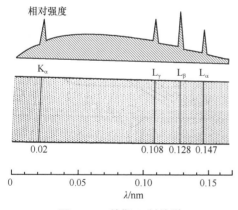
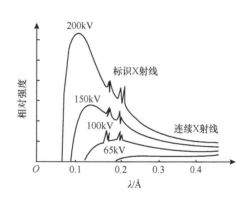

图 2-1-2　钨靶 X 射线谱　　　　　　图 2-1-3　X 射线强度曲线分布

（一）连续 X 射线产生原理

　　1. 连续 X 射线产生的物理过程　连续 X 射线是由轫致辐射产生的。轫致辐射是高速电子与靶原子核发生相互作用的结果，是辐射损失的一种。

　　按照电磁学的相关理论，当一个带电粒子，在外电场中速度变化时，其周围的电磁场急剧变化，向周围辐射电磁波。X 射线管中，高速运动的阴极电子到达阳极表面时，进入原子核附近的强电场区域，然后飞离强电场区域从而完成一次电子与原子核的相互作用，电子的速度大小和方向必然发生变化。按上述理论，电子将向外辐射电磁波而损失能量 ΔE，电磁波的频率由 $\Delta E = h\nu$ 确定。电子的这种能量辐

---

　　[1] Z: 原子序数。

射称为韧致辐射，所产生的能量为 $h\nu$ 的电磁波即为 X 射线光子。

每个高速电子与靶原子作用时的相对位置不同（图 2-1-4），所受靶原子核强电场的作用不同，并且每个电子与靶原子作用前具有的能量不相同，电子失去的部分动能也各不相同，因而发出的 X 射线光子频率各不相同，从而得到的 X 射线波长各不相同，这样就形成了连续的 X 射线光谱。

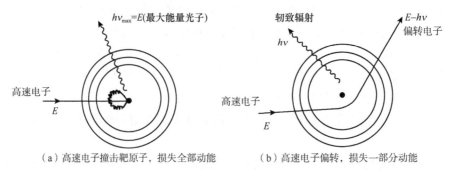

（a）高速电子撞击靶原子，损失全部动能　　（b）高速电子偏转，损失一部分动能

图 2-1-4　高速电子与靶原子作用的相对位置

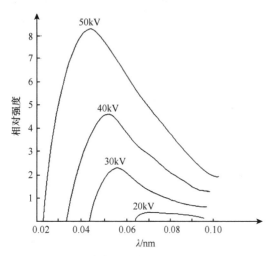

图 2-1-5　低管电压下钨靶连续 X 射线发射谱

实验表明，在 X 射线管的电压较低时，只发射连续 X 射线谱。图 2-1-5 是钨靶在低管电压下管电流保持不变，管电压从 20kV 增加到 50kV 时绘制成的连续 X 射线发射谱。

2. 连续 X 射线的最短波长　从图 2-1-5 的曲线中可见，连续谱的 X 射线强度是随波长的变化而连续变化的，每条曲线都有一个峰值；曲线在波长增加的方向上无限延展，但强度越来越弱；在波长减小的方向上，曲线都存在一个波长极限，称为最短波长（$\lambda_{\min}$）。随着管电压的升高，辐射强度相应增强。同时，各曲线所对应的强度峰值和最短波长极限的位置均向短波方向移动。连续 X 射线谱中的短波极限对应了 X 射线光子的最大能量，是高速电子流中某些电子在与靶原子核强电场的一次作用中，把全部动能转化为了一个光子的能量，即 X 射线光子的最大能量，对应于连续 X 射线谱中的最短波长。

设 X 射线管的管电压为 U，电子电荷量为 e，则电子在加速电场内获得的动能等于电场对它做的功 eU，X 射线光子的最大能量为 $h\nu_{\max}$，$\nu_{\max}$ 是最短波长 $\lambda_{\min}$ 对应的最高频率，设光速为 c，由此可得

$$h\nu_{\max} = \frac{hc}{\lambda_{\min}} = eU \tag{2-1-1}$$

即

$$\lambda_{\min} = \frac{hc}{e} \cdot \frac{1}{U} \tag{2-1-2}$$

式（2-1-2）表明，连续 X 射线谱的最短波长 $\lambda_{\min}$ 与管电压 U 成反比，而与靶物质本身性质无关。管电压越高时，$\lambda_{\min}$ 越短。此时光子具备最高的能量、最大的频率和最短的波长。

如果上述公式中的 λ 和 U 是精密测得的，就可以计算出 h 值，这是测定普朗克常量最好的方法。经实验和计算得 $h = 6.626 \times 10^{-34} J \cdot s$，若将 $c = 3 \times 10^8 m \cdot s^{-1}$ 和 $e = 1.6 \times 10^{-19} C$ 的数值代入式（2-1-2）中，$\lambda_{\min}$ 以纳米（nm）为单位，U 以伏特（V）或千伏特（kV）为单位，那么公式就可以改为

$$\lambda_{\min} = \frac{1.24}{U(kV)}(nm) \tag{2-1-3}$$

由式（2-1-3）可以看出，连续 X 射线的最短波长 λ_{min} 只与管电压有关，而与其他因素无关。

通常用管电压、峰值电压和光子能量描述 X 射线能量，它们既有区别又有联系。管电压是指 X 射线管阴极和阳极之间管电压单位千伏（kV），峰值电压是指峰值管电压单位千伏，表示单个电子或光子能量单位为千电子伏（keV）。例如，电子从 100kV 管电压的电场中获得 100keV 的高速运动能量，在撞击阳极靶物质发生能量转换时，产生的最大光电子能量也是 100keV。

（二）特征 X 射线的产生原理

1. 特征 X 射线产生的物理过程　如果高速电子与靶原子的外层电子没有发生作用，而是与内层电子发生作用，就会产生特征辐射，特征辐射的光谱是线状的。图 2-1-6 是不同管电压下的钨靶 X 射线谱。由图可见，管电压为 65kV 时，射线谱为连续谱；当管电压升至 100kV、150kV 和 200kV 时，则在 3 条连续谱线上叠加了一组能量位置不变、强度更大的线状光谱。可见线状光谱的能量完全由靶物质材料的性质决定，与管电压无关（对不同靶材料，管电压必须大于某个值才能出现线状光谱）。通常把这种辐射称为特征辐射，也称为标识辐射，由此产生的 X 射线为特征 X 射线。

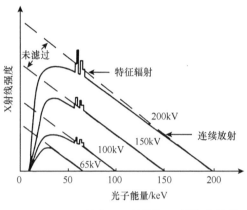

图 2-1-6　不同管电压下的钨靶 X 射线发射谱

按照原子物理学理论，原子是由原子核与核外电子组成的。多电子原子的核外电子分壳层围绕原子核运动，每层的每一个电子与原子核之间存在着大小不同的结合能。越靠近原子核的电子，其结合能越大，电子所处的定态能级就越低；相反，由于内层电子的屏蔽作用，离原子核较远的外壳层电子与原子核之间的结合能比较小，相应所处的定态能级就比内层电子高。在连续 X 射线的产生过程中，当在 X 射线管的管电压 U 下加速的电子具有的能量 eU 大于内层电子的结合能时，就有一定的概率发生特征 X 射线的辐射损失，即高速电子将内层电子打出（离开原子），使之成为自由电子（即光电子），使原子内电子层出现空位，原子处于不稳定的激发态。按照能量分布最低的原则，当外层高能电子向内层跃迁填充其空位时，便释放出能量大小（$h\nu$）为跃迁前（E_2）后（E_1）原子两能级之差的光子，即

$$h\nu = E_2 - E_1 \qquad (2-1-4)$$

由于该光子的能量等于原子两能级之差，而与入射电子能量大小无关，所以释放出的光子能量具有原子的特征，产生的 X 射线称为特征 X 射线。由于每一种原子的能级都不相同，跃迁产生的光谱与每一种原子都是对应的，所以光谱可以用来识别原子。图 2-1-7 即为钨靶原子特征辐射示意图。

当钨靶原子的 K 层电子被击脱时，原子处于一个高能态，出现的 K 电子空位可由 L、M、N、O 等能级较高的壳层电子或自由电子跃迁填充，填充之后原子处于一个较低能量状态，原子从高能态过渡到低能态，便产生不同能量的光子的 K 系特征 X 射线。同样当 L 层电子被击脱时，便产生 L 系特征 X 射线，以此类推。外层电子由于能级差很小，只能产生紫外线或可见光等低能量范围的光子。

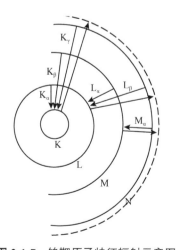

图 2-1-7　钨靶原子特征辐射示意图
K、L、M、N 代表电子的壳层；K_α、K_β、K_γ 为 K 系特征 X 射线；L_α、L_β 为 L 系特征 X 射线；M_α 为 M 系特征 X 射线

2. 特征 X 射线的激发电压　靶原子的轨道电子在原子中具有确定的结合能（W），入射电子要把原子中某轨道电子击脱，入射

表 2-1-1　靶材料产生特征辐射所需电压

靶材料	原子序数	激发电压/kV	
		K 系	L 系
铝（Al）	13	1.56	0.09
铜（Cu）	29	8.98	0.95
钼（Mo）	42	20.00	0.95
锡（Sn）	50	29.18	4.14
钨（W）	74	69.51	12.09
铅（Pb）	82	88.00	15.86

电子的动能就必须大于轨道电子在原子中的结合能。只有当入射高速电子的动能大于其结合能时，轨道电子才有可能被击脱形成电子空位，而产生特征 X 射线。而入射电子动能完全由管电压决定，因此，对不同的靶材料，产生各系特征 X 射线，均对应一组最低管电压值。这些确定的最低管电压值称为激发电压。以钨原子为例，钨的 K 系电子结合能为 69.51keV，那么钨的 K 系激发电压就是 69.51kV。如果低于此激发电压，将不会产生钨的 K 系特征 X 射线，但可以产生其他各系（如 L 系）的特征辐射（表 2-1-1）。

四、影响 X 射线产生的因素

（一）影响连续 X 射线产生的因素

1. 阳极靶物质原子序数　在管电压（U）、管电流（I）固定时，连续 X 射线的强度（$I_连$）与阳极靶的原子序数（Z）成正比，即 $I_连 \propto Z$。阳极靶的原子序数越高，X 射线的强度越大，如图 2-1-8（a）所示。

2. 管电流　在管电压（U）、靶材料[原子序数（Z）]固定的情况下，连续 X 射线的强度取决于管电流。管电流越大，单位时间内轰击阳极靶面的电子数目越多，产生的连续 X 射线的强度也越大，X 射线辐射谱线变化与 X 射线管电流的变化成正比，即 $I_连 \propto I$，如图 2-1-8（b）所示。

3. 管电压　X 射线束中最大光子能量等于轰击电子的最大能量，而电子的最大能量又取决于管电压的峰值。所以，改变管电压 U，也就改变了最大光子的能量，整个 X 射线谱的形态也将随之变化。管电压的改变影响 X 射线谱的幅度和位置。当管电流 I、靶材料[原子序数（Z）]固定时，随着管电压的升高，连续 X 射线谱的最短波长和最强波长的位置均向短波方向（高能量端）移动。从曲线的面积（代表 X 射线总强度）可知，连续 X 射线的强度与管电压的平方成正比，即 $I_连 \propto U^2$，如图 2-1-8（c）所示。

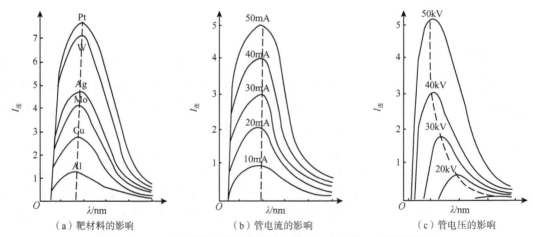

（a）靶材料的影响　　　　（b）管电流的影响　　　　（c）管电压的影响

图 2-1-8　X 射线管靶材料、管电流和管电压对连续 X 射线的影响
Pt（铂），W（钨），Ag（银），Mo（钼），Cu（铜），Al（铝）

在上述讨论中，对连续 X 射线的影响，所涉及的管电压为恒定电压，而实际上 X 射线管所加的电压是经交流电整流后的脉动电压。对于脉动电压，所产生的 X 射线最短波长只与管电压的峰值有关。

当峰值电压与恒定电压相同时，脉动电压产生的 X 射线的平均能量显然要低。在相同管电流时，产生的 X 射线强度也低。

综上考虑，连续 X 射线的总强度（$I_{连}$）与管电流（I）、管电压（U）、靶原子序数（Z）的关系可用下面公式近似表达出来，即

$$I_{连} = K_1 I Z U^n \tag{2-1-5}$$

式（2-1-5）中，常数 $K_1=1.1\times10^{-9}\sim1.4\times10^{-9}$；当 X 射线强度位于诊断用 X 射线范围段时，常数 $n=2$。

不同管电压对应不同的连续 X 射线谱，每条谱线都有一个强度最大值，最大强度对应的波长值称为最强波长。根据实验和计算得出，其值约在最短波长的 1.5 倍处，即

$$\lambda_{max} = 1.5\lambda_{min} \tag{2-1-6}$$

连续 X 射线的平均能量一般为最大能量的 1/3～1/2，其平均波长约为最短波长的 2.5 倍，即

$$\lambda_{mean} = 2.5\lambda_{min} \tag{2-1-7}$$

（二）影响特征 X 射线产生的因素

K 系特征 X 射线的强度（$I_{特}$）可用公式表示为

$$I_{特} = K_2 I (V - V_K)^n \tag{2-1-8}$$

式（2-1-8）中，I 为管电流；V 为管电压；V_K 为 K 系激发电压；K_2 和 n 均为常数，n 为 1.5～1.7。

由式（2-1-8）可见，K 系特征 X 射线的强度与管电流成正比，管电压大于激发电压时才发生 K 系放射，并随着管电压的继续升高，K 系强度迅速增大。

高能入射电子与靶物质原子作用会产生连续 X 射线和特征 X 射线，特征 X 射线只占很少一部分，并不重要。对钨靶 X 射线管来说，低于 K 系激发电压将不会产生 K 系放射；管电压在 80～150kV 时，特征 X 射线只占 10%～28%；管电压高于 150kV 时，特征 X 射线相对减少；管电压高于 300kV 时，特征 X 射线可以忽略。所以，医用 X 射线主要是连续 X 射线，但是在物质结构的光谱分析中使用的是特征 X 射线。

五、X 射线强度的空间分布

X 射线管阳极靶面被高速电子束撞击的面积称为实际焦点，是产生 X 射线的位置。从 X 射线管焦点上产生的 X 射线，在空间各个方向上分布是不均匀的，即在不同方位角上的辐射强度是不同的。这种不均匀的分布称为 X 射线强度空间分布或辐射场的角分布。X 射线强度的空间分布主要受入射电子的能量、靶物质（物质的原子序数）、靶厚度影响。

（一）薄靶周围 X 射线强度的空间分布

图 2-1-9 表示一薄靶在不同管电压下产生的 X 射线强度在靶周围的分布。工作电压在 100kV 左右时，X 射线在各方向上强度分布基本相等。当管电压升高时，X 射线最大强度方向逐渐趋向电子束的入射方向，其他方向的强度分布所占比例逐渐减小，X 射线强度分布趋于集中。这种高能 X 射线强度的空间分布与电子加速器的实验结果基本一致。

根据薄靶产生 X 射线的强度空间分布特点，在管电压较低时，利用反射式靶在技术上有优势，但当管电压过高

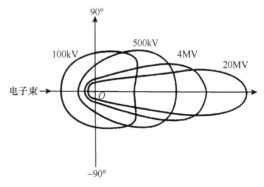

图 2-1-9　薄靶周围 X 射线强度的角度分布

时，则需要采用透射式靶，电子从靶的一面射入，X 射线从另一面射出。医用电子直线加速器产生的高能 X 射线，使用的就是穿透式薄靶。

（二）厚靶周围 X 射线强度的空间分布

目前，用于医疗诊断方面的 X 射线管，其阳极靶较厚，称为厚靶 X 射线管。当高能电子轰击阳极靶面时，入射的高速电子不仅与靶面原子相互作用辐射 X 射线，

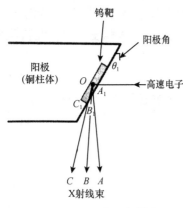

而且还能穿透到靶物质内部的一定深度（电子每穿过 50μm 的深度，则损失 10keV 能量）。因此，除了靶表面辐射 X 射线外，在靶的深层也能向外辐射 X 射线，如图 2-1-10 中的 O 点。从图 2-1-10 可知，由靶内 O 点辐射出去的 X 射线，愈靠近 OC 方向，穿透靶的厚度愈厚，靶本身对它的吸收也愈多；而靠近 OA 方向的 X 射线，穿透靶的厚度较薄，靶对它的吸收也较少。因此，愈靠近阳极一侧，X 射线相对强度下降得愈多，而且靶角 θ 愈小，下降的程度愈大。这种愈靠近阳极，X 射线相对强度下降愈多的现象，称阳极效应，也是所谓的"足跟"效应。由于诊断用 X 射线管的倾角较小，X 射线能量不高，足跟效应非常明显，因此常将 X 射线管射出的 X 射线进

图 2-1-10 厚靶阳极效应

行滤过，使 X 射线趋于均匀。摄影时还应考虑，如果被照体厚且密度大，应将被照体置于 X 射线管的近阴极侧。

实验表明，从 X 射线管窗口射出的有用 X 射线束，其强度分布是不均匀的，普遍存在阳极效应现象。在图 2-1-11 中，若规定与 X 射线管长轴垂直方向中心线（0°）的相对强度为 100%，从其他不同角度方向上的相对强度分布情况看，阳极效应十分明显。

在 X 射线影像检查中，应注意阳极效应的影响，尤其是检查部位的密度和厚度差别很大时，阳极效应表现得最为明显。通常来说，把密度高、厚度大的被检部位置于阴极一侧，会使胶片的感光量比较均匀，得到的图像质量会更高。另外，应尽量使用中心线附近强度较均匀的 X 射线束摄影。如图 2-1-11 所示，在一次摄影中使用的焦片距（A）比较小，照射部位横跨中心线左右各 20°，两端强度差为 95%-31%=64%。

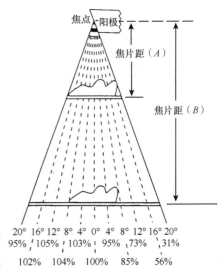

图 2-1-11 厚靶 X 射线强度分布

如此大的差别，将使这张照片的阳极效应十分明显。若使用焦片距为 B，则摄影部位横跨中心线左 8° 至右 8° 两端的相对强度之差约为 104%-85%=19%。显然，焦片距（B）的阳极效应影响比焦片距（A）的情况要小很多。因此，根据 X 射线强度的空间分布曲线，在实际工作中应掌握以下几点。

（1）把阳极效应与人体不同体厚结合起来，使入射到人体不同体厚的"等效"X 射线强度相等，以便得到最佳均匀投射密度。

（2）焦点—接收器距离较大时，阳极效应不太明显。因为 X 射线强度的衰减与距离的平方成反比，当焦片距较大时，各方向上的 X 射线强度都普遍减弱。

（3）在焦点—接收器距离相同时，小照射野受阳极效应影响比大照射野要小。焦点—接收器距离相同时，照射野越小，阳极效应越弱，到达接收器上的 X 射线强度越均匀。

（4）应尽可能利用中心线附近强度较大且均匀的 X 射线束进行 X 射线照射。

六、X 射线的本质和基本特性

（一）X 射线的本质

X 射线本质上是一种电磁波，同时具有波动性和粒子性，即波粒二象性。波动性表现为 X 射线可在空间传播，具有波长和频率，X 射线的频率很高，为 $3\times10^{16}\sim3\times10^{20}\,Hz$，波长很短，介于紫外线和 γ 射线之间，为 $0.06\sim2\,nm$。在真空中传播速度与光速相同（$c=3\times10^8\,m\cdot s^{-1}$）。粒子性主要在 X 射线与物质相互作用时体现。

1. X 射线的波动性　1912 年，德国物理学家劳厄首先用实验证明了 X 射线的干涉和衍射现象，说明 X 射线具有波的特有现象——波的干涉和衍射等。X 射线的波动性主要体现在具有衍射、偏振、反射、折射等现象，以一定波长和频率在空间传播。它是一种横波，其传播速度在真空中与光速相同，可以用波长 λ 和频率 ν 来表示。X 射线的波长 λ 可表示为

$$\lambda=\frac{c}{\nu} \tag{2-1-9}$$

式（2-1-9）中，c 为光速，为 $3\times10^8\,m\cdot s^{-1}$。

2. X 射线的粒子性　光电效应可以充分说明 X 射线具有粒子性。所谓粒子性，即把 X 射线束看成是由单个粒子（即光子）组成的。单个光子的能量是

$$E=h\nu=\frac{hc}{\lambda} \tag{2-1-10}$$

式（2-1-10）中，h 为普朗克常量，为 $h=6.626\times10^{-34}\,J\cdot s$。X 射线能量为 $100\,eV\sim10\,MeV$。

3. X 射线的波粒二象性　式（2-1-10）同时反映了 X 射线的波动性和粒子性。左侧表示光的粒子性，即光子的能量 E，而右侧反映 X 射线的波动性，即频率 ν、波长 λ。

波动性和粒子性都属于 X 射线的客观属性，在不同场合下 X 射线表现的特性会有所侧重。X 射线的波动性突出表现在其传播时，如反射、干涉、衍射、偏振等现象；而 X 射线的粒子性主要表现在其与物质相互作用时，如光电效应、电离作用、荧光作用。

（二）X 射线的基本特性

X 射线的能量大、波长短，基本特性包括物理特性、化学特性、生物特性。

1. 物理特性　X 射线在均匀的各向同性的介质中是直线传播的不可见电磁波，它不带电，不受外界磁场或电场影响。

（1）穿透作用　由于 X 射线波长短，具有较高的能量，物质对其吸收较弱，因此它有较强的贯穿本领，其穿透能力的强弱取决于 X 射线能量、物质密度和原子序数等因素。

X 射线进入人体后，一部分被吸收和散射，另一部分透过人体沿原方向传播。透过 X 射线光子的空间分布与人体结构相对应，这便形成了 X 射线影像。当光子全部透过时，在胶片上呈现均匀黑色；当光子全部被人体衰减时，在胶片上呈现一片白色。因此，X 射线影像是人体不同组织的密度和厚度对射线引起不同衰减的结果。人体各组织对 X 射线的衰减顺序由大到小依次为骨骼、肌肉、脂肪、空气。不同组织对 X 射线的衰减差别就形成了 X 射线影像的对比度。

（2）荧光作用　磷、钨酸钙、铂氰化钡、银激活的硫化锌镉等荧光物质受 X 射线照射时，物质原子被激发或电离，当被激发的原子恢复到基态时，便放出荧光。根据 X 射线的荧光作用，制成了荧光屏和增感屏。①荧光屏：在一块平板上涂上荧光物质，就形成了荧光屏。当 X 射线照射时，在荧光屏上形成荧光。②增感屏：在摄影时，把特制的涂有荧光物质的屏板置于暗盒前后壁，胶片在中间，X 射线照射时，增感屏首先产生荧光，胶片对荧光的感光率可达到 90%，没有增感屏时，胶片所受 X 射线直接感光不到 10%。增感屏可使被检者受到的照射量大大减少。

（3）电离作用 X射线的能量很高，当有足够能量的X射线光子撞击原子中的轨道电子时，可使核外电子脱离原子轨道，这种作用称为电离作用。电离作用是X射线放射治疗的物理基础。许多X射线测量仪器也是根据X射线的电离作用原理制成的，如电离室、盖革-米勒计数器等。

（4）热作用 X射线一部分能量被物质吸收，绝大部分能量转变为热能，使物质温度升高。测定X射线吸收剂量的量热法是根据此原理制造的。

2. 化学特性

（1）感光作用 X射线可使胶片乳剂感光。当X射线照射到胶片上时，由于电离作用，溴化银药膜起化学变化，出现银颗粒沉淀，这就是X射线的感光作用。银颗粒沉淀的量由胶片受X射线的照射量而定，再经化学显影，变成黑色的金属银，组成X射线影像，未感光的溴化银则被定影液溶去。X射线摄影就是利用这种X射线化学感光作用，使人体结构影像显现在胶片上，被广泛用于人体X射线摄影和工业无损探伤检查中。

（2）着色作用 铅玻璃、水晶等经X射线长期大剂量照射后，其结晶体脱水渐渐改变颜色，称为着色作用或脱水作用。

3. 生物特性 X射线对生物组织，细胞特别是增殖性细胞，具有损伤作用，称为X射线的生物效应。以一定量X射线照射后，细胞会受到抑制、损伤甚至坏死。X射线治疗正是利用了这种特性。

X射线对人体不同组织的损伤程度是不同的。生长力强、分裂活动快的组织细胞，对X射线特别敏感，最容易受到损伤，X射线停照后，恢复较慢，如神经系统、淋巴系统、生殖系统和肿瘤细胞等。而软组织如皮肤、肌肉、肺和胃等对X射线敏感性较差，损伤也相对小一些。X射线对正常人体组织也可能产生损伤作用，故应注意对非受检部位和非治疗部位的屏蔽防护，同时医护工作者也应注意自身的防护。X射线的生物效应究其根源是由X射线的电离作用造成的。

七、X射线的强度与X射线的质与量

习惯上用X射线的强度来表示X射线的量和质。所谓X射线强度是指在垂直于X射线传播方向单位面积上单位时间内通过的光子数量与能量乘积的总和。可见X射线强度（I）是由光子数目（N）和光子能量（$h\nu$）两个因素决定的。

设在单位时间内通过单位横截面积上的X射线光子数目为N，若每个光子的能量为$h\nu$，则单色X射线强度为

$$I = Nh\nu \tag{2-1-11}$$

式（2-1-11）中，单色X射线强度I与光子数目N成正比。

对于波长不同的但能量完全确定的（$N_1h\nu_1$，$N_2h\nu_2$，…）有限种X光子组成的复色X射线，其强度为

$$I_总 = \sum N_i h\nu_i \tag{2-1-12}$$

式中，$h\nu_1$，$h\nu_2$，$h\nu_3$，…为每秒通过单位横截面积上X射线光子的能量；$N_1, N_2, \cdots, N_n$为各单色X射线光子的数目。

对于波长从$\lambda_{\min}$到λ_∞的连续X射线光谱，对应的X射线光子能量从$\lambda_{\max}$到零，其强度为

$$I = \int_0^{E_{\max}} E \cdot N(E) \cdot \mathrm{d}E = \int_{\lambda_{\min}}^\infty N(E) \cdot \frac{h^2c^2}{\lambda^3} \cdot \mathrm{d}\lambda \tag{2-1-13}$$

式（2-1-13）中，每秒通过单位垂直面积的、能量为E的X射线，光子数$N(E)$是X射线光子能量E的函数。

（一）X 射线的量

通常以 X 射线管的管电流（mA）与照射时间（s）的乘积，即管电流时间积（单位 mA·s）表示 X 射线的量。

X 射线管的管电流代表了单位时间入射阳极靶面的电子流，管电流越大，电子数目越多，单位时间撞击阳极靶的电子数量越大，由此激发出的 X 射线光子数成正比增加；照射时间长，X 射线量也成正比增加。因此，可用管电流时间积来反映 X 射线的量。

（二）X 射线的质

X 射线的质又称线质，它表示 X 射线的硬度，即穿透物质的本领大小。X 射线的质完全由光子能量决定，而与光子个数无关。

在实际应用中，可用管电压和滤过情况来反映 X 射线的质。这是因为管电压高、产生的 X 射线光子能量大，即线质硬；滤过板厚，连续谱中低能成分被吸收得多，透过滤过板的高能成分增加，X 射线束的线质变硬。在滤过情况一定时，常用管电压值来描述 X 射线的质。

X 射线为连续能谱，精确描述其线质比较复杂，工作中有时还用半值层、有效能量和等值电压等物理量来表示 X 射线质。

所谓半值层是指使入射 X 射线强度减弱一半的某种均匀物质的厚度。对同样质的 X 射线来说，不同的物质的半值层是不一样的。但对同一物质来说，半值层值大的 X 射线质硬，半值层值小的 X 射线质软。

（三）影响 X 射线量和质的因素

1. 影响 X 射线量的因素

（1）管电流　管电压一定时，X 射线管的管电流大小反映了阴极灯丝发射电子的情况，管电流越大表明阴极发射的电子越多，因而电子撞击阳极靶产生的 X 射线的量也越大，发射出的 X 射线的强度也就越大。因此，在管电压和靶物质的原子序数一定时，X 射线的量与管电流成正比。

图 2-1-12 是在管电压和其他条件不变的情况下管电流对 X 射线量的影响。从图 2-1-12 中看到，当管电流为 100mA 和 250mA 时，两条曲线中 X 射线最短波长和最长波长完全相同，只是曲线下所包围的面积不同。显然，管电流大的 X 射线量大，反之就小。

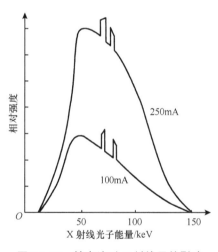

图 2-1-12　管电流对 X 射线量的影响

（2）管电压　由图 2-1-5 可知，当管电流不变时，随着管电压从 20kV 升高到 50kV，虽然电子数量不变，但是每个电子获得的能量增大，因此在阳极靶面上产生的 X 射线的量增大，其辐射的总量增大。图中曲线下所包围的总面积代表 X 射线的总强度。因此，X 射线的量随管电压的增加而增加。

（3）靶物质的原子序数　图 2-1-13 表示在其他条件都相同的条件下钨和锡的 X 射线谱，两条曲线下的面积分别表示 X 射线的总强度。从图中可见，若把锡在任何能量时的强度乘以 74/50，则将正好落在钨的曲线上。这是因为 X 射线的强度与靶物质的原子序数成正比，而 74 和 50 正是钨和锡的原子序数，说明用钨作阳极靶产生各种频率的 X 光子数目，比锡产生的相应 X 光子数目要多。

特征 X 射线完全由靶物质的原子结构特性所决定。靶物质的原子序数愈高，轨道电子的结合能愈大，特征 X 射线的量也就愈大，当然也就需要更高的激发电压。例如，原子序数为 50 的锡，其 K 系特

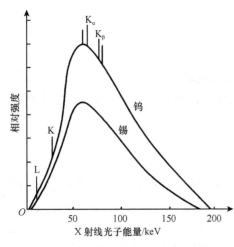

图 2-1-13 钨靶和锡靶的 X 射线谱

征 X 射线的能量在 25～29.18keV；原子序数为 74 的钨，其 K 系特征 X 射线的能量在 58～70keV；而铅的原子序数则更高为 82，其特征 X 射线的能量在 72～88keV。因此，在管电压、管电流、曝光时间相同的情况下，阳极靶的原子序数愈高，X 射线的量愈大。

（4）滤过 滤过对 X 射线的量也有影响。增加滤过板厚度，会使射线中的低能成分减少。

综上所述，X 射线的量与管电压平方、管电流、靶物质的原子序数及曝光时间成正比，即

$$I \propto U^2 IZt \tag{2-1-14}$$

2. 影响 X 射线的质的因素

（1）管电压 管电压增加，灯丝电流电子获得的能量增大，在阳极产生的高能 X 射线增多，X 射线的质增大。连续 X 射线的质随管电压升高而变硬，但特征 X 射线的质只与靶物质有关。

（2）靶原子序数 靶原子序数越大，核电荷数越多，辐射概率增加，高能 X 射线数量增加。

（3）管电压波形 脉动电压产生的 X 射线的质比恒定电压下的软。三相电源的 6 脉冲和 12 脉冲供电，其管电压更接近恒压，由此产生的 X 射线能量变化减小，其量与质均优于单相电源供电的情况。一般说来，三相全波整流与单相全波整流相比，在相同管电压和过滤的情况下，X 射线质提高 10%～15%。例如，拍摄头颅侧位片时，单相全波整流 X 射线机时管电压为 72kV，而改用三相全波整流方式的 X 射线机时，只需要 64kV 就可获得相同的摄影效果。

（4）滤过 滤过对 X 射线的质及能谱构成均有很大影响。增加过滤板厚度，可大量衰减连续谱中低能成分，使能谱变窄，X 射线的平均能量提高，线质硬化，但总的强度降低了。

在实际的影像工作中应注意影响 X 射线量与质的多种因素（表 2-1-2），并能根据操作和诊断的实际需要，恰当地选择 X 射线的量与质，这对提高影像质量和降低受检者的受照剂量都会产生一定的作用。

表 2-1-2 影响 X 射线质和量的因素

影响因素（增加）	X 射线的量	X 射线的质	影响因素（增加）	X 射线的量	X 射线的质
管电压（U）	增加	增加	靶原子序数（Z）	增加	增加
管电流（I）	增加	不变	滤过	降低	增加
照射时间（t）	增加	不变	电压脉动	降低	降低

🔗 **链接** 频率更高的电磁波——γ 射线

γ 射线（gamma ray），又称 γ 粒子流，γ 射线与 X 射线在本质和物理性质上并没有什么不同，都是由强光子组成的电磁波，都可引起物质电离，只是来源不同。γ 射线是原子核能级跃迁退激时释放出的射线，波长短于 0.1Å（1Å=10^{-10}m），能量高于 124keV，频率超过 30EHz（3×10^{19}Hz）。γ 射线有很强的穿透力，工业中可用来探伤或流水线的自动控制。γ 射线对细胞有杀伤力，医疗上用来治疗肿瘤。

第2节　X射线与物质的相互作用

原子的核外电子在与外界相互作用时能够获得足够的能量，从而脱离原子核的束缚，造成原子的电离。电离是由具有足够动能的粒子（如电子、质子、α粒子）等与原子的核外电子的碰撞引起的。带电粒子若具有不小于原子核外壳层电子的束缚能量，就可能使得物质原子电离。

由带电粒子通过碰撞直接引起物质的原子或分子的电离称为直接电离，这些粒子称为直接电离粒子。不带电粒子，如光子、中子等本身不能引起物质电离，但能借助它们与原子的壳层电子或原子核的作用产生次级粒子，如电子、反冲粒子等，随后再与物质中的原子作用，引起原子的电离。不带电粒子通过它们与物质相互作用产生的带电粒子引起的原子的电离称为间接电离，这些不带电粒子称为间接电离粒子。

本节将介绍的X射线与物质的相互作用，属于不带电粒子与物质的作用。了解X射线与物质相互作用的规律，是进行射线探测、防护和应用的重要基础。

一、概　　述

组成X射线的粒子统称光子，光子本身不带电。X射线通过物质时小部分从物质原子的间隙中穿过，大部分被吸收和散射，从而产生各种物理、化学及生物的效应，这些效应的产生都是物质吸收X射线的结果。物质对X射线的吸收过程不是简单的能量转移，而是一个很复杂的过程。

与带电粒子相比，X射线与物质的相互作用表现出不同的特点：①X射线的光子不能直接引起物质原子电离或激发，而是首先把能量传递给带电粒子；②X射线的光子与物质的一次相互作用可以损失其能量的全部或很大一部分，而带电粒子则是通过许多次相互作用逐渐损失其能量；③X射线的光子束入射到物体时其强度随穿透物质厚度近似呈指数衰减，而带电粒子有确定的射程，在射程之外观察不到带电粒子。

X射线与物质相互作用的主要过程有光电效应、康普顿效应和电子对效应，次要过程有相干散射、光核作用等。

二、X射线与物质作用的主要过程

（一）光电效应

光电效应是低能光子被原子全部吸收的作用过程。

1. 光电效应的产生　当一个能量为 $h\nu$ 的光子通过物质时，它与原子的某壳层中某个轨道上的一个电子发生相互作用，把全部能量传递给这个电子，而光子本身则被原子全部吸收，获得能量的电子摆脱原子的束缚以速度 ν 自由运动，这种电子称为光电子，这种现象称为光电效应，如图 2-2-1 所示。

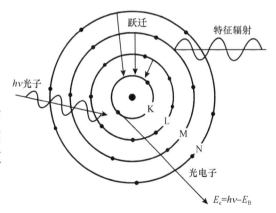

图 2-2-1　光电效应

光电子的动能 $E_e = h\nu - E_B$，这里 E_B 是电子的结合能。放出光子的原子变为正离子，原子处于激发态，其电子空位很快被外层电子跃入填充，同时释放出特征X射线。部分特征X射线离开原子前，又击出外层的轨道电子，即俄歇电子。可见，光电效应的实质是物质吸收X射线使其产生电离的过程，在此过程中产生的次级粒子有：光电子、正离子（产生光电子的原子）、新的光子（特征辐射光子）、俄歇电子。

2. 光电效应发生的概率 实验和理论都可以准确地证明光电子质量衰减系数的表达式为

$$\Gamma = \frac{C_1}{A} Z^4 \lambda^3 \tag{2-2-1}$$

式（2-2-1）中，A 是原子量；C_1 是常数。可见，光电效应的发生概率受以下三方面的影响。

（1）物质原子序数（Z）从式（2-2-1）可知，光电效应的发生概率与物质的原子序数的 4 次方（Z^4）成正比，即

$$光电效应发生概率 \propto Z^4 \tag{2-2-2}$$

物质的原子序数越高，光电效应的发生概率就越大。对高原子序数物质，由于结合能较大，不仅 K 层，其他壳层电子也容易发生光电效应。但对于低原子序数物质，光电效应几乎都发生在 K 层。在满足光电效应的能量条件下，内层比外层电子发生光电效应的概率高出 4~5 倍。

（2）入射光子能量 因为光电子动能 $E_e = h\nu - E_B$，所以光电效应发生的能量条件是：入射光子的能量 $h\nu$ 必须等于或者大于轨道电子的结合能 E_B，否则就不会发生光电效应。从式（2-2-1）可知，光电效应的发生概率与入射线波长的 3 次方成正比，即与光子能量的 3 次方成反比，即

$$光电效应发生概率 \propto \frac{1}{(h\nu)^3} \tag{2-2-3}$$

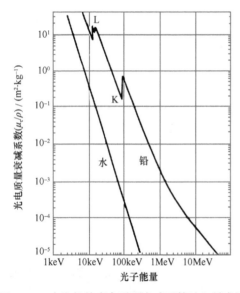

图 2-2-2 水和铅的光电质量衰减系数随入射光子能量的变化

（3）原子边界限吸收 如果测出某一种物体对不同波长射线的光电质量衰减系数，并依据式（2-2-1）对 $h\nu$ 作标绘，就会得到质量衰减系数随入射光子能量 $h\nu$ 的变化曲线。图 2-2-2 是水和铅的光电吸收曲线。

可以看到，光电吸收系数（光电效应发生率）整体上随入射光子能量 $h\nu$ 的增大而降低，即波长较短、频率较高的光子光电质量衰减系数小，贯穿本领强；当入射光子能量 $h\nu$ 增加到某一数值恰好等于原子轨道电子结合能时，吸收系数突然增加，这些吸收突然增加处称为吸收限。当光子能量等于原子 K 结合能时，发生 K 边界限吸收；等于 L 结合能时，发生 L 边界限吸收；等于 M 结合能时，发生 M 边界限吸收。但最重要的是结合能较大的 K 层。

从图 2-2-2 光电吸收曲线得知，在 88keV 铅的 K 结合能处出现突变折点，光电质量衰减系数由 $0.097\text{m}^2 \cdot \text{kg}^{-1}$ 突然增加到 $0.731\text{m}^2 \cdot \text{kg}^{-1}$，这种增加完全是 2 个 K 层电子突然参加所致。K 边界限吸收使光电效应概率增大了 7 倍，它比 L 层 8 个电子光电效应的概率还大 6 倍。可见，光电效应主要发生在结合能较大的 K 层中，在 13~15keV 处出现铅的 3 个 L 边界限吸收折点；在 2~4keV 处还有 M 边界限吸收，只因能量太低，图中未画出。水的有效原子系数较低，K 边界限很小，图中也未画出。

物质原子的边界限吸收特性有很大的实用价值，可在防护材料的选取、复合防护材料的配方及阳性对比剂材料的制备等方面得到应用。

3. 光电效应的特征辐射 这里讲的特征辐射与 X 射线产生中的特征辐射意思基本一样，唯一的区别是用于击脱轨道电子所用的"子弹"不同。在 X 射线管中，击脱靶原子轨道电子的是从阴极飞来的高速电子，而在光电效应中的则是 X 射线光子。它们共同的作用结果都是造成电子空位，产生特征辐

射。图 2-2-3 是元素碘（$^{131}_{53}$I）的 K 系特征辐射示意图。

当碘的 K 系电子被击脱时，其 K 系电子空位可由多种方式填充，其中自由电子跃入填充时放出的特征光子能量最大；其他壳层电子填充时可产生不同的特征辐射光子，这些不同的特征光子便构成碘的 K 系特征线谱。

钡剂和碘剂都是 X 射线检查中常用的对比剂，其 K 系特征辐射都具有较高的能量（钡是 37.4keV，碘是 33.2keV），它们都能穿过人体组织到达胶片，使之产生灰雾。

人体软组织中原子的 K 系结合能仅为 0.5keV，发生光电效应时，其特征辐射光子能量也不会超过 0.5keV。如此

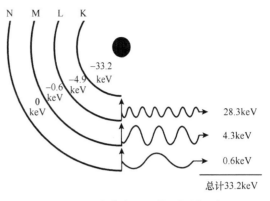

图 2-2-3　元素碘的 K 系特征辐射示意图

低能的光子，在同一细胞内就可被吸收而变为电子动能。骨骼中钙的 K 系结合能为 4keV，发生光电效应时其特征辐射光子在发生点几毫米之内就被吸收。由此可见，在人体组织内发生的光电效应，其全部能量都将被组织吸收。

4. 电子的角度分布　光电子出射的角度分布与入射光子的能量有关，光电子的角度分布如图 2-2-4 所示。低能时，在与入射方向成 70°的方向上射出的光电子最多；随着入射光子能量的增大，光电子的速度增大，愈来愈多的光电子沿入射光子的方向朝前射出。

5. 诊断放射学的光电效应　从利弊两个方面进行评价。

（1）有利的方面是　能产生优质 X 射线摄影影像。其原因是：①不产生散射线，大大减少了影像的灰雾度；②可增加人体

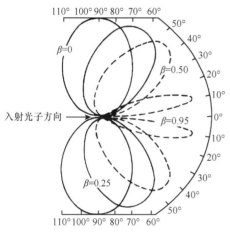

图 2-2-4　光电子的角度分布

不同组织和对比剂对射线的吸收差别，产生高对比度的 X 射线影像，对提高诊断的准确性很有好处。乳腺 X 射线摄影，就是利用低能射线在软组织中，因光电吸收的明显差别而产生高对比度的影像。另外，在放疗中，光电效应可增加肿瘤组织的吸收剂量，提高其疗效。

（2）有害的方面是　入射 X 射线通过光电效应可全部被人体吸收，增加了受检者的 X 射线吸收剂量。从防护观点讲，应尽量减少每次 X 射线检查的剂量。为此，可根据光电效应发生概率与光子能量的 3 次方成反比的关系，采用高管电压摄影技术，从而达到降低剂量的目的。

（二）康普顿效应

康普顿效应又称康普顿散射，它是 X 射线光子能量被部分吸收而产生散光子的过程。

1. 康普顿效应的产生　如图 2-2-5 所示，康普顿效应是入射光子与原子中的一个外层"自由"电子相互作用时发生的。

在相互作用中，光子只将一部分能量传递给外层电子，电子接收一定的能量脱离原子束缚，与光子的初始入射方向成 θ 角的方向上射出，此电子称为反冲电子。与此同时，光子本身能量降低（即频率降低）并朝着与入射方向成 ϕ 角的方向射出，此光子称为散射光子。图 2-2-5 中 $h\nu$、$h\nu'$ 分别为入射光子、散射光子的能量，θ、ϕ 分别为反冲角、散射角。

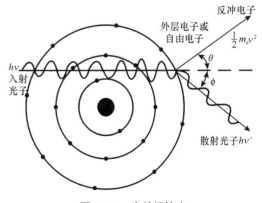

图 2-2-5　康普顿效应

2. 康普顿效应的发生概率 实验和理论都可以准确地证明康普顿质量衰减系数的表达式为

$$\sigma_{\mathrm{m}} = \frac{C_1 N_0}{A} Z\lambda = \frac{C_2}{A} Z\lambda \tag{2-2-4}$$

式（2-2-4）中，$C_2 = C_1 N_0$，是一个常数。

康普顿效应的发生概率可受以下两个方面的影响。

（1）物质原子序数 从式（2-2-4）可知，康普顿效应的发生概率与物质的原子序数 Z 成正比，即

$$康普顿效应发生概率 \propto Z \tag{2-2-5}$$

但式（2-2-5）只适合氢与其他元素的比较。因为除了氢元素，大多数材料被认为几乎有相同的 $\frac{N_0}{A} Z$（每克电子数）（表 2-2-1）。

表 2-2-1 常见物质的密度和每克电子数

物质	密度/（kg·m⁻³）	有效原子序数	每克电子数/（10²³电子数·g⁻¹）	物质	密度/（kg·m⁻³）	有效原子序数	每克电子数/（10²³电子数·g⁻¹）
氢	8988×10^{-5}	1	5.97	空气	1.293	7.78	3.01
碳	2250	6	3.01	水	1.000×10^3	7.42	3.34
氧	1.429	8	3.01	肌肉	1.040×10^3	7.64	3.31
铝	2.699×10^3	13	2.90	脂肪	9.160×10^3	6.46	3.34
铜	8.960×10^3	29	2.75	骨骼	1.650×10^3	13.80	3.19
铅	1.136×10^3	82	2.38				

（2）入射光子能量 从式（2-2-4）可知，康普顿效应发生概率与入射线波长成正比，与入射光子能量成反比，即

$$康普顿效应发生概率 \propto \frac{1}{h\nu} \tag{2-2-6}$$

前面提到康普顿效应是入射光子和自由电子之间的相互作用。实际上，入射光子的能量比电子的结合能必须大很多（否则上式不适用）。这与光电效应形成了一个对比，当入射光子的能量等于或稍大于电子的结合能时，光电效应最可能发生。因此，在 K 系电子结合能以上，随着入射光子能量的增加，由光电效应发生概率 $\propto 1/(h\nu)^3$ 可知，光电效应很快降低，而康普顿效应变得越来越重要。

3. 散射光子和反冲电子的角分布 康普顿效应散射光子可想象为两个球的碰撞，一个比作入射光子，另一个比作自由电子。碰撞时，若光子从电子边上擦过，其偏转角很小，反冲电子获得的能量也很少，这时散射光子却保留了绝大部分能量；如果碰撞更直接些，光子的偏转角度增大，损失的能量将增多；正向碰撞时，反冲电子获得的能量最多，这时被反向折回的散射光子仍保留一部分能量。

如果射线束的能量处于仅发生康普顿效应的能量范围内，0.1MeV 的低能射线产生的散射光子近似对称于 90°分布，随着入射光子能量的增大，散射光子的分布趋向前方，如图 2-2-6 所示，图中用曲线上任何一点与 0 的距离，表示在该方向上散射线的强度，若沿 X 射线的入射轴旋转一周，就称为散射线强度的立体空间分布。光子可在 0°～180°的整个空间范围内散射，而反冲电子飞出的角度则不超过 90°，即散射角 ϕ 变化范围为 0°～180°，相应的反冲角 θ 由 90°变到 0°。

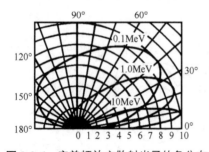

图 2-2-6 康普顿效应散射光子的角分布

图 2-2-7 表示对于反冲电子，大于 90°就不存在了，可见随入射光子能量的增大，反冲电子的角分布同样趋向前方。

4. 放射诊断学的康普顿效应 需要指出，康普顿效应中产生的散射线是 X 射线检查中最大的散射线来源，从被照射部位和其他被照物体上产生的散射线充满检查室的整个空间。这一事实应引起了 X 射线工作者和防护人员的重视，并采取相应的防护措施。

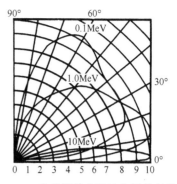

图 2-2-7 康普顿效应反冲电子的角分布

（三）电子对效应

1. 电子对效应的产生 如图 2-2-8 所示，一个具有足够能量的光子，在与靶原子核发生相互作用时，光子突然消失，同时，转化为一对正负电子，这个作用过程称为电子对效应。

一个电子的静止质量能 $m_0c^2=0.51\text{MeV}$，一对电子的静止质量能就应为 1.02MeV。根据能量守恒定律，要产生电子对效应，入射光子的能量就必须等于或大于 1.02MeV，光子能量超过该能量值的部分就变成正负电子的动能（ε^+、ε^-），即

$$hv = 1.02\text{MeV} + \varepsilon^+ + \varepsilon^- \tag{2-2-7}$$

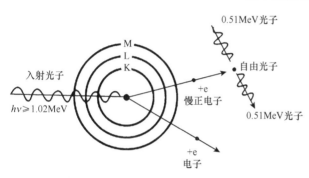

图 2-2-8 电子对效应与湮灭辐射

正电子与负电子的静止质量相等，所带电量相等，但性质相反，生成的正负电子在物质中穿行，通过电离和激发不断损失其自身的能量，最后正电子在停止前的一瞬间与物质中的自由电子结合，随即向相反方向射出两个能量各为 0.511MeV 的光子，该作用过程称为湮灭辐射（图 2-2-8）。虽然正负电子在耗尽其动能之前也会发生湮灭辐射，但发生的概率很小。

2. 电子对效应发生的概率 实验证明，电子对效应质量衰减系数 $k_m \propto nZ^2\ln(hv)$，所以电子对效应的发生概率与物质原子序数（Z）的平方成正比，与单位体积内的原子个数（n）成正比，也近似地与光子能量的对数 $\ln(hv)$ 成正比，可见，该作用过程对高能光子和高原子序数物质来说才是重要的。

（四）X 射线与物质相互作用的其他过程

除以上三种基本相互作用过程外，与辐射防护有关的其他作用过程还有相干散射和光核作用。

1. 相干散射 射线与物质相互作用而发生干涉的散射过程称为相干散射，否则就是非相干散射。康普顿效应即非相干散射。

相干散射包括瑞利散射、弹性散射等。与康普顿效应相比，弹性散射等概率非常低，可以忽略不计，当入射光子在低能范围如 0.5～200.0keV 时，瑞利散射的概率不可忽略，因此相干散射主要是指瑞利散射。

瑞利散射是入射光子被原子的内壳电子吸收并激发到外层高能级上，随即又跃迁回原能级，同时放出一个能量与入射光子相同，但传播方向发生改变的散射光子。这种只改变传播方向，而光子能量不变的作用过程称为瑞利相干散射，实际上是 X 射线的折射。

由于束缚电子未脱离原子，故反冲体是整个原子，从而光子的能量损失可忽略不计。相干散射是光子与物质相互作用中唯一不产生电离的过程。相干散射的发生概率与物质原子序数成正比，并随光子能量的增大而急剧减少。在整个诊断 X 射线能量范围内都有相干散射发生，其发生概率不足全部相互作用的 5%，对辐射屏蔽的影响不大。

2. 光核作用 光核作用是光子与原子核作用而发生的核反应，是一个光子从原子核内击出数量不等的中子、质子和 γ 光子的作用过程。对不同物质，只有当光子能量大于该物质发生核反应的阈能时，光

核反应才会发生，其发生率不足主要作用过程的5%。因此，从入射光子能量被物质所吸收的角度考虑，光核反应并不重要。但是，某些核素在进行光核反应时，不但产生中子，而且反应的产物是放射性核素。光核反应在诊断X射线能量范围内不可能发生，在医用电子加速器等高能射线的放疗中发生率也很低。

三、各种作用发生的相对概率

（一）X射线与物质的作用

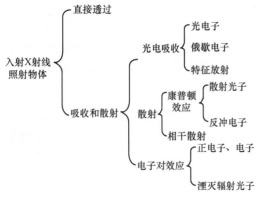

图 2-2-9　X 射线与物质相互作用

当一束 X 射线照射物体时，其中一部分能量和方向均不发生变化，而是从原子内部的间隙中直接透过，另一部分则被吸收和散射。现总结如图 2-2-9。

X 射线与物质相互作用中产生的 3 个主要效应，也是入射光子能量在物质中发生转移和传播方向发生改变的过程。

（二）Z 和 $h\nu$ 与三种基本作用的关系

在 0.01～10.00MeV 这个能量范围内，除少数例外，几乎所有效应都是由三种基本作用过程产生的。图 2-2-10 对范围很宽的入射光子能量（$h\nu$）和吸收物质原子序数（Z）简单明了地指出了这三种基本作用过程的相对范围。

由图 2-2-10 中曲线可见，在光子能量较低时，除低原子序数物质以外的所有物质，都以光电效应为主。在 0.8～4.0MeV 时，无论原子序数多大，几乎全部作用都是康普顿效应。在 $h\nu$ 较大处，电子对效应占优势。图 2-2-10 中的曲线表示相邻两种效应发生概率正好相等处的 Z 值和 $h\nu$ 值。

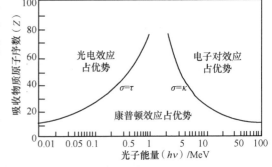

图 2-2-10　三种主要效应的优势区间

（三）在诊断放射学中各种基本作用发生的相对概率

在 20～100keV 诊断 X 射线能量范围内，只有光电效应和康普顿效应是重要的，相干散射所占比例很小，并不重要，电子对效应不可能产生。若忽略占比很小的相干散射，则在 X 射线诊断中就只有光电效应和康普顿效应两种作用形式。表 2-2-2 给出在 20～100keV 范围 X 射线在水、骨骼和碘化钠三种物质中发生两种主要作用概率（百分数）。

表 2-2-2　诊断放射学中作用概率与 $\bar{Z}$ 、$h\nu$ 的关系

X 射线能量/keV	水（$\bar{Z}=7.4$）		骨骼（$\bar{Z}=13.8$）		碘化钠（$\bar{Z}=49.8$）	
	光电效应/%	康普顿效应/%	光电效应/%	康普顿效应/%	光电效应/%	康普顿效应/%
20	70	30	89	11	94	6
60	7	93	31	69	95	5
100	1	99	9	91	88	12

注：$\bar{Z}$ 为有效原子序数

表 2-2-2 中用水代表低原子序数物质，如肌肉、脂肪、体液和空气等；骨骼含有大量的钙质，它代表人体内中等原子序数的物质；碘和钡是诊断放射学中遇到的高原子序数物质，以碘化钠为代表。表 2-2-2 中数据说明，随着 $h\nu$ 增大，光电效应概率下降。对低原子序数物质的水呈迅速下降趋势，对

高原子序数物质的碘化钠呈缓慢下降趋势，对中等原子序数物质的骨骼则介于两者之间。在 20keV 的低能 X 射线能量范围内，光电效应始终占绝对优势。掌握不同能量的 X 射线对不同原子序数物质的作用类型和概率，对提高 X 射线影像质量，降低受照剂量和优选屏蔽防护材料都有重要意义。

第 3 节　X 射线的吸收与衰减

X 射线是高速运动的电子群和阳极靶面物质的原子相互作用后能量转换的结果。X 射线是一定能量范围的电磁辐射，又称为光子。入射的 X 射线在其传播过程中与物质中的粒子发生相互作用，入射光子或是消失，或是偏离原来的运动方向，导致出射的光子强度衰减，这种衰减包括距离所致的衰减和物质所致的衰减两个方面。

一、距离的衰减

假设 X 射线是由点放射源发出的，并且向空间里各个方向发出辐射，那么在以点放射源为球心，半径不同的各球面上，辐射强度与距离（即半径）的平方成反比，这一规律称为射线强度衰减的平方反比法则，即距离增加 1 倍，则射线强度将衰减为原来的 1/4。这一衰减为距离所致的衰减，也称为扩散衰减。

平方反比法则在真空中是成立的，在空气中是不成立的，因为空气对 X 射线有少量衰减，但由于空气引起的衰减很少，在一般 X 射线摄影时，空气对 X 射线的衰减可忽略不计。

根据平方反比法则，在普通 X 射线摄影中可以通过改变 X 射线球管焦点与胶片的距离来调节 X 射线的强度，同样也可以利用该法则进行有效的辐射防护。

二、物质吸收的衰减

X 射线除距离衰减外，还有物质吸收导致的衰减。当射线通过物质时，射线光子与构成物质的原子会发生相互作用，产生光电效应、康普顿效应、相干散射和电子对效应等。在诊断 X 射线能量范围内，X 射线与物质相互作用的形式主要是光电效应与康普顿效应。在光电效应下，X 射线光子被全部吸收；在康普顿效应下，X 射线光子被散射。当 X 射线穿透物质时，无论是发生光子的吸收还是光子的散射，都会伴随光子数的减少，透射过的 X 射线的强度必然会降低，这种现象称为 X 射线的衰减。X 射线强度在物质中的衰减规律是 X 射线透视、摄影、造影、X-CT 检查及各种特殊检查和放射治疗的基本依据，同时也是进行屏蔽防护设计的理论依据。

不同类型（单一能谱、连续能谱）的 X 射线通过物质时，其衰减规律也是不一样的。

（一）单能 X 射线在物质中的衰减规律

所谓单能 X 射线是由能量相同的光子组成的射线束，其特点是具有单一的波长或频率。下面将讨论单能射线的衰减规律。

1. 单能窄束 X 射线及其指数衰减规律

（1）窄束 X 射线　所谓窄束 X 射线是指光子束的照射范围，X 射线与吸收物质作用后产生的散射光子照射不到探测器上。在实验中是经过准直器严格准直的细小的射线束。准直器一般由铅或含有少量的锑、铋的铅合金制成，通过准直器将散射线吸收，限制 X 射线束，控制射线的面积，形成近似理想的窄束 X 射线。此条件下散射线的影响可忽略不计。

（2）窄束 X 射线在物质中的衰减规律　如图 2-3-1 所示，在单能射线源与探测器中间放置两对铅准直器，使射线源、准直器狭缝、探测器在一条直线上。在前后准直器之间放置吸收体，厚度为 ΔX。

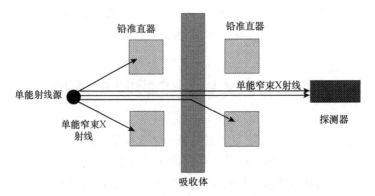

图 2-3-1 单能窄束 X 射线获得装置

设 I_0 为射线的入射强度，I 为通过物质层后的射线强度。当吸收体不存在时，探测器接收的射线强度为 $I=I_0$，若在射线源和探测器之间放置厚度为 ΔX 的物质，由于吸收和散射，通过吸收体后的射线强度变为 I，强度改变 $I-I_0=-\Delta I$，负号表示强度的衰减。

若用不同的吸收体、不同能量的射线进行测量，由实验得出 X 射线强度以指数衰减，即

$$I = I_0 e^{-\mu x} \tag{2-3-1}$$

式（2-3-1）中，I_0 为射线的入射强度；I 为通过物质层后的射线强度；e（≈2.718）是常数；μ 是线性衰减系数；x 是吸收物质层的厚度，单位为米（m）。

此公式即为 X 射线衰减的指数函数法则，此法则成立的条件有两个：第一，X 射线为单一能量射线；第二，X 射线束为窄束。因此，单能窄束 X 射线通过均匀物质层时，X 射线的质不变，其强度的衰减符合指数衰减规律。

式（2-3-1）还可以表示为

$$I = I_0 e^{-\mu_m x_m} \tag{2-3-2}$$

式（2-3-2）中，μ_m 表示质量衰减系数；$x_m = \Delta x_\rho$ 为质量厚度，单位为千克·米$^{-2}$（kg·m^{-2}）。

图 2-3-2（a）表示在普通坐标下的衰减曲线，表示射线的相对强度随着吸收体厚度的增加呈指数衰减；图 2-3-2（b）表示在对数坐标下的衰减曲线，纵坐标为 $\ln\frac{I}{I_0}$，由于 $\ln\frac{I}{I_0}=-\mu x$，所以 X 射线束相对强度的对数与吸收体厚度呈线性关系，是一条直线，直线的斜率即线性衰减系数 μ。

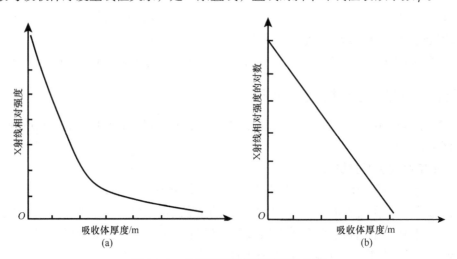

图 2-3-2 单能窄束 X 射线的衰减曲线
（a）普通坐标；（b）对数坐标

另外，单能窄束 X 射线的衰减规律还可以用如下形式来表示

$$N = N_0 \mathrm{e}^{-\mu x} \tag{2-3-3}$$

式（2-3-3）中，N 为通过物质层后的光子数；N_0 为入射的光子数；μ 是线性衰减系数；x 为吸收物质层的厚度。

下面通过图 2-3-3 来说明单能窄束 X 射线的衰减规律。

如图 2-3-3 所示，选用 4 层水模型作为物质吸收层，每层水模型厚度为 1cm。假设水模型的线性衰减系数 μ=0.2cm^{-1}，当有 1000 个单能光子入射时，通过第 1 个 1cm 厚的水层后，光子数减少 20%，变为 800 个；再通过第 2 个 1cm 厚的水层，又衰减了剩余光子的 20%，成为 640 个，依此类推。在这个过程中，单能窄束 X 射线只有光子数减少，光子的能量并没有变化。从指数衰减规律来看，射线强度在物质层中都以相同的比率衰减。根据这样的规律推断，即便射线通过很厚的物质层，按等比衰减永远不会为零，仍会有一定强度的射线射出，所以不可能被完全吸收。

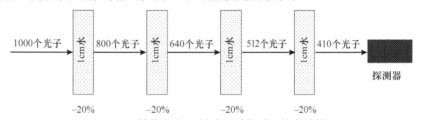

1000个光子 ┃1cm水┃ 800个光子 ┃1cm水┃ 640个光子 ┃1cm水┃ 512个光子 ┃1cm水┃ 410个光子 ▨ 探测器

−20%　　−20%　　−20%　　−20%

图 2-3-3 单能窄束 X 射线通过物质后的衰减模型

2. 宽束 X 射线及其在物质中的衰减规律

（1）宽束 X 射线的概念　所谓宽束 X 射线，是指含有散射线成分的 X 射线束。与窄束相比，探测器额外探测到的除了原射线中的散射光子，还有在吸收层产生的散射光子，得到的实际 X 射线强度要高于衰减后的窄束 X 射线的强度。实际上 X 射线多数为宽束，真正窄束的 X 射线很少。

（2）积累因子　宽束 X 射线与窄束 X 射线的主要区别在于，宽束 X 射线考虑了散射线的影响，在宽束情况下，散射光子经过一次或多次散射仍可到达探测器而被记录。如果用窄束 X 射线的衰减规律来处理宽束 X 射线的问题是不恰当的，特别是对屏蔽防护的设计，如果没有考虑散射线的影响，将会对材料的屏蔽效果错误地高估。为了使防护设计符合安全要求，需要引入积累因子 B 加以修正。积累因子表示在物质中所观察那一点的光子总计数与未经碰撞的原射线光子计数的比值。

$$B = \frac{N}{N_n} = \frac{N_n + N_s}{N_n} = 1 + \frac{N_s}{N_n} \tag{2-3-4}$$

式（2-3-4）中，B 为积累因子；N 为物质中观察点的光子的总计数；N_n 为物质中观察点未经碰撞的原射线光子计数；N_s 为物质中观察点散射光子的计数。积累因子是描述物质中观察点散射光子影响的物理量，其大小反映了散射光子数对总光子数的贡献。对宽束 X 射线积累因子，B>1；在理想的窄束 X 射线条件下，N_s=0，B=1。不同的辐射量有不同的积累因子，常用的积累因子有：光子数积累因子、能量积累因子、吸收剂量积累因子、照射量积累因子等，应用较多的是照射量积累因子。

宽束 X 射线的衰减规律：宽束 X 射线的衰减规律比较复杂，与吸收物质厚度的关系在半对数坐标中不是直线，而是出现弯曲。若想准确地计算屏蔽体厚度，应在窄束的指数衰减规律上加入积累因子 B 修正，为

$$I = B I_0 \mathrm{e}^{-\mu x} \tag{2-3-5}$$

积累因子可以通过近似计算求得：B=1+μx。

（二）连续 X 射线在物质中的衰减规律

常用的 X 射线一般有两种，一种是仅具有一种波长或者单一能量光子的单能 X 射线；另一种是具有不同波长或者不同能量光子的多能 X 射线，这种多能混合射线便是连续 X 射线，它由能量连续分布的各种光子组合而成。对一般情况而言，实际产生的射线中大部分都是连续 X 射线。当连续 X 射线通

过一定厚度的物质层时，各能量成分衰减的情况并不一样，并不遵守单能 X 射线的指数衰减规律。

因此，连续 X 射线束的衰减规律要比单能 X 射线束衰减更复杂。

从理论上来讲，连续窄束 X 射线的衰减规律可用下式表示：

$$I = I_1 + I_2 + I_3 + \cdots + I_n \tag{2-3-6}$$

$$I = I_{01}e^{-\mu_1 x} + I_{02}e^{-\mu_2 x} + I_{03}e^{-\mu_3 x} + \cdots + I_{0n}e^{-\mu_n x} \tag{2-3-7}$$

式（2-3-6）中，I_1，I_2，I_3，$\cdots$，I_n 为各种能量 X 射线束的透过强度；I_{01}，I_{02}，I_{03}，$\cdots$，I_{0n} 为各种能量 X 射线束的入射强度；x 为吸收物质层的厚度；μ_1，μ_2，μ_3，$\cdots$，μ_n 为各种能量 X 射线束的线性衰减系数。

连续 X 射线束是一束由高低不同能量值的光子组成的混合射线，其平均能量一般在最高能量的 $1/3\sim1/2$。当连续 X 射线束通过物质层时，该射线束的低能成分容易被吸收，衰减快，高能成分衰减慢，衰减后的射线束强度减小，平均能量提高，因此连续 X 射线束的量和质都发生了变化。可将其衰减特点概括为：X 射线强度变小（量变小），硬度提高（质提高）。

图 2-3-4 给出连续 X 射线束在物质中的衰减规律，若连续 X 射线束的最高能量为 100keV，平均能量为 40keV，光子数为 1000 个；水平通过第 1 个 1cm 厚的水层后，光子数减少了 35%，平均能量提高到 47keV；再通过第 2 个 1cm 的水层后，光子数减少了 27%，平均能量提高到 52keV；再通过若干个水层后，X 射线的平均能量逐渐提高，平均能量将接近于它入射时的最高能量。

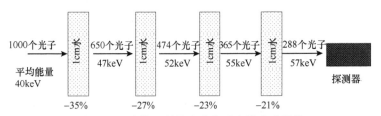

图 2-3-4 连续 X 射线束在物质中的衰减规律

若将吸收的水模厚度作为横坐标，射出的光子数作为纵坐标，从图 2-3-5 可看出在半对数坐标中，在相同条件下，与单能 X 射线相比，连续 X 射线幅度有更大衰减。

另外，不同厚度的吸收体对连续 X 射线的衰减也不同。图 2-3-6 表示，从 A 到 D，随着吸收体厚度增加，连续 X 射线的相对强度不断衰减，其能谱组成也不断变化，低能成分衰减快，高能成分衰减慢，越到后来高能成分越多，X 射线能谱变窄，提高了 X 射线的平均能量。在实际应用中，可以根据连续 X 射线的衰减特点来调节 X 射线的质与量。管电压的峰值决定了 X 射线束的最大光子能量，采用重复滤过 X 射线束的方法，其平均能量只能愈加趋近于管电压对应的最大值。因此，X 射线的管电压与滤过条件是决定 X 射线管所发射 X 射线束线质的重要条件。

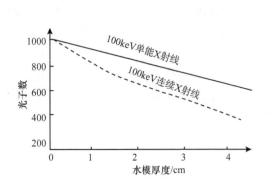

图 2-3-5 单能 X 射线与连续 X 射线通过物质层时衰减的比较

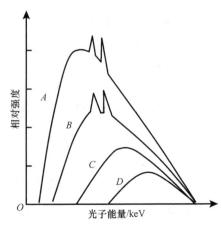

图 2-3-6 连续 X 射线能谱随吸收体厚度的变化曲线
从 A 到 D 代表吸收体厚度逐渐增加

三、衰减系数、影响衰减的因素

（一）衰减系数

衰减系数包括吸收系数和散射系数，它是线衰减系数、质量衰减系数、原子衰减系数和电子衰减系数的总称。

1. 线衰减系数　设单能窄束 X 射线穿过厚度为 dx 的物质时，入射光子与物质粒子发生相互作用，则射出到达探测器的光子数减少，减少的光子数 dN 正比于入射的光子数 N 和吸收体的厚度 dx，即

$$-\mathrm{d}N \propto N\mathrm{d}x \qquad (2\text{-}3\text{-}8)$$

或

$$\mathrm{d}N = -\mu N\mathrm{d}x \qquad (2\text{-}3\text{-}9)$$

$$\mu = -\frac{\mathrm{d}N}{N\mathrm{d}x} \qquad (2\text{-}3\text{-}10)$$

式（2-3-8）至式（2-3-10）中，μ 称为线衰减系数；dN 为减少的光子数或与物质粒子发生相互作用的光子数；dx 为吸收物质层的厚度；N 为入射的光子数；负号表示随吸收体厚度不断增加，光子数不断减少。

另外，X 射线的强度由单位时间内通过单位面积的光子数来决定，因此式（2-3-9）还可以用强度表示为

$$\mathrm{d}I = -\mu I\mathrm{d}x \qquad (2\text{-}3\text{-}11)$$

表示射线穿透单位厚度物质时，射线强度的相对衰减量或衰减百分比。对式（2-3-11）积分得

$$I = I_0\mathrm{e}^{-\mu x} \qquad (2\text{-}3\text{-}12)$$

式（2-3-11）中，I_0 为射线的入射强度；I 为通过物质层后的射线强度；e≈2.718，是常数；x 是吸收物质层的厚度；μ 是线性衰减系数，是 X 射线透过单位厚度（单位为 m）的物质层时，其强度减少的分数值，国际单位（SI）是 m^{-1}，在实际应用中也常用分数单位 cm^{-1}。

X 射线通过物质的衰减主要由光电效应、康普顿效应、电子对效应这三种主要相互作用造成，因此，总线衰减系数近似等于三个主要作用过程的线衰减系数之和，即

$$\mu \approx \tau + \sigma + \kappa \qquad (2\text{-}3\text{-}13)$$

式（2-3-13）中，τ 为光电线衰减系数；σ 为康普顿线衰减系数；κ 为电子对线衰减系数。

在诊断 X 射线能量范围内，X 射线通过物质的衰减主要由光电效应和康普顿效应这两种相互作用造成，线衰减系数值 $\mu \approx \tau + \sigma$。

线性衰减系数 μ 与 X 射线的波长、吸收物质的原子序数、物质的密度近似关系为

$$\mu \approx k\rho Z^4 \lambda^3 \qquad (2\text{-}3\text{-}14)$$

2. 质量衰减系数　质量衰减系数为线衰减系数除以物质密度所得到的值，常记为 μ_m，即

$$\mu_\mathrm{m} = \mu / \rho \qquad (2\text{-}3\text{-}15)$$

由于 μ 近似正比于吸收物质的密度，也随材料的物理状态变化而变化，为避开吸收物质密度的相关性而便于使用，通常采用质量衰减系数 μ_m。使用质量衰减系数的优点是它的数值不受吸收物质的密度和物理状态的影响。例如，水、水蒸气、冰，虽然它们的密度和物理形态不同，但它们的质量衰减系数 μ_m 都相同。

质量衰减系数 μ_m 是 X 射线在透过单位质量厚度（$1\mathrm{kg}\cdot\mathrm{m}^{-2}$）的物质层后，X 射线强度减少的分数值，单位为 $\mathrm{m}^2\cdot\mathrm{kg}^{-1}$，有时还使用其分数单位 $\mathrm{cm}^2\cdot\mathrm{g}^{-1}$，两者之间的换算关系是 $1\mathrm{m}^2\cdot\mathrm{kg}^{-1}=10\mathrm{cm}^2\cdot\mathrm{g}^{-1}$。由式（2-3-13），可得

$$\frac{\mu}{\rho} \approx \frac{\tau}{\rho} + \frac{\sigma}{\rho} + \frac{\kappa}{\rho} \qquad (2\text{-}3\text{-}16)$$

式（2-3-16）中，τ 为光电线衰减系数；σ 为康普顿线衰减系数；κ 为电子对线衰减系数。

由式（2-3-16）可知，总的质量衰减系数近似等于三个主要作用过程的质量衰减系数之和，即

$$\mu_m \approx \tau_m + \sigma_m + \kappa_m \tag{2-3-17}$$

式（2-3-17）中，τ_m、σ_m、κ_m分别为光电质量衰减系数、康普顿质量衰减系数和电子对质量衰减系数。

（二）影响衰减的因素

通过对前面内容的学习，从 X 射线穿过物体时的衰减规律可以看出，X 射线的衰减与其波长和透过物质有关。主要影响因素有 4 个：射线的性质、物质的原子序数、吸收物质的密度和每千克物质含有的电子数。

1. 射线性质对衰减的影响 一般情况下，入射光子的能量越大，X 射线的穿透力就越强。在 10～100keV 的能量范围内，随着入射光子能量不断增加，X 射线与物质间的作用减小，线性衰减系数随着能量的增大而减小。若穿过相同的吸收体，射线束能量越高，透射率越大。从表 2-3-1 可知，透过光子的百分数随射线能量的增加而增加，其中，低能光子的绝大部分被光电吸收而被衰减，只有极少数的低能光子能透过；随着 X 射线能量的增加，光电效应减少，康普顿效应增加，透过光子的百分数仍然随射线能量的增加而增加。但作为总体效应，不管哪一种基本作用占优势，都是射线的能量越高，透过光子的百分数越大，衰减越少。

这个规律对原子序数低的物质是正确的，但是原子序数高的吸收物质并不完全遵守这个规律。

表 2-3-1 穿过 10cm 厚的水模型时，不同能量的单能 X 射线透过光子的百分数

射线能量/keV	20	30	40	50	60	80	100	150
透过光子的百分数/%	0.04	2.5	7.0	10.0	13.0	16.0	18.0	22.0

2. 物质的原子序数对衰减的影响 通过对前面章节的学习可知，光电子质量衰减系数为$\frac{C_1}{A}Z^4\lambda^3$，与原子序数（$Z$）的 4 次方成正比；而康普顿衰减系数为$\frac{C_2}{A}Z\lambda$，与原子序数（$Z$）成正比。因此，物质的原子序数（$Z$）越高，吸收的 X 射线也越多，衰减越大。

对低原子序数的吸收物质，当射线能量增加时，透过量增加；对高原子序数的吸收物质，当射线能量增加时，透过量还可能突然下降。这种现象的产生是原子的 K 边界吸收所造成的，当射线能量等于或稍大于吸收物质原子的 K 层电子结合能时，光电作用发生突变，发生突变的这个能量值称为 K 边缘。

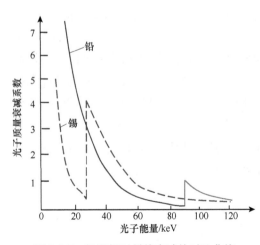

图 2-3-7 铅和锡对射线衰减的对比曲线

实验显示，用能量稍低于 88keV 的 X 射线照射厚度为 1mm 的铅板，测得透过的光子数占 12%；然后将能量调到稍高于 88keV，测得透过量突然下降到几乎为零。这是由于 88keV 是铅的 K 层电子结合能，也就是铅的 K 边界发生了边界吸收。当然原子序数低的吸收物质在 K 边界上也会有同样的情况，但由于在 K 边界的能量太低，一般都在 1keV 以下，远低于诊断 X 射线的能量，因此认为没有意义。

图 2-3-7 给出铅（Z=82）和锡（Z=50）对射线衰减的对比曲线。在锡的 K 边界吸收 29keV 处，其质量衰减系数发生突变并超过了铅。这种现象一直延续到铅的 K 边界吸收 88keV 处。在光子能量 29～88keV 处，锡与铅相比，锡对 X 射线具有更强的衰减影响。这个光子能量范围刚好属于诊断

X 射线的范围，因此在医学诊断 X 射线范围内，锡比铅具有更好的屏蔽防护性能。

3. 物质的密度对衰减的影响　在一定厚度的物质中，物质的密度决定着电子的数量，X 射线的衰减与物质密度成正比关系。人体内除了骨骼之外，其他组织的有效原子序数几乎一样，但由于密度不同，X 射线通过各种组织产生的衰减便会不同，从而产生了 X 射线影像。物质的密度与 X 射线的衰减存在直接关系，如果一种物质的密度加倍，那么它对 X 射线的衰减也会加倍。

4. 每千克电子数对衰减的影响　X 射线的衰减与物质中一定厚度内的电子数有关，电子数多的物质比电子数少的物质更容易衰减射线。原子序数高的元素比原子序数低的元素每千克电子数少，这是因为随着原子序数的提高，核内中子数的增加比核外电子数的增加要快。

四、人体对 X 射线的衰减

（一）人体的构成元素和组织密度

与自然界组成元素基本一致，人体组织几乎含有自然界存在的各种元素。这些元素也是组成人体内蛋白质、脂肪、糖类和核糖核酸等基本分子的结构单元。由表 2-3-2 可见，人体组织成分大部分是由低原子序数的物质组成的，少部分是由中等原子序数（如钙、磷等）的物质组成的。在人体各组织中，吸收 X 射线最多的是由 $Ca_3(PO_4)_2$ 组成的牙齿，吸收 X 射线最少的是充满气体的肺，因为气体对 X 射线的衰减影响非常小。

表 2-3-2　人体组织成分中所含元素质量的百分数

元素	脂肪/%	肌肉/%	骨骼/%	水/%
氢（H）	11.2	10.2	8.4	11.2
碳（C）	57.3	12.3	27.6	—
氮（N）	1.1	3.5	2.7	—
氧（O）	30.3	72.9	41.0	88.8
钠（Na）	—	0.08	—	—
镁（Mg）	—	0.02	7.0	—
磷（P）	—	0.2	7.0	—
硫（S）	0.06	0.5	0.2	—
钾（K）	—	0.3	—	—
钙（Ca）	—	0.07	14.7	—

X 射线衰减与物质的原子序数有关，而人体的组织物质复杂，原子序数各不相同，所以为了方便计算，需要引入有效原子序数的概念。有效原子序数（Z）是指在相同照射条件下，当 1kg 复杂物质与 1kg 单质所吸收的辐射能相同时，此单质的原子序数为 Z，复杂物质的有效原子序数为 $\bar{Z}$。有效原子序数的计算公式为

$$\bar{Z} = \left(\sum_i a_i Z_i^{2.94} \right)^{\frac{1}{2.94}} \qquad (2\text{-}3\text{-}18)$$

式（2-3-18）中，Z_i 为第 i 种元素的原子序数；a_i 为第 i 种元素在单位体积内的电子百分比。式（2-3-18）可近似为

$$\bar{Z} = \left(\frac{\sum_i a_i Z_i^4}{\sum_i a_i Z_i} \right)^{\frac{1}{3}} \qquad (2\text{-}3\text{-}19)$$

式（2-3-19）中，a_i 为第 i 种元素在单位体积内的电子百分比；Z_i 为第 i 种元素的原子序数。

（二）人体对 X 射线的衰减

当 X 射线通过人体时发生衰减，其衰减规律一般采用单能宽束 X 射线指数衰减规律 $I = BI_0 e^{-\mu x}$。通过实验表明，当 X 射线与人体组织相互作用以光电效应为主时，线性衰减系数（μ）与有效原子序数（$\bar{Z}$）的 4 次方成正比，与 X 射线的波长（λ）的 3 次方成正比，与组织密度（ρ）成正比，即

$$\mu = K\lambda^3 \bar{Z}^4 \rho \tag{2-3-20}$$

由于人体内各组织器官的密度、厚度、有效原子序数各不相同，所以对 X 射线的衰减强度有所不同，人体组织对 X 射线的衰减按骨骼、肌肉、脂肪、空气的顺序由大变小。这种不同组织之间对 X 射线的衰减差异形成了 X 射线影像的对比度。有时为了增加组织间的对比度，还会使用人工造影剂来辅助检查。

在诊断 X 射线的能量范围内，X 射线与物质的作用有光电效应（约占 70%）、康普顿效应（约占 25%）、相干散射（只占 5%），因此在人体中主要是光电效应和康普顿效应使 X 射线衰减（其他效应可忽略）。下面以肌肉和骨骼为例，讨论不同能量的 X 射线在两种组织中分别发生这两种效应的比例。

由图 2-3-8 可见，在肌肉组织中，当管电压为 42kV 时，光电效应与康普顿效应所占比例几乎相同，当管电压为 90kV 时，康普顿效应已占到 90%；在骨骼中，当管电压为 73kV 时，发生光电效应与康普顿效应的所占比例相等。由于骨骼中物质的原子序数较高，骨骼中光电效应所占的比例近似等于肌肉中光电效应的 2 倍。

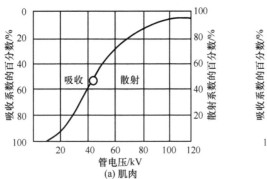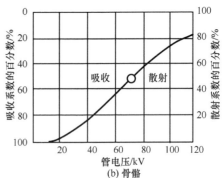

图 2-3-8 X 射线通过人体的吸收衰减和散射衰减所占的比例

表 2-3-3 表示，在相同管电压的情况下，人体各组织的线性衰减系数 μ 不同；在不同管电压下，同一组织的线性衰减系数也不同。从表 2-3-3 中可得知，当管电压为 40kV 时，骨骼的线性衰减系数约是肌肉的 6.1 倍；当管电压为 60kV 时，骨骼的线性衰减系数约是肌肉的 3.9 倍；当管电压为 150kV 时，骨骼的线性衰减系数约是肌肉的 2.1 倍。从图 2-3-8 可知，当采用低管电压摄影时，物质对 X 射线的吸收以光电效应为主，不同组织之间衰减差异大，影像照片的对比度高；随着管电压不断上升，穿透力增强，物质对 X 射线的光电效应逐渐减弱，康普顿效应逐渐增强，组织之间衰减差异小，影像照片对比度下降；当管电压达到 150kV 时，几乎全部以康普顿效应衰减为主。

表 2-3-3　人体各组织的线性衰减系数

管电压/kV	脂肪的线性衰减系数/m⁻¹	肌肉的线性衰减系数/m⁻¹	骨骼的线性衰减系数/m⁻¹
40	33.93	40.12	244.34
50	26.53	29.33	141.79
60	21.96	24.55	96.77
70	20.09	22.13	73.42

续表

管电压/kV	脂肪的线性衰减系数/m⁻¹	肌肉的线性衰减系数/m⁻¹	骨骼的线性衰减系数/m⁻¹
80	19.05	20.76	60.47
90	18.32	19.94	54.08
100	18.01	19.42	48.65
110	17.74	19.06	45.30
120	17.55	18.82	42.98
130	17.42	18.64	41.32
140	17.32	18.52	40.10
150	17.24	18.42	39.18

五、X射线的滤过

医用X射线是一束连续能谱混合X射线，当通过人体时，绝大部分低能射线都会被皮肤和浅表组织吸收，而这些被皮肤和浅表组织吸收的低能X射线对成像不起任何作用，反而增加了被检者的皮肤照射剂量。为了保护被检者，应尽量减少无用的低能光子对人体皮肤的伤害。因此，在X射线管出线口处放置滤过板（滤过板用一定均匀厚度的金属材料制成），可以预先把连续X射线束中的低能成分吸收掉，这个过程称为X射线的滤过，它提高了X射线束的平均能量。X射线的滤过分固有滤过和附加滤过。

（一）固有滤过

固有滤过是指X射线机设备本身的滤过，即从X射线管阳极靶面到不可拆卸的附加滤过板之间滤过的总和（图2-3-9），包括X射线管的管壁、绝缘油层、管套上的窗口和不可拆卸的附加滤过板。通常固有滤过用铝当量（单位：mm Al）来表示，滤过物质的铝当量是指一定厚度的铝板和一定厚度的其他物质对X射线具有同等衰减效果时此铝板的厚度（单位：mm）。一般诊断X射线管组装体的固有滤过的变化为0.5～2.0mm Al，其中主要是玻璃管壁的吸收。

X射线的固有滤过可以滤过X射线束中的低能成分，提高X射线的平均能量，但也会降低组织的影像对比度。一般情况下，如果组织之间对比效果明显，那么降低影像对比度对诊断效果影响不大；但是，如果软组织之间密度相差不大，对比效果不明显，那么降低影像的对比度则会影响影像的诊断。因此在临

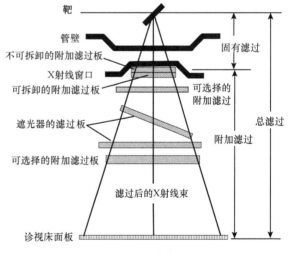

图 2-3-9　X射线的滤过示意图

床上，个别特殊情况需要使用低滤过的X射线时，可将X射线管出线口的玻璃壁换为铍窗口，由于铍的原子序数（Z=4）低，所以它比玻璃窗口能透过更多的低能射线。铍窗口就是为产生低滤过的射线而设计的，这种窗口具有最小的固有滤过，最适合软组织X射线摄影，尤其是乳腺X射线摄影和表层放射治疗。

（二）附加滤过

X射线离开出线口后，从X射线窗口到诊视床面板之间，包括可拆卸的附加滤过板、可选择的附

加滤过板、遮光器的滤过板及诊视床面板等滤过的总和称为附加滤过。固有滤过与附加滤过的总和称为总滤过。

1. 滤过板的材料 滤过板的主要作用是尽可能将无用的低能成分X射线吸收掉，让有用的高能成分X射线全部通过。在实际应用中，我们可以选择某种物质，使得低能射线通过时发生光电效应，被大量吸收，高能射线通过时只发生极少量的康普顿效应与光电效应，以保证绝大多数的高能射线可以通过。在诊断X射线使用中，通常采用铝和铜作为滤过板。铝的原子序数是13，对低能成分X射线是很好的滤过物质；铜的原子序数为29，对高能成分X射线是很好的滤过物质。一般对低能成分X射线采用单一的铝作为滤过板；对高能成分X射线不能单独用铜作为滤过板，通常采用铜与铝组成的复合滤过板。使用时原子序数大的铜要朝向X射线管，原子序数小的铝要面向被检者。这主要是因为光电作用在铜内能产生8keV的标识辐射，这种射线不能被空气吸收，会增加被检者的皮肤照射量，而铝的标识辐射只有1.5keV，可以被空气全部吸收，不会增加被检者的皮肤照射量，所以铜与铝组成的复合滤过板不能倒置。

2. 滤过板的厚度 不同厚度的铝滤过板对不同能量的单能射线衰减的百分数不同，具体见表2-3-4。

表2-3-4 不同厚度的铝滤过板对不同能量的单能射线衰减的百分数

光子能量/keV	1mm Al/%	2mm Al/%	3mm Al/%	10mm Al/%
10	100	100	100	100
20	58	82	92	100
30	24	42	56	93
40	12	23	32	73
50	8	16	22	57
60	6	12	18	48
80	5	10	14	39
100	4	8	12	35

从表2-3-4中可知，当滤过板厚度一定时，射线能量越低，透过滤过板时衰减越多；当射线能量一定时，随着滤过板厚度的增加，射线衰减增加；当滤过板厚度增加时，低能射线衰减迅速，而高能射线衰减缓慢。

实验证明使用滤过板对被检者有明显的防护作用，但是如果进行高能量摄影时使用低滤过，那么对被检者的危害是比较大的。因此，要根据检查的类型与使用的管电压随时更换适当厚度的滤过板。同时，在进行X射线机设计时，应增加联锁控制装置，使得机器在无适当滤过的情况下无法曝光，避免产生危害。

前面内容提到，滤过可以提高X射线的平均能量，但同时降低了影像的对比度；另外，管电压提高也会降低光电效应，增加康普顿效应，使得影像对比度降低，尤其是降低骨骼的对比度。在实际应用中，如果降低骨骼的对比度对影像诊断影响不大（比如颈部和胸部的拍摄），那么可以适当增加管电压、加厚滤过板，以减少被检者吸收的射线剂量，起到对被检者防护的作用。除此之外，当被检者使用钡剂检查时，钡剂的引入使得组织之间对比度提高，也可以用高电压的硬质X射线，降低光电效应，减少被检者的受照剂量。

3. 滤过板厚度对受照剂量的影响 表2-3-5为

表2-3-5 滤过板厚度对受照剂量的影响

滤过板厚度/mm Al	皮肤受照剂量/ (C·kg⁻¹)	被检者受照剂量下降百分数/%
0	6×10⁻⁴	0
0.5	7.48×10⁻⁴	22
1	3.28×10⁻⁴	47
3	1.20×10⁻⁴	80

使用峰电压为 60kV,管电流为 100mA 的 X 射线对 18cm 厚的骨盆模型进行实验照射,逐渐增加滤过板厚度,调节照射时间,使照片的黑化度相同。通过表 2-3-5 中实验数据发现,当滤过板厚度不断增加时,皮肤受照剂量下降幅度也越来越大,当使用 3mm 的铝滤过板时,被检者的受照剂量可减少 80%,大大降低了皮肤受照剂量,从而降低了被检者受照剂量。

4. 滤过板对照射时间的影响 滤过板虽然可以大量吸收低能光子,但同时对高能成分也会有不同程度的衰减。为了保证影像质量的诊断要求,补偿对高能成分 X 射线的衰减,可以采用在 X 射线摄影中增加照射时间的方法。实验表明,采用高电压、厚滤过摄影,虽然照射时间延长了,但受照剂量却大幅度降低了。

表 2-3-6 为使用为峰电压为 60kV,100mA 的 X 射线对 18cm 厚的骨盆模型进行实验照射,采用不同厚度的铝滤过板得到同等黑化度的照片所需要的照射时间。通过实验数据发现,为了得到同等黑化效果,使用峰电压为 60kV 射线,3mm 的铝滤过板照射时间需增加 52%。采用高管电压,厚滤过板,虽然会增加照射时间,但被检者的受照剂量大幅度减少,所以可以起到保护作用。

表 2-3-6 铝滤过板厚度对照射时间的影响

铝滤过板/mm	照射时间/s	照射时间增加百分数/%	铝滤过板/mm	照射时间/s	照射时间增加百分数/%
无	1.41	—	1	1.64	17
0.5	1.61	14	3	2.14	52

5. 梯形滤过板 有时,被检者摄影部位的厚度相差较大,使用密度厚度均匀的滤过板就会使得照片黑化程度相差较大,从而影响影像诊断。因此,可以使用梯形滤过板(图 2-3-10)来补偿这种差别。在使用过程中,梯形滤过板薄的位置透过的射线多,可以放置于体厚较厚的一侧;梯形滤过板厚的位置透过的射线少,可以放置于体厚较薄的一侧。在实际应用中,也常常会在增感盒内的胶片上盖上一层金属滤过纸以调节照片的深浅。

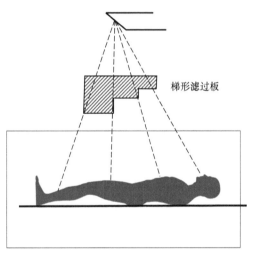

图 2-3-10 梯形滤过板

六、X 射线的临床应用

自 1895 年伦琴发现 X 射线至今已经有 100 多年。在这个漫长的时期中,X 射线在临床医学应用中有着不可替代的作用。

(一)模拟影像成像技术

自 1895 年之后的 70 年里,由于科学技术的发展有限,X 射线的应用较为局限,主要采用的是透视(含影像增强透视)和屏–片系统。这两者所使用的探测器为荧光屏和 X 射线胶片,当 X 射线通过人体不同组织之后,X 射线强度发生变化,在荧光屏上形成不同程度的亮度差,或在 X 射线照片上形成不同程度的黑白差,这个变化是连续和稳定的,所以这一技术称为模拟影像成像技术。

1. 透视 所谓透视是使被检者位于荧光屏(或影像增强器)和 X 射线管之间,利用 X 射线的穿透性,将 X 射线穿过人体,然后再利用荧光效应在荧光屏上形成影像,可以分为传统荧光屏透视和影像增强透视两种。透视可以实时、动态地观察组织器官形态,并立即得到检查结果,但是不能永久留下记录,同时,与屏–片摄影相比,其 X 射线剂量较大。

2. 传统屏-片系统 屏-片摄影是 X 射线检查的一种最重要和最常用的方法。其原理是将被检体置于 X 射线管与屏-片组合之间,当 X 射线穿透人体后,携带人体信息的 X 射线在胶片上形成潜影,然后将胶片进行冲洗得到影像。与透视荧光屏相比,屏-片摄影的空间分辨率更高,图像更清晰,而且照片也可以永久记录,可以长期保存,有利于复查对比和会诊。除此以外,患者受到的 X 射线照射剂量相对较少,有利于 X 射线防护。

所以,透视正逐步被屏-片摄影所替代,但是如果需要动态地观察组织器官,还是以透视为主,如胃肠检查。

(二)数字影像成像技术

随着电子计算机水平的不断发展,在 20 世纪 70 年代初,世界上第 1 台 CT 机研制成功。CT(computed tomography)又称为计算机 X 射线断层扫描,它是计算机控制、X 射线成像、电子技术和数学相结合的产物。CT 机的诞生是 X 射线影像技术发展史的一个里程碑,开启了 X 射线检查从模拟成像进入数字成像的时代。20 世纪 80 年代之后,随着物理学、电子学、计算机和微电子技术的飞速发展,先后出现了计算 X 射线摄影(computed radiography,CR)、数字 X 射线摄影(digital radiography,DR)和数字减影血管造影(digital subtraction angiography,DSA)。

(三)放射治疗技术

放射治疗是治疗恶性肿瘤的三大重要手段之一,它是利用射线的生物学效应,通过电离辐射,破坏细胞核中的 DNA,使细胞失去增殖能力,从而达到杀死肿瘤细胞的目的。当然,在放射治疗的过程中,射线在照射肿瘤细胞的同时,也会使肿瘤细胞周围的正常组织受到不同程度的照射。因此,现代肿瘤放射治疗的目标是,一方面要增加肿瘤靶区照射剂量,提高肿瘤局部控制率;另一方面,要降低肿瘤周围正常组织照射剂量,保存器官的正常功能,提高患者的生存质量。

随着计算机水平的不断提高、医学影像技术及图像后处理技术的不断发展,放射治疗技术也正在不断发展完善。

中华医学会影像技术分会创始人之一燕树林

医者仁心

燕树林作为医学影像技术专业的学术带头人,在"暗室技术""X 射线摄影的基础理论""常规摄影体位标准""常规影像质量控制""乳腺摄影质量控制""放射科影像技术部门的管理"等方面卓有成效,在国内处于领先地位。他在毕生的影像技术专业生涯中,主编了 13 部专著。1993 年,协助范焱、陶叔巍等前辈创建了中华医学会影像技术分会,为我国影像技术人员建立了自己的学术活动和行业管理的平台,极大地促进了医学影像技术学专业的发展。他创建了中华医学会影像技术分会的文化:自尊、自爱、自强不息,在我国影像技术发展的道路上留下自己的足迹。

(闫 悦)

第3章
常用辐射量及其相关测量

　　辐射效应的研究和辐射的应用离不开对辐射剂量的表述，需要有各种辐射量和单位来表征辐射源的特性，描述辐射场的性质，度量辐射与物质相互作用时能量的传递及受照射物体内部的变化程度和规律。

　　X 射线被发现后首先应用于医学，所以沿用医学中"剂量"一词来描述，于是电离辐射的剂量也称辐射剂量。几十年来，各种射线在医学上的应用愈加广泛，辐射剂量学有了很大的发展，辐射剂量和单位的概念也经历了较大演变，对于辐射的测量和监测的应用也越来越广泛。

第1节　辐射量和单位

　　国际上选择和定义辐射量及单位的权威组织是国际辐射单位和测量委员会（International Commission on Radiation Units and Measurements，ICRU）。ICRU 主要在临床放射学、放射生物学、辐射防护学等领域提出电离辐射剂量和单位的定义，并提供有关电离辐射量的测量和应用方面的技术报告。最近20 年来，由于科学技术的迅速发展，依托 ICRU 的不懈努力，形成了一套较为完善的电离辐射量和单位，对辐射剂量的研究已逐步形成一门专门学科——辐射剂量学。辐射防护学使用的量和单位也包括在其中。本节以 ICRU 技术报告为基础，围绕辐射防护介绍常用的辐射量和单位，根据用来度量的目标将常用的辐射量分为描述电离辐射的辐射量和辐射防护中使用的辐射量。

一、描述电离辐射的常用辐射量和单位

　　电离辐射存在的空间称为辐射场，它是由辐射源产生的，如 X 射线机产生的 X 射线场和放射性核素产生的射线场。在射线的应用过程中，我们需要定量地了解、分析射线在辐射场中的分布，这种分布既可以用粒子注量、能量注量等描述辐射场性质的量来直接表征，当辐射照射介质时会与介质产生多种相互作用，最终能量通过与介质相互作用或者沉积的方式被吸收，其辐射剂量相关的量也可以用测量得到的照射量及吸收剂量来间接表示，对于有放射性的核素，其放射性可以用放射性相关量来表示。

（一）描述辐射场性质的量

1. 粒子注量　如图 3-1-1 所示，是非平行辐射场的情况。假如以辐射场中某点 P 为中心划出一个小的球形区域，由图可见，粒子可以从各方向进入球体。如球体（通过球心 P）的截面积为 $\mathrm{d}a$，从各方向进入该小球体的粒子总数为 $\mathrm{d}N$，则 $\mathrm{d}N$ 与 $\mathrm{d}a$ 的商即定义

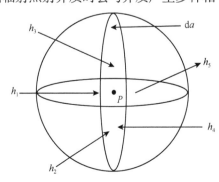

图 3-1-1　非平行辐射场粒子注量示意图

为辐射场 P 点处的粒子注量 ϕ，有

$$\phi = \frac{\mathrm{d}N}{\mathrm{d}a} \tag{3-1-1}$$

可见，粒子注量就是进入具有单位截面积的小球的粒子数。

在单向平行辐射场的特殊情况下，粒子注量等于通过与辐射进行方向垂直的单位面积的粒子数，它的国际单位（SI）是 m^{-2}。实际遇到的辐射场，其中每个粒子不可能都具有相同的能量。即使从辐射场出发时其初始能量相同（单能），但进入物质后，由于相互作用，其能量逐渐减少，最后变为零。因此，辐射场中任何一点，其射线粒子具有从 $E_{\max}$ 到 0 的各种可能能量，此时，粒子注量的计算公式为

$$\phi = \int_0^{E_{\max}} \phi_E \mathrm{d}E \tag{3-1-2}$$

式（3-1-2）中，ϕ_E 表示单位能量间隔内的粒子注量，它等于进入小球的、能量介于 E 和 $E+\mathrm{d}E$ 之间的粒子数与该球体的截面积的商。在辐射防护中，常用粒子注量率 $\dot{\phi}$ 的计算公式为

$$\dot{\phi} = \frac{\mathrm{d}\phi}{\mathrm{d}t} \tag{3-1-3}$$

2. 能量注量 除了用粒子数目，还可以通过辐射场中某点粒子的能量来表征辐射场的性质，即能量注量。它用于计算间接电离辐射在物质中发生的能量传递及物质对辐射的吸收。

能量注量 ψ，是指进入单位截面小球的所有粒子能量（不包括静止能量）的总和。如果进入截面积为 $\mathrm{d}a$ 的球体内的所有粒子的能量总和为 $\mathrm{d}E_\mathrm{fl}$，则能量注量的计算公式为

$$\psi = \frac{\mathrm{d}E_\mathrm{fl}}{\mathrm{d}a} \tag{3-1-4}$$

它的国际单位（SI）是焦·米$^{-2}$（$\mathrm{J \cdot m^{-2}}$）。

对于平行的辐射场，能量注量 ψ 可定义为通过与粒子运动方向垂直的单位截面积的粒子能量的总和。

同样，能量注量率 $\dot{\psi}$ 可定义为单位时间内进入单位截面积小球内的所有粒子的能量总和，即

$$\dot{\psi} = \frac{\mathrm{d}\psi}{\mathrm{d}t} \tag{3-1-5}$$

3. 能量注量和粒子注量的关系 能量注量与粒子注量都是描述辐射场性质的辐射量，前者是通过辐射场中某点的粒子能量，后者是通过辐射场中某点的粒子数，显然如果能知道每个粒子的能量 E，即可将能量注量和粒子注量联系起来

$$\psi = \phi \cdot E \tag{3-1-6}$$

若辐射场不是单能的，且粒子能量具有频谱分布，则辐射场某点的能量注量为

$$\psi = \int_0^{E_x} \phi_E \mathrm{d}E \tag{3-1-7}$$

（二）相互作用系数及相关量

ICRU 在第 85 号报告中详细定义了当辐射与介质相互作用时，辐射和物质发生相互作用的过程。在相互作用中，入射粒子的能量或方向（或两者）被改变或粒子被吸收，相互作用之后可能会发射一个或几个次级粒子。这种相互作用的可能性以相互作用系数为特征。它们指的是一个特定的相互作用过程、辐射的类型和能量，以及目标或物质。ICRU 的第 90 号报告中强调了辐射的几个主要的相互作用的相关量，如质量衰减系数、质量能量传递系数、质量能量吸收系数、质量阻止本领和线性能量吸收系数，这些是微观的直接表达辐射与介质相互作用关系的量，对应于每一个已知的相互关系。

（三）辐射剂量相关量及单位

1. 照射量（exposure） X 射线或 γ 射线与空气发生相互作用时产生次级电子，这些次级电子会进

一步与空气作用导致空气电离，从而产生大量正、负离子。次级电子在电离空气的过程中将损失全部能量。X 射线或 γ 射线的能量越高、数量越大，对空气电离本领越强，被电离的总电荷量也就越多。因此，可用次级电子在空气中产生的任何一种符号的离子（电子或正离子）的总电荷量来反映 X 射线或 γ 射线对空气的电离本领，表征 X 射线或 γ 射线特性。照射量就是根据其对空气电离本领的大小来度量 X 射线或 γ 射线的一个物理量，也是描述 X 射线和 γ 射线辐射场沿用最久的一个量。

（1）照射量 X 及其单位

1）照射量定义：X 射线或 γ 射线在质量为 dm 的空气中释放出来的全部电子（正电子和负电子）完全被空气阻止时，在空气中产生一种符号离子的总电荷绝对值 dQ 除以 dm。

$$X = \frac{dQ}{dm} \tag{3-1-8}$$

式（3-1-8）中，X 为照射量。

根据照射量的定义可知：dQ 并不包括空气 dm 中释放出来的次级电子所产生的韧致辐射被吸收后而产生的电离电量；照射量是一个从射线对空气的电离本领角度说明 X 射线或 γ 射线在空气中的辐射场性质的量，它不能用于其他类型的辐射（如中子或电子束等），也不能用于其他的物质（如组织等）。由于照射量的基准测量中存在某些目前无法克服的困难，所以它只适用于射线能量在 10keV 到 3MeV 的射线。

2）照射量的单位：照射量的 SI 单位为库·千克$^{-1}$（C·kg^{-1}），非法定专用单位为伦琴，用符号 R 表示为

$$1R = 2.58 \times 10^{-4} C \cdot kg^{-1}$$

因此

$$1C \cdot kg^{-1} = 3.877 \times 10^{3} R$$

（2）照射量率 $\dot{X}$ 及其单位　单位时间内照射量的增量称为照射量率，用字母 $\dot{X}$ 表示，定义为 dX 除以 dt 所得的商，即

$$\dot{X} = \frac{dX}{dt} \tag{3-1-9}$$

式（3-1-9）中，dX 为时间间隔 dt 内照射量的增量。

照射量率 $\dot{X}$ 的单位为库·千克$^{-1}$·秒$^{-1}$（C·kg^{-1}·s^{-1}），其过去沿用至今的专用单位是伦琴或其倍数或其分倍数除以适当的时间而得的商，如伦琴·秒$^{-1}$（R·s^{-1}）、伦琴·分$^{-1}$（R·min^{-1}）、毫伦琴·时$^{-1}$（mR·h^{-1}）等。

2. 比释动能　照射量是以电离电量的形式间接反映 X 射线或 γ 射线在空气中的辐射强度的量，它不能反映出射线在其他吸收介质中能量的转移过程，射线的吸收及其引起的效应直接取决于射线在介质中的能量转移，当间接致电离辐射与物质相互作用时，首先是间接致电离的粒子将能量传递给直接致电离的粒子，然后直接致电离的粒子在物质中引起电离、激发，粒子能量最后被物质所吸收。辐射剂量学中以比释动能描述间接致电离粒子与物质相互作用时传递给直接致电离粒子的能量。

（1）比释动能 K 及其单位

1）比释动能（kerma）。比释动能是指间接致辐射与物质相互作用时，在单位质量物质中由间接致辐射所产生的全部带电粒子的初始动能之总和，即

$$K = \frac{dE_{tr}}{dm} \tag{3-1-10}$$

式（3-1-10）中，dE_{tr} 为间接致电离辐射在指定物质的体积元 dm 中释放出来的全部带电粒子的初始动能之和，单位为焦（J）；dm 为所考虑的体积元内物质的质量，单位为千克（kg）。

2）比释动能的单位。比释动能的单位是焦·千克$^{-1}$（J·kg^{-1}），并给以专名戈瑞，简称戈（Gy）。以此纪念为测量吸收剂量而奠定空腔电离理论的科学家 L.H.Gray。

$$1Gy=1J \cdot kg^{-1}$$

同样，亦有毫戈（mGy）、微戈（μGy）等，其间关系为

$$1Gy=10^3mGy=10^6\mu Gy$$

例如，物质中某点的比释动能为 1Gy，即表示由间接致辐射在这一点处单位质量的物质（如处在空气中的小块组织）中，传递给直接致电离粒子（如电子）的初始动能的总和为 1J·kg^{-1}。

（2）比释动能率 $\dot{K}$ 及其单位　间接致电离辐射单位时间在介质中产生的比释动能称为比释动能率，即

$$\dot{K} = \frac{dK}{dt} \tag{3-1-11}$$

式（3-1-11）中，dK 为比释动能在时间间隔 dt 内的增量。比释动能率的单位是戈或其倍数或其分倍数除以适当的时间单位而得的商，如戈·秒$^{-1}$（Gy·s^{-1}）、毫戈·时$^{-1}$（mGy·h^{-1}）等。

3. 吸收剂量　比释动能所描述的是间接致电离辐射在介质中转移给次级带电粒子的能量，次级带电粒子的能量一部分用于电离、激发，另一部分转化为轫致辐射。射线所引起的各种效应只与其在介质中用于电离和激发的能量有关，这部分能量是射线真正在介质中所"沉积"的能量。射线在介质中"沉积"的能量越多，即介质吸收的辐射能量越多，则由辐射引起的效应就越明显。辐射剂量学以吸收剂量（absorbed dose）来衡量物质吸收辐射能量的多少，并以此研究能量吸收与辐射效应的关系。

（1）吸收剂量 D 及其单位

1）吸收剂量　辐射所授予单位质量介质 dm 中的平均能量 dE_m 定义为吸收剂量，即

$$D = \frac{dE_m}{dm} \tag{3-1-12}$$

式（3-1-12）中，dE_m 为平均授予能。它表示进入单位质量介质 dm 的全部带电粒子和不带电粒子能量的总和，与离开该体积的全部带电粒子和不带电粒子能量总和之差，再减去在该体积内发生任何核反应所增加的静止质量的等效能量。授予某一体积内物质的平均能量越多，吸收剂量越多。由于不同物质吸收辐射能的本领是不同的，因此，在讨论吸收剂量时，必须说明是什么物质的吸收剂量。

2）吸收剂量的单位　吸收剂量的单位是焦·千克$^{-1}$（J·kg^{-1}），其专有单位与比释动能单位相同，同为戈瑞，简称戈，以 Gy 记之。在放射治疗剂量学中，在计算患者剂量和处方剂量时，为了方便起见，通常使用厘戈（cGy）作为吸收剂量单位，1Gy=100cGy。暂时沿用的专用单位是拉德（rad），即有

$$1rad=10^{-2}Gy$$

应该强调，以戈为单位的吸收剂量适用于任何电离辐射及受到照射的任何物质。

（2）吸收剂量率 $\dot{D}$ 及其单位　各种电离辐射的生物效应，不仅与吸收剂量的大小有关，还与吸收剂量的速率有关，因此引入吸收剂量率的概念。一般说来，吸收剂量率表示单位时间内吸收剂量的增量，即

$$\dot{D} = \frac{dD}{dt} \tag{3-1-13}$$

式（3-1-13）中，dD 为在时间间隔 dt 内吸收剂量的增量；$\dot{D}$ 为吸收剂量率，其单位用焦·千克$^{-1}$·秒$^{-1}$（J·kg^{-1}·s^{-1}）表示，其专用单位为戈·秒$^{-1}$（Gy·s^{-1}）。

吸收剂量率的单位亦可用戈或其倍数或其分倍数除以适当的时间而得的商表示，如毫戈·时$^{-1}$（mGy·h^{-1}）、戈·时$^{-1}$（Gy·h^{-1}）、戈·分$^{-1}$（Gy·min^{-1}）等。

4. 吸收剂量、比释动能及照射量之间的关系和区别　以上给出了辐射剂量学中 3 个比较重要的辐射量：吸收剂量（D）、比释动能（K）和照射量（X）。辐射与物质发生一系列的相互作用，其中粒子能量被转换并最终沉积在物质中。描述这些过程的剂量学量主要通过能量转换和能量沉积来进行计量。

照射量以间接的方式反映辐射场强度，而吸收剂量和比释动能则从射线能量转移的角度来反映物质在与射线相互作用时物质所吸收的射线能量。它们之间既相互关联，又有本质区别。

（1）带电粒子平衡　对于辐射剂量学，带电粒子平衡是一个重要概念。为叙述方便，这里以"电子平衡"为例进行讨论。

设有一束 X 射线或 γ 射线在空气中通过，如图 3-1-2 所示。将空气体积分为 1，2，3，4，…等份，设光子束在每个等份空气中产生的次级电子的射程为 3 层，每个次级电子的能量相同，次级电子在每一层中产生 6 个电离粒子，每个电离粒子的能量相同。由图 3-1-2 可见，第 1 层中电离粒子只有 6 个，第 2 层中则有 12 个，第 3 层达到 18 个。假设光子束在介质中没有衰减，从第 3 层开始，前层进入该层的次级电子等于在该层出射的次级电子数，进入该层的电离粒子（电离电量）等于产生于该层的次级电子在本层以外产生的电离粒子（电离电量），这种现象称为带电粒子平衡。如果进行照射量测量，选择第 1 层作为测量体积，那么该体积内产生的次级电子并没有全部消耗在该体积中，而是在第 2 层、第 3 层也产生

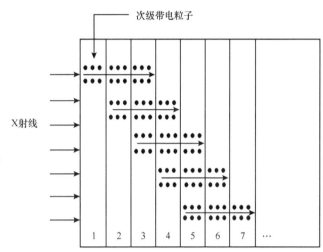

图 3-1-2　X 射线所致带电粒子平衡示意图

了电离粒子，由此，在该体积内测量的电离电量就不能反映照射量的定义。

如果将测量体积选在第 3 层或以后各层，则从图 3-1-2 中可见，进入该层内的次级电子等于从该层中射出的次级电子数量。收集该层中的电离电量则可反映该处照射量。设 $\mathrm{d}E_{\mathrm{en}}$ 为介质中某体积元吸收的能量，$\mathrm{d}E_{\mathrm{tr}}$ 为射线转移给该体积元的能量，$\mathrm{d}E_{\mathrm{out}}$ 为次级电子从体积元中带出的能量，$\mathrm{d}E_{\mathrm{in}}$ 为体积元外产生的次级电子带入体积元的能量，则

$$\mathrm{d}E_{\mathrm{en}}=\mathrm{d}E_{\mathrm{tr}}-\mathrm{d}E_{\mathrm{out}}+\mathrm{d}E_{\mathrm{in}}$$

当电子达到平衡时

$$\mathrm{d}E_{\mathrm{out}}=\mathrm{d}E_{\mathrm{in}}$$

有

$$\mathrm{d}E_{\mathrm{en}}=\mathrm{d}E_{\mathrm{tr}}$$

从以上分析可见，带电粒子达到平衡的条件是：在介质中体积元周围的辐射场是均匀的，且体积元周围的介质厚度等于或大于次级带电粒子在该介质中的最大射程。

（2）比释动能和吸收剂量随物质深度的变化　根据带电粒子平衡条件，物质表面的任意点不存在带电粒子平衡。因此，对介质表面（或表层）一点，射线转移给介质的能量要大于介质在该点真正吸收的能量，所以吸收剂量小于比释动能。随着介质深度的增加，起源于浅层的次级电子越来越多地进入考察点，使其吸收剂量急剧增加，当深度等于带电粒子的最大射程时，电子达到了平衡，吸收剂量就等于比释动能。此时，吸收剂量达到最大值。如果入射辐射在物质中的衰减可以忽略，比释动能为恒值，那么这种平衡将在更深的深度上保持下去，如图 3-1-3（a）所示。假如入射辐射在物质中有衰减，在平衡厚度以后，吸收剂量将大于比释动能，且均按指数规律呈一定比例减少，如图 3-1-3（b）所示。

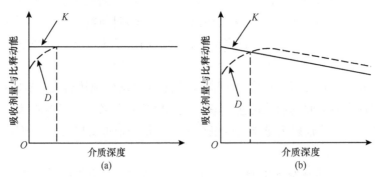

图 3-1-3 吸收剂量（*D*）与比释动能（*K*）随介质深度变化的相对关系
（a）吸收剂量与比释动能相等；（b）吸收剂量大于比释动能

（3）照射量、吸收剂量与比释动能的相互关系

1）照射量与比释动能的关系：对于单能 X 射线或 γ 射线，空气中某点的照射量 *X* 与同一点上的能量注量 *ψ* 关系为

$$X = \psi \cdot \frac{\mu_{\text{en}}}{\rho} \cdot \frac{e}{\omega} \tag{3-1-14}$$

式（3-1-14）中，μ_{en}/ρ 为空气中的质能吸收系数；*e* 为离子的电荷，$e=1.6021\times10^{-19}\text{C}$；*ψ* 为带电粒子在空气中每形成 1 个离子对消耗的平均能量，*ψ* =33.85eV。

对于一种给定的单能间接致电离辐射，辐射场中某点的比释动能 *K* 与能量注量 *ψ* 之间的关系为

$$K = \psi \cdot \frac{\mu_{\text{tr}}}{\rho} \tag{3-1-15}$$

式（3-1-15）中，μ_{tr}/ρ 是物质对指定能量的间接致电离粒子的质能转移系数，它表示间接致电离粒子在物质间穿行时，其能量转变为次级电子的初始动能的份额。在带电粒子平衡及射线在介质中次级带电粒子产生的韧致辐射损失的能量忽略不计的前提下，$\mu_{\text{tr}}/\rho=\mu_{\text{en}}/\rho$，由式（3-1-14）和式（3-1-15）可求得在空气中比释动能为

$$K = X \cdot \frac{\omega}{e} \tag{3-1-16}$$

一般在吸收物质的原子序数和辐射光子的能量较低时，射线在空气中的比释动能及照射量可用式（3-1-16）表达。

2）吸收剂量与比释动能的关系：如上所述，在带电粒子平衡的情况下，间接致电离辐射在质量为 d*m* 内的物质中传给带电粒子的能量 d*E*$_{\text{tr}}$ 等于该体积元内物质所吸收的能量 d*E*$_{\text{en}}$，得

$$D = \frac{\mathrm{d}E_{\text{en}}}{\mathrm{d}m} = \frac{\mathrm{d}E_{\text{tr}}}{\mathrm{d}m} = K \tag{3-1-17}$$

式（3-1-17）表明，在带电粒子平衡的条件下，不考虑带电粒子因韧致辐射的产生而损耗的能量，吸收剂量等于比释动能。不过，带电粒子的一部分能量有可能转变为韧致辐射而离开质量元 d*m*，此时虽存在带电粒子平衡，但吸收剂量并不等于比释动能，这时两者的关系为

$$D=K（1-g） \tag{3-1-18}$$

式（3-1-18）中，*g* 是带电粒子能量转化为韧致辐射的份额。然而，除了高能电子外，韧致辐射所占的份额 *g* 很小，可忽略不计。

（4）照射量、比释动能和吸收剂量间的区别　照射量、比释动能和吸收剂量是概念完全不同的辐射量，三个量在相同条件下存在一定关系，但又有着本质的区别，主要体现在它们在剂量学中的含义和适用范围。表 3-1-1 给出了三个辐射量之间的区别。照射量是用于计量 X 射线或 γ 射线在空气中被

吸收后放出的能量。而在其他介质（如水、组织等）中，则使用比释动能、吸收剂量等其他剂量学量来描述。

表 3-1-1　照射量、比释动能和吸收剂量间的区别对照表

辐射剂量	照射量	比释动能	吸收剂量
剂量学含义	表征 X 射线、γ 射线在相关空间内用于电离空气的能量	表征非带电粒子在介质相关空间内传给带电粒子的能量	表征任何辐射在介质相关空间内被物质吸收的能量
单位	$C \cdot kg^{-1}$	$J \cdot kg^{-1}$	$J \cdot kg^{-1}$
专用单位	伦琴	戈瑞	戈瑞
适用介质	空气	任何介质	任何介质
适用辐射类型	X 射线、γ 射线	非带电粒子辐射	任何辐射

（四）放射性相关量及单位

放射性一词是指与自发转变有关的现象，其中包括原子核的变化或原子核的能态的变化。在这种转变中释放的能量以核粒子（如 α 粒子、电子和正电子）或光子的形式发射出来。这种转换代表了一个随机过程。整个原子都参与了这个过程，核的转变也会影响原子的壳层结构，导致电子的发射或捕获，或光子的发射，或两者都有。核素是一种在其原子核中具有特定数量的质子和中子的原子。不稳定的核素，即转化为稳定或不稳定的子代，被称为放射性核素。这种转变导致另一种核素或同一核素向较低能量态转变。

1. 衰变（裂变，衰减）**常数及单位**　衰变常数，表征放射性衰变统计规律的特征量之一，表示某种放射性核素的一个原子核在单位时间内发生衰变的概率。放射性核素在特定能量状态下的衰变常数 λ 是 dN/N 与 dt 的商，其中 dN/N 是由于自发的核变换而在该能量状态下的核数的平均分数变化，因此

$$\lambda = -\frac{dN / dt}{N(t)} \tag{3-1-19}$$

式（3-1-19）中，放射性元素的原子核有半数发生衰变时所需要的时间，叫半衰期（$T_{1/2}$），即放射性核素的量（$\ln 2$）/λ。

2. 放射性活度及单位　放射性活度是指放射性元素或同位素每秒衰变的原子数，记作 A，表示放射性核的放射性强度。

$$A = dN/dt = \lambda N \tag{3-1-20}$$

根据指数衰变规律可得放射性活度等于衰变常数乘以衰变核的数目。放射性活度亦遵从指数衰变规律。放射性活度的国际单位是贝可勒尔（Bq），常用单位是居里（Ci）。1 Bq，也就是每秒有一个原子衰变，1g 的镭放射性活度为 $3.7 \times 10^{10} Bq$，即

$$1Ci = 3.7 \times 10^{10}Bq$$

二、辐射防护中使用的辐射剂量和单位

随着科学技术的发展，不同种类的射线在医学中的应用更加广泛。我们不仅可以利用 X 射线进行医学影像学的检查，同时，高能 X 射线、γ 射线及电子射线亦成为肿瘤放射治疗的常规手段。放射线被广泛使用，不可避免地带来了被检查者和工作人员的防护问题，定量测量能够表述被照个体及受检群体实际受到的或可能受到的辐射照射，现已成为辐射防护中的一个重要问题。由于不同生物组织、不同种群、不同器官对射线的灵敏性不同，所以使用前面所定义的辐射剂量已不足以表达射线对生物组织的损

伤。为此,在辐射防护中使用的辐射剂量必须同时考虑不同种类的射线在不同组织中所产生的生物效应的影响。

辐射防护使用的辐射剂量都是使用代表大多数人的平均参数的参考人的数学模型进行定义的,参考的人体解剖和生理参数在 ICRP 出版物 23 和 89 中都有介绍,所以辐射防护使用的辐射剂量不是个体的特异性的剂量量值,而是在特定的曝光条件下(特定射线辐射类型)对于参考人的剂量。参考人可以是放射工作人员也可以是公众成员,基于模型的辐射防护的辐射量不可以直接测量,必须使用与国际放射防护委员会(International Commission on Radiological Protection,ICRP)的出版物中给出的剂量系数相结合的相关物理量测量结果进行评估。对于人体内照射,可以通过测量空气或人体及其排泄物中放射性核素来推断剂量。而对于用于外部辐射场辐射的辐射剂量是可以直接测量的。

(一)当量剂量

1. 当量剂量 H_T 及单位 尽管吸收剂量可以用来说明生物体在受到照射时吸收的射线能量,但被吸收的辐射剂量与引起某些已知生物效应的危险性往往不能等效。这是因为当辐射类型与其他条件发生变化时,某一生物辐射效应与吸收剂量之间的关系也将随之发生改变。因此,必须对吸收剂量进行加权,使修正后的吸收剂量比单纯的吸收剂量能更好地反映辐射所致有害效应的概率或严重程度。在辐射防护中,根据组织生物效应将个人或集体实际接收的或可能接收的吸收剂量加权修正,经修正后的吸收剂量在放射防护中称为当量剂量(dose equivalent)。

某种辐射 R 在某个组织或器官 T 中的当量剂量 $H_{T \cdot R}$ 可表示为

$$H_{T \cdot R} = \omega_R \cdot D_{T \cdot R} \tag{3-1-21}$$

式(3-1-21)中,ω_R 为与辐射 R 能量相关的吸收剂量修正因子,也称为辐射权重因子;$D_{T \cdot R}$ 为辐射 R 在组织或器官 T 中产生的平均吸收剂量。需要说明的是:在辐射防护中,我们感兴趣的往往不是受照体某点的吸收量,而是某个器官或组织吸收剂量的平均值。ω_R 正是用来对某器官或组织的平均吸收剂量进行修正的。由于 ω_R 无量纲,所以当量剂量的单位与吸收剂量相同,为焦·千克$^{-1}$(J·kg^{-1}),其专有单位是希沃特(简称希,Sv),1Sv=1J·kg^{-1}。表 3-1-2 为不同辐射类型的辐射权重因子 ω_R。当辐射场由具有不同 ω_R 值的不同类型或不同能量的辐射构成时,组织或者器官 T 总的当量剂量为各辐射在该组织或器官上形成的当量剂量的线性叠加,即

$$H_T = \sum_R \omega_R \cdot D_{T \cdot R} \tag{3-1-22}$$

表 3-1-2 不同辐射类型的辐射权重因子 ω_R

辐射类型	辐射权重因子	辐射类型	辐射权重因子
光子(X 射线、γ 射线)	1	α 粒子、裂变碎片、重离子	20
电子和 μ 介子	1	中子,能量<10keV	5
质子和带电 π 介子	2	中子,能量 10~100keV	10

🧰 案例 3-1-1

某工作人员全身同时均匀受到 X 射线和能量为 10~100keV 的中子照射,其中 X 射线的吸收剂量为 20mGy,中子的吸收剂量为 3mGy,根据式(3-1-22)可知,该工作人员所吸收的当量剂量为

$$H = \sum_R \omega_R \cdot D_{T \cdot R} = \omega_x \cdot D_x + \omega_n \cdot D_n = 1 \times 20 + 10 \times 3 = 50 \text{mSv}$$

由于中子的辐射权重远大于 X 射线，所以受到混合辐射照射时，当量剂量主要由中子贡献，由此可见，即使接收相同的吸收剂量，辐射种类不同对受照者产生的生物学影响也是不同的。

2. 当量剂量率及单位　当量剂量率是指单位时间内组织或器官 T 所接收的当量剂量，若在 dt 时间内，当量剂量的增量为 dH_T，则当量剂量率 $\dot{H}_T$ 为

$$\dot{H}_T = \frac{dH_T}{dt} \qquad (3\text{-}1\text{-}23)$$

式（3-1-23）中，当量剂量率 $\dot{H}_T$ 的 SI 单位为希沃特·秒$^{-1}$（Sv·s^{-1}）。

（二）有效剂量

当量剂量是不同射线类型对组织或器官形成辐射危害的度量，但是两种不同组织或器官即使吸收的当量剂量相同，其所产生的生物学效应也有可能完全不同，因为不同组织或器官对辐射的敏感程度是不同的。因此在辐射防护领域中，必须考虑使用（引入）一个能够反映对生物体损害的辐射量来描述辐射所产生的"损害效应"的大小。

1. 辐射效应的危险度　辐射对人体的损害按照 ICRP 划分标准：受小剂量、低剂量率辐射的人群，引起的辐射损害主要是随机性效应（严重遗传性疾病和辐射诱发的各种癌症），而且假定随机性效应发生的概率与剂量存在着线性无阈（linear-non-threshold，LNT）的关系，可用危险度因子来评价辐射引起的随机性效应的危险程度。

危险度（或称危险度系数）即器官或组织接收单位当量剂量（1Sv）照射引起随机性损害效应的概率。辐射致癌的危险度是用死亡率来表示的；辐射致遗传损害的危险度是用严重遗传疾患的发生率来表示的。ICRP 所规定的随机性效应的标称危险系数见表 3-1-3。

表 3-1-3　随机性效应的标称危险系数

项目	受照人群	
	全部人群/（10^{-2}Sv^{-1}）	成年人/（10^{-2}Sv^{-1}）
诱发癌症	5.5	4.1
遗传效应	0.2	0.1
合计	5.7	4.2

可见，对于不同的器官和组织，辐射效应的危险度是不同的。为了表征不同器官和组织在受到相同当量剂量的情况下，对人体产生有害效应的严重程度的差异，引进了一个表示相对危险度权重因子 ω_T，是组织 T 接收 1Sv 时的危险度与全身均匀受照 1Sv 时的总危险度的比值。

不同组织或器官，其辐射危险度权重因子不同，见表 3-1-4。

表 3-1-4　建议的人体组织或器官的辐射危险度权重因子①

组织（器官）	权重因子 ω_T	$\sum \omega_T$
骨髓（红）、结肠、肺、胃、乳腺、其他组织②（标称 ω_T 用于 14 个组织的平均剂量）	0.12	0.72
性腺	0.08	0.08
膀胱、食管、肝、甲状腺	0.04	0.16
骨表面、脑、唾液腺、皮肤	0.01	0.04

注：①此表中的组织权重因子来源于 2007 年 ICRP 第 103 号出版物。

②其他组织（共 14 个）包括肾上腺、胸腔外区、胆囊、心脏、小肠、肾、肌肉、淋巴结、口腔黏膜、胰腺、前列腺、脾、胸腺、子宫/子宫颈。

2. 有效剂量 E　对放射性工作人员而言，在工作中其身体所受的照射，一般涉及多个组织，为了计算所受到照射的组织带来的总危险度，评价辐射对其所产生的危害，针对辐射产生的随机性效应引进有效剂量（effective dose）。

$$E = \sum_T \omega_T \cdot H_T \qquad (3\text{-}1\text{-}24)$$

式（3-1-24）中，H_T 为组织或器官 T 受到的当量剂量；ω_T 为组织或器官 T 的权重因子。可见，有效剂量是以辐射诱发的随机性效应的发生率为基础的，表示当身体各部分受到不同程度照射时，对人体造成的总的随机性辐射损伤。因为 ω_T 没有量纲，所以有效剂量 E 的单位和当量剂量 H 的单位一样。

（三）当量剂量 H_T 与有效剂量 E 的关系

无论是医学影像学检查还是肿瘤的放射治疗，多数医疗照射都是非均匀照射，被检者在受到医疗照射以后，其总的当量剂量是受辐射照射的各个器官（T）的当量剂量 H_T 之和。而有效剂量则是与这样一个非均匀照射产生相同随机性效应的全身均匀照射所对应的当量剂量，由这一当量剂量的全身均匀照射所致的随机性效应的概率与由身体各个器官或组织实际受到的当量剂量所致的随机性效应的诱发概率相等，有效剂量的"有效"则源于此。

当量剂量和有效剂量是基于平均值，并且用于放射防护限制目的的辐射量，常用于对照放射防护标准要求进行比较和评价。当量剂量和有效剂量均不可以直接测量，需要借助无量纲的辐射权重因子和组织权重因子，并按照 ICRP 现行有效的基本建议书所推荐的方法进行计算。目前估算有效剂量及器官当量剂量的通行方法是基于蒙特卡罗方法（Monte Carlo method）的计算机模拟软件。

（四）集体当量剂量和集体有效剂量

随着人们物质生活水平的提高、医疗条件的改善，基于医疗检查目的的放射性检查频度越来越高，放射线从业人员亦越来越多。由于辐射的随机性效应仅以一定的概率发生在某些个体身上，并非受到照射的每个人都会发生，因而在评价某个群体所受到的辐射危害时，将采用集体当量剂量或集体有效剂量。

1. 集体当量剂量 S_T　某一个群体的集体当量剂量 S_T 为

$$S_T = \sum_i H_{Ti} \cdot N_i \qquad (3-1-25)$$

式（3-1-25）中，S_T 为集体当量剂量，单位为希·人；H_{Ti} 为受照射群体中第 i 组内 N_i 个成员在全身或任一特定器官（或组织）内的平均当量剂量。

若群体中所有 N 个个体受到同类辐射的照射，个体受到的平均当量剂量均为 H，则群体的集体当量剂量 S_T 为

$$S_T = H \cdot N \qquad (3-1-26)$$

式（3-1-26）中，S_T 单位为人·希（人·Sv）。

2. 集体有效剂量 S_E　某一群体的集体有效剂量 S_E 为受照群体中每一个成员的有效剂量之和，即

$$S_E = \sum_i E_i \cdot N_i \qquad (3-1-27)$$

式（3-1-27）中，N_i 为该群体中全身或任意器官（或组织）受到的平均有效剂量为 E_i 的那部分人员的人数。集体有效剂量的单位与集体当量剂量的单位相同。若群体中的所有 N 个个体受到同类的辐射照射，个体所受的平均有效剂量为 E，则该群体集体有效剂量 S_E 为

$$S_E = E \cdot N \qquad (3-1-28)$$

集体当量剂量和集体有效剂量是一个广义量，可应用于全世界居民、一个国家居民、一个集体。

（五）待积当量剂量和待积有效剂量

为定量计算放射性核素进入体内造成的内照射剂量，辐射防护中引入了待积当量剂量和待积有效剂量。

1. 待积当量剂量　人体单次摄入放射性物质后,某一种特定器官或组织 T 中受到的当量剂量率 $\dot{H}_{\mathrm{T}}$ 在时间期限 τ 内的积分即待积当量剂量

$$H_{\mathrm{T}}(\tau) = \int_{t_0}^{t_0+\tau} \dot{H}_{\mathrm{T}}(t)\ \mathrm{d}t \qquad (3\text{-}1\text{-}29)$$

式(3-1-29)中, t_0 表示摄入放射性核素的时刻; τ 表示放射性核素对器官或组织 T 照射的时间期限(以年为单位); $\dot{H}_{\mathrm{T}}(t)$ 是对应于器官或组织 T 在 t 时刻的当量剂量率。待积当量剂量的 SI 单位是 Sv。

2. 待积有效剂量　如果将单次摄入放射性核素后各器官或组织的当量剂量乘以组织权重因子 ω_{T},然后求和,就得到待积有效剂量为

$$E(\tau) = \sum_{\mathrm{T}} \omega_{\mathrm{T}} \cdot H_{\mathrm{T}}(\tau) \qquad (3\text{-}1\text{-}30)$$

式(3-1-30)中待积有效剂量的 SI 单位同样为 Sv。

总之,对射线强度的度量是合理应用射线的基础。照射量是一个测量量,也是辐射场与空气介质在多种相互关系作用下的综合结果。以辐射在空气中产生电离电量的多少来间接表征射线强度的物理量,通过测量辐射在空气介质中产生的电离电量,考虑空气与介质在密度、组成上的差异,就可以获得辐射与介质作用后在介质中沉积的能量,即辐射剂量。比释动能与照射量相当,但可以应用到任何介质中,照射量可以认为是比释动能在空气介质中的剂量量。描述具有辐射性的物质时可以使用描述放射性的量,如衰变常数及放射性活度。当量剂量与有效剂量是从辐射防护角度引入的物理量,即辐射防护中使用的辐射量,它不仅反映了射线与组织作用射线能量的沉积,还包含了生物组织受到辐射照射所产生的生物学效应。有关电离辐射的基本辐射量与辐射防护量之间的关系见图 3-1-4。

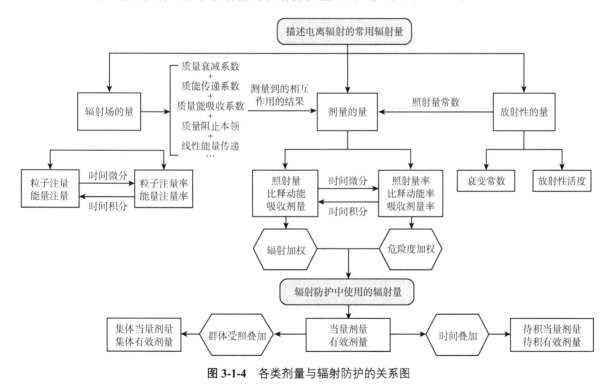

图 3-1-4　各类剂量与辐射防护的关系图

第 2 节　放射线的测量

放射线的测量在评价放射线的诊断要求、治疗疗效及防护水平等方面有重要意义。测量的依据是放射线与物质的相互作用可以产生各种效应,这些效应是射线测量的基础。例如,利用射线的电离作用、

热作用、荧光作用、感光作用可以制成各种电离室、闪烁计数器、荧光玻璃剂量计、热释光剂量计和胶片剂量计等。测量内容主要为放射线照射量的测量、吸收剂量的测量，放射线质（半值层）的测量等。

一、照射量的测量

照射量的大小反映射线强度的分布，它实际上是以放射线在空气中产生的电离电荷的数量来反映射线强度的物理量，对其进行测量涉及如何收集、测量射线所产生的电离电荷。在实际应用中，电离电荷的收集、测量可以通过空气电离室来实现。根据照射量定义设计，空气电离室有若干种类，这里主要介绍自由空气电离室（标准电离室）和实用空气电离室（指形电离室）。

（一）自由空气电离室

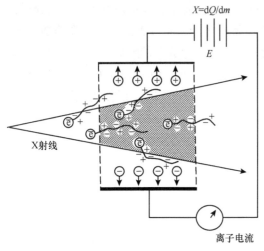

图 3-2-1　自由空气电离室工作原理示意图

自由空气电离室是测量精确度最高的一种空气电离室，其原理如图 3-2-1 所示。在空气中入射的 X 射线或 γ 射线通过光电效应、康普顿效应或电子对效应，将部分或全部能量转换给原子内的电子，这些高速电子沿其轨迹又产生电离。在离子收集电极的电场作用下，正电荷向负极板运动，负电荷向正极板运动，所形成的电流可用静电计测量。根据照射量的定义，光子在特定体积内（图 3-2-1 中阴影区）所产生的电子必须在极板离子收集区内的空气中通过电离把它们全部的能量消耗掉，并且无遗漏地将全部正负电离电荷收集起来。然而，一方面，实际上在给定体积内产生的电子中，有的会把能量沉积在离子收集区之外，因而未被记录测量；另一方面，在给定体积之外产生的电子亦可能进入离子收集区内，并在其中发生电离。一旦前者的电离损失为后者的电离贡献所补偿，即达到电子平衡状态，此时测量到的电离电荷理论上应为次级电子所产生的全部电离电荷量。

自由空气电离室的结构图如图 3-2-2 所示，一束从 X 射线源 S 发出的 X 射线经光栅 D 限束后，入射到一对平行板电场中，极板上加有高电压（其场强数量级为 100V·cm^{-1}），用于收集极板间空气介质中的离子。电离室的有效测量长度 L，构成电离室的一个极板与电源高压的正端或负端相连；另一个极板与静电计输入端相连，称为收集电极 C。电离室的灵敏体积是指由通过收集电极板边缘的电力线所包围的两电极间的区域。灵敏体积外的电极称为保护环，两侧保护环的作用是使收集区内及边缘电场均匀无畸变。

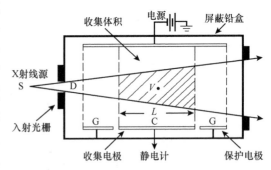

图 3-2-2　自由空气电离室的结构图

图 3-2-2 中阴影部分称为测量体积，用 V 表示，在电子平衡条件下，收集电极收集到的一切离子都是由测量体积内被 X 射线击出的次级电子所形成的。设收集离子的总电量为 Q（单位：C），测量体积内空气质量 m，标准状况下空气密度 ρ，X 射线照射量 X 为

$$X = \frac{Q}{m} = \frac{Q}{\rho \cdot V} \tag{3-2-1}$$

在实际应用中，电离室的输出信号电流约在 10^{-10}A 量级，为弱电流，必须使用弱电流放大器——

静电计对其进行放大,此类静电计通常被称为剂量测量仪。静电计可按积分剂量方式操作,也可按剂量率方式工作,这取决于收集电荷究竟是累积在电容上还是以电流形式流过电阻。

在电离室内,空气对 X 射线的吸收、离子复合、散射光子形成的自由电子,以及温度与气压偏离标准状况引起的密度变化等都很难使电子平衡和使空气质量稳定,测出的照射量往往偏离正确值。用自由空气电离室做精确测量的条件十分严格,通常要对以下因素做校正,包括:①空气衰减校正;②离子复合校正;③温度、压力和湿度对空气密度影响的校正;④散射光子导致电离的校正等。用自由空气电离室测量高能 X 射线会遇到一些困难。当光子能量增大时,空气中所释放出的电子的射程也急剧增大,因此必须通过增大极板间距来维持电子平衡。但是,极板间距的加大又带来电场不均匀和离子复合等问题。虽然极板间距可采用高压空气的办法使之减小,但空气衰减、光子散射和离子收集效率降低等问题仍然存在。因此,客观上对入射光子的能量有一个上限,此上限为 3MeV,若超过该限度就无法对照射量作出精确的测定。

(二)实用空气电离室

实用空气电离室可直接用于照射量的测量,它体积小,方便携带。这种电离室的室壁用纯石墨制成,中央电极用纯铝制成,绝缘体材料是聚氯三氟乙烯(图 3-2-3)。

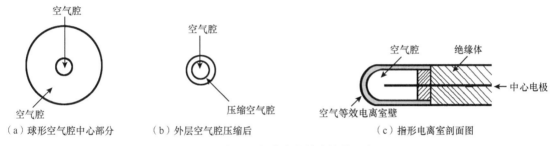

图 3-2-3 实用空气电离室基本结构示意图

(a)球形空气腔中心部分　(b)外层空气腔压缩后　(c)指形电离室剖面图

在图 3-2-3(a)中,一球形空气介质的中心部位有一空气腔,假定该空气腔均匀地受到光子束照射,同时还假定外球和内腔间距离等于空气中产生电离电子的最大射程。如果进入腔内的电子数与离开腔体的电子数相同,那么就满足电子平衡条件。此外,只要能准确测量空气壳层释放出的电子在腔内产生的电离电荷,那么,根据已知腔内空气的体积或质量就能计算出在空气腔中心每单位质量空气内的电荷,继而计算出射线的照射量。如果将图 3-2-3(a)所示气腔外的空气壳层压缩成图 3-2-3(b)所示那样薄的等效固体壳,就形成一个指形电离室。虽然电离室壁是固体材料,但它与空气等价,也就是说它的有效原子序数与空气相同。此外,要求室壁的厚度刚好能建立电子平衡,即室壁厚度必须等于或大于在室壁内所释放的电子的最大射程。因为固体空气等效壁的密度比自由空气大得多,所以在指形电离室中建立电子平衡所需厚度就大大减小了。例如,对 100~250kV 范围内的 X 射线,室壁厚仅需 1mm;对 ^{60}钴 γ 射线,所需壁厚约为 5mm。一般指形电离室的实际壁厚等于或小于 1mm,为达到建立电子平衡所需的厚度,可采用附加有机玻璃或其他材料制成的平衡帽的办法来增加总壁厚。图 3-2-3(c)表示根据上述设想而制成的指形电离室的剖面图。指形电离室壁的材料一般选用石墨,它的有效原子序数($\bar{Z}=7.67$)小于空气,而接近于碳的有效原子序数($\bar{Z}=6.0$),其内表面涂有一层导电材料,形成一个电极。另一个电极位于中心,是由较低原子序数材料(如石墨、铝等)制成的收集电极。如上面所提到的,空气腔中所产生的电离电荷,是由其四周室壁中的次级电子所产生的。为使指形电离室与自由空气电离室具有相同的效应,它的室壁应与空气外壳等效,即在指形电离室壁中产生的次级电子数和能谱与在空气中产生的一样。通常用作室壁的材料为石墨、酚醛树脂和塑料,其有效原子序数略小于空气的有效原子序数,这种室壁材料在空气腔中产生的电离电荷也会略少于自由空气电离室。为此,选用有效原子序数略大的材料,制成中心收集电极,并注意其几何尺寸和在空气腔中的位置，可部分补偿室壁材料的不完全空气等效。

（三）电离室的工作特性

为了保证电离室测量的精度，除定期（一般每年 1 次）将其和静电计送国家标准实验室校准外，还要了解电离室本身所具有的特性，并注意掌握正确的使用方法和按照测量的要求给予必要的修正。

1. 电离室的灵敏度　电离室的灵敏度通常以能测到剂量率的最低限值来表示。对临床要求为 $0.1cGy \cdot h^{-1}$，防护要求为 $0.57\mu Sv \cdot h^{-1}$。电离室的灵敏度与电离室体积成比，与电离室电容成反比。

2. 电离室的杆效应　电离室的杆效应指电离室的金属杆、绝缘体、电缆（包括某些前置放大器）等因受辐照产生微弱的电离，叠加在电离室的信号电流中形成电离室的测量误差。它不同于原发在杆内和体模内的散射线所做的贡献。在辐射场中，绝缘性能降低、寄生的空气间隙等都会增加电离电流。现代电离室中这个效应已很小，可忽略不计，但长期停用后再次使用时该效应稍大，故应连续作几次空白测试之后再作正式测量。对 X（γ）射线，其杆效应表现出明显的能量依赖性，能量越大，杆效应越明显；而对电子束，表现不甚明显，6MeV 电子束的杆效应最大。另一个特点是，当电离室受照范围较小时，杆效应变化较大；而当受照长度超过 10cm 时，杆效应基本不再变化。

3. 电离室的方向性　由于电离室本身固有的角度依赖性，电离室的灵敏度会受到电离辐射的入射方向的影响。使用时，平行板电离室应使其前表面垂直于射线束的中心轴，指形电离室应使其主轴线与射线束中心轴的入射方向相垂直。电离室的角度依赖性直接影响电离室的灵敏体积，同时指形电离室的角度依赖性还与中心电极和室壁制作工艺有关，如室壁厚度的均匀性等。

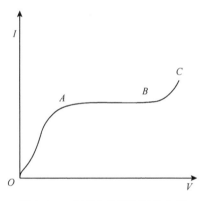

图 3-2-4　电离室的饱和特性曲线
I：电流；*V*：电压

4. 电离室的饱和特性　接收辐照的电离室内电极间的电压逐渐增大时，其电离电流在开始阶段几乎呈直线式增长，随后变得缓慢，最终达到饱和值（图 3-2-4）。当入射电离辐射的强度不变时，电离室的输出信号电流 *I* 随其工作电压 *V* 变化的关系，称为电离室的饱和特性。电离电流最初随电压增大而增大，是因为在低压条件下离子收集不完全，正、负离子在弱电场中不易分离，很快再次结合，增加电场强度可使这种复合减到最小。如果在达到饱和状态后电压仍继续增大，离子因电场的加速又能获得足够的能量，与气体分子发生碰撞而产生电离，其结果是电流急剧增加。电离室应在饱和电压条件下工作，以保证不会因电压的涨落变化而引起离子电流的改变。

5. 电离室的复合效应　电离室的极间电压最理想的状态是，既能减少离子复合效应，又不致产生额外电离。但电离室设计的差异和电离强度不同，总会由于复合效应而损失一定量的电离电荷。实验证实电离室的复合效应依赖于电离室的几何尺寸、工作电压的选择和正负离子产生的速率。对医用加速器的脉冲式辐射，特别是脉冲扫描式辐射，复合效应的校正尤为重要；但对连续式电离辐射，如放射性核素产生的 γ 射线（如 ^{60}钴 γ 射线），复合效应非常小。

6. 电离室的极性效应　由电离室收集到的电离电荷有可能会因收集极电压的极性改变而发生变化，该现象称为极性效应。产生极性效应的原因有：①对指形电离室，电离室的电极结构的形式造成空间电荷的分布依赖于电离室收集极的极性。正负离子的迁移率不同造成收集效率的差异，这一差异可通过提高收集极电压而减少，但最终并不能被消除。②由高能光子发射的康普顿电子形成了一种与气体电离不同的电流，又称康普顿电流。根据收集电极的极性变化，它可以使收集电流增大或减小。在此情况下，真实的电离电流可通过颠倒电离室电压极性，再对两次读数取平均的方式来确定。③在电离室灵敏体积外收集到的电流可能受到极性效应的影响，该电流可能在屏蔽设计不理想的收集器电路上被记录，也可能是因为连接电离室与静电计的电缆被辐照。一般来说，电子线测量中电离室的极性效应相对于光子束测量要明显，且随电子线能量的增大而增大。对任何品质的辐射线，在颠倒正、负极板电压条件下所测定的电离电流差均应小于 0.5%。

7. 环境因素对工作特性的影响　对于大多数非密封型电离室，它们的响应要受到空气温度、压力和相对湿度的影响。因为空气的密度取决于温度和压力，所以按照气体定律，电离室气腔中空气的密度和质量将随温度降低或压力的增大而增大，反之亦然。每单位空气质量所收集到的电离电荷，即电离室读数也将随温度降低或压力增大而增大。现场使用时，必须给予校正。如温度以摄氏度（℃）为单位，气压单位毫巴（mbar），常用 bar（1bar=10^{5}Pa），校正系数 K_{pt} 与温度和气压的关系为

$$K_{pt} = \frac{(273+t)273}{293+T} \times \frac{1013}{P} \tag{3-2-2}$$

式（3-2-2）中，T 为电离室在国家实验室校准时的温度，一般为 20℃或 22℃；t 为现场测量时的温度；P 为现场测量时的气压。

电离室工作环境中空气的相对湿度的影响一般比较小。例如，电离室校准时的相对湿度为 50%，若现场测量时的相对湿度在 20%～70%，则不需要对电离室的灵敏度作相对湿度的校正。

二、吸收剂量的测量

物质中某点的吸收剂量对医学治疗和辐射防护学有重要意义。测量物质中某点的吸收剂量需要测量射线在介质中该点沉积能量的大小。然而直接测量某点的沉积能量是很困难的，所以电离室测量吸收剂量的基本过程是：通过测量电离辐射在与物质（空气）相互作用过程中产生的电离电荷量，计算得出吸收剂量。

电离室是用来测量电离辐射在空气中或在空气等效壁中产生的次级粒子的电离电荷的。而在空气中每产生一对正负离子对所消耗的电子动能，对所有的能量电子来讲，基本是一常数，即平均电离能为 W/e=33.97eV，显然用电离室测量吸收剂量可分为两步：首先测量由电离辐射产生的电离电荷，然后利用空气的平均电离能计算并转换成电离辐射所沉积的能量，即吸收剂量。由于电离室本身特性的限制，采用这种方法测量吸收剂量时，对不同能量的电离辐射，依据的基础和计算方法有所不同。

（一）中低能 X（γ）射线吸收剂量的测量

根据照射量的定义，如果用于测量的指形电离室满足以下 3 个条件：①室壁由空气等效材料制成，②室壁厚度（或加平衡帽后）可达到电子平衡，③气腔体积可精确测量，那么中低能 X（γ）射线的吸收剂量就可由直接测量的照射量转换得到。当满足电子平衡条件时，在空气介质中，照射量 X 和空气吸收剂量 D_a 关系为

$$D_a = X \cdot \frac{W}{e} \tag{3-2-3}$$

电子电量 e=1.6021×10^{-19}C，在空气中产生一对离子所消耗的平均电离能量为 W/e=33.97eV，1eV=1.6021×10^{-19}J，1R=2.58×10^{-4}C·kg^{-1}，则空气吸收剂量 D_a 为

$$D_a = \frac{2.58 \times 10^{-4}}{1.6021 \times 10^{-19}} \times 33.97 \times 1.6021 \times 10^{-19} \times X$$

整理后得

$$D_a = 0.876 \cdot X \tag{3-2-4}$$

由式（3-2-4）可看出，当满足电子平衡条件时，在空气介质中，照射量和吸收剂量的转换系数为 0.876。

将组织作为介质时，在照射量定义适用的能量范围内，照射量和吸收剂量的转换公式为

$$D_{\mathrm{m}} = 0.876 \cdot \frac{\left(\dfrac{\mu_{\mathrm{en}}}{\rho}\right)_{\mathrm{m}}}{\left(\dfrac{\mu_{\mathrm{en}}}{\rho}\right)_{\mathrm{a}}} \cdot X \tag{3-2-5}$$

式（3-2-5）中，D_{m} 为介质吸收剂量，以 cGy 为单位；$\left(\dfrac{\mu_{\mathrm{en}}}{\rho}\right)_{\mathrm{m}}$ 为某种介质（m）的质能吸收系数；$\left(\dfrac{\mu_{\mathrm{en}}}{\rho}\right)_{\mathrm{a}}$ 为在空气（a）中的质能吸收系数；X 为照射量（R）。

令 $f_{\mathrm{m}} = 0.876 \cdot \dfrac{\left(\dfrac{\mu_{\mathrm{en}}}{\rho}\right)_{\mathrm{m}}}{\left(\dfrac{\mu_{\mathrm{en}}}{\rho}\right)_{\mathrm{a}}}$，则转换公式可改写为

$$D_{\mathrm{m}} = f_{\mathrm{m}} \cdot X \tag{3-2-6}$$

式（3-2-6）中，f_{m} 代表照射量与吸收剂量的转换系数，因临床上被照射介质是人体组织，主要有软组织（包括肿瘤）、肌肉、骨骼和水，这些组织根据不同能量射线照射时的测定可知其吸收系数，并按空气的吸收系数得出人体各种组织在不同能量照射时的 f_{m} 值（表 3-2-1），经查表，可将组织中某一深度的照射量（R）转换为吸收剂量（cGy）。表 3-2-1 给出了在满足电子平衡条件时水、软组织、肌肉和骨骼的 f_{m} 值。由于水、软组织和肌肉等成分的原子序数与空气相接近，所以在 10keV～10MeV 的 X 射线区段 $\left(\dfrac{\mu_{\mathrm{en}}}{\rho}\right)_{\mathrm{m}} \Big/ \left(\dfrac{\mu_{\mathrm{en}}}{\rho}\right)_{\mathrm{a}}$ 变化不大，f_{m} 值很接近；而骨骼则由于组成成分有效原子序数高，不仅在 10～100keV 能量区段 f_{m} 值很大，而且当 X 射线光子能量从 30keV 增至 150keV 时，f_{m} 由最大值 4.24 急剧降至 1.06，原因是低能 X 射线与物质相互作用以光电效应为主时，$\left(\dfrac{\mu_{\mathrm{en}}}{\rho}\right)_{m}$ 近似与原子序数 Z^3 成正比、与能量 E^3 成反比，f_{m} 达到峰值，当能量再进一步增长时，康普顿效应主导的局面对大多数组织而言电子密度大致相等，则 f_{m} 值大致相等。

表 3-2-1 满足电子平衡条件时对于不同光子能量、水和不同组织的 f_{m} 值

光子能量/MeV	水/（cGy·R⁻¹）	软组织/（cGy·R⁻¹）	肌肉/（cGy·R⁻¹）	骨骼/（cGy·R⁻¹）
0.01	0.911	0.84	0.921	3.46
0.015	0.9	0.829	0.921	3.85
0.02	0.892	0.821	0.919	4.07
0.03	0.884	0.817	0.918	4.24
0.04	0.887	0.827	0.922	4.03
0.05	0.9	0.849	0.929	3.52
0.06	0.916	0.877	0.937	2.9
0.08	0.942	0.918	0.949	1.94
0.1	0.956	0.94	0.956	1.45
0.15	0.967	0.956	0.96	1.06
0.2	0.969	0.959	0.961	0.978
0.3	0.97	0.961	0.962	0.941
0.4	0.971	0.961	0.962	0.933

续表

光子能量/MeV	水/（cGy·R⁻¹）	软组织/（cGy·R⁻¹）	肌肉/（cGy·R⁻¹）	骨骼/（cGy·R⁻¹）
0.5	0.971	0.962	0.962	0.93
0.6	0.971	0.961	0.962	0.928
0.8	0.971	0.962	0.962	0.927
1	0.971	0.962	0.962	0.927
1.5	0.971	0.962	0.962	0.962
2	0.971	0.961	0.962	0.927
3	0.968	0.958	0.959	0.931
4	0.965	0.955	0.956	0.937
5	0.966	0.951	0.952	0.942
6	0.958	0.947	0.948	0.947
8	0.951	0.94	0.941	0.957
10	0.945	0.933	0.935	0.965

（二）高能电离辐射吸收剂量的测量

通过测量照射量计算吸收量的方式受到多重限制：①X（γ）射线能量不得高于 2MeV；②不适用于电子平衡未建立的情况；③照射量一词仅适用于 X 射线和 γ 射线光子辐射，不适用于其他粒子。为此在下文中将引入一套应用范围更广、可直接从测量结果计算吸收量的理论和方法，即布拉格–戈瑞（Bragg-Gray）空腔理论。

布拉格–戈瑞空腔理论认为，电离辐射在介质中的沉积能量即介质吸收剂量，可通过测量其放置在介质中的小气腔内的电离电荷量转换得到。假设在一均匀介质中，有一个充有空气的气腔（图 3-2-5），电离辐射，如 X（γ）射线在介质中产生的次级电子穿过气腔时会在空气中产生电离。这种电离可以是 X（γ）射线在气腔空气中产生的次级电子所致，也可以是在电离室空气等效壁材料中产生的次级电子所致，前者称气体作用，后者称室壁作用。假定气腔的直径远远小于次级电子的最大射程，则以下 3 个假定成立：①X（γ）射线光子在气腔中所产生的次级电子的电离，即气体作用，可以忽略；②气腔的引入并不影响次级电子的注入量及能谱分布；③气腔周围的邻近介质中，X（γ）射线的辐射场是均匀的。这说明气腔的引入并不改变次级电子的分布，则介质所吸收的电离辐射的能量 D_m 与气腔中所产生的电离量 J_a 应有如下关系：

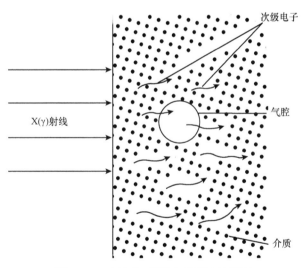

图 3-2-5 布拉格–戈瑞空腔理论示意图

$$D_m = J_a \cdot \frac{W}{e} \cdot \frac{\left(\dfrac{\bar{S}}{\rho}\right)_m}{\left(\dfrac{\bar{S}}{\rho}\right)_a} \tag{3-2-7}$$

式（3-2-7）中，W/e 为电子的平均电离能；$\dfrac{\left(\dfrac{\bar{S}}{\rho}\right)_m}{\left(\dfrac{\bar{S}}{\rho}\right)_a}$ 为介质与空气的平均质量阻止本领之比。式（3-2-7）即布拉格–戈瑞关系式。

布拉格–戈瑞关系式成立与否依赖于气腔大小、室壁材料和电离辐射的能量。实验表明，只有像石墨等与空气有效原子序数相近的室壁材料，在电离辐射能量较高及气腔几何尺寸适中的条件下，式（3-2-7）才能较为精确地成立。随着电离辐射能量降低，气腔尺寸增大，气腔的气体作用不可忽略，以致造成气腔内和室壁材料中电子分布不均匀，布拉格–戈瑞关系式会逐渐失效。式（3-2-7）中使用的质量阻止本领依赖于次级电子的能谱，计算较为复杂。例如，次级电子在气腔内的电离过程中会产生次级电离，形成二次电子，即 δ 电子，其射程较长，可将部分能量带出气腔以外，而布拉格–戈瑞理论假设次级电子在气腔中的能量损失是连续的，并完全消耗在气腔气体的电离过程中，因此阻止本领的计算应利用 Spencer-Attix 理论。

Spencer-Attix 理论要点是，将次级电离的二次电子的能量按某一能量分为两能量段，该能量值称为截止能量，以 Δ 表示。能量为 Δ 的电子的射程约等于气腔的直径。能量低于 Δ 的二次电子为"慢"电子，相反则称为"快"电子。慢电子的能量消耗在气腔内；而能量高于 Δ 的快电子，计算阻止本领时不包括在其中，经这种处理的阻止本领称为限制性平均阻止本领，截止能量为 Δ。在测量高能电离辐射的吸收剂量时，截止能量 Δ 一般取 10～30keV。

综合低能 X（γ）射线和高能电离辐射（包括电子、X（γ）射线等）的测量原理，需注意以下几点：①中低能 X（γ）射线吸收剂量的测量，首先测量的可以是照射量，但电离室壁材料不仅要与空气等效，而且壁厚要满足电子平衡条件；②用布拉格–戈瑞理论测量吸收剂量时，不需要电子平衡条件，因为根据空腔电离理论，气腔中产生的电离电荷量只和介质中实际吸收的能量有关。对中低能 X（γ）射线进行测量时，只要求电离室壁材料和空气等效，对空腔的大小没有特别的限制。例如，在空气中测量低水平辐射时，电离室体积往往较大。③根据空腔理论测量高能电离辐射的吸收剂量时，气腔应足够小，一般要小于次级电子的最大射程，但也不能过分小，否则会造成由次级电离产生的电子大量跑出气腔，而使布拉格–戈瑞关系式失效。

三、吸收剂量测量的其他方法

在对吸收剂量进行测量时，除了利用电离室，还可以采用其他方法。

（一）热释光剂量计

许多晶体材料具有热释光现象，这是指晶体被射线辐照后有少量的吸收能量滞留在晶体中，而当晶体被加热时又转为可见光形式释放的过程。这部分可见光可由所谓的读出器进行测量并转换成辐射剂量值。热释光剂量计就是利用这种原理制成的，它的主要部件就是探测元件（TLD）。

TLD 属于固体探测器。TLD 材料种类繁多，主要有氟化锂（LiF）、硼酸锂（LiBO$_4$）、硫酸钙（CaSO$_4$）、氟化钙（CaF$_2$）及氧化铝（Al$_2$O$_3$）等，其中氟化锂最适合临床应用，原因是：①其有效原子序数为 8.2，与软组织（7.4）很接近；②剂量数据完整（如阻止本领和质能吸收系数等）；③对紫外线不敏感，不易潮解；④产品形式多样，如粉末、超薄基片、冲压片及柱状棒等。

TLD 具有体积小（小于 0.1cm^3）、灵敏度高（10^{-5}Gy）、量限宽（10^{-3}～10Gy）、剂量率依赖性小、响应稳定、环境适应性好、测量对象广泛、有测量的同时性（测量元件和测量仪器分离，故多个元件可同时受照）、便于携带等优点，但热释光剂量计元件辐射特性的分散性较大，其测量精度取决于元件的种类、形状、筛孔，以及热释光读出仪的性能，与电离室法相比精度低。

（二）胶片剂量计

慢感光胶片剂量计是专门用来测量电离辐射的，它的空间分辨率高，对吸收剂量的测量准确度较高，对可见光线不敏感，数据处理和操作简单，一次测量即可获得二维剂量分布，已应用于医学辐射测量的许多领域。其原理是：感光胶片是由乳胶透明片基和溴化银晶体涂层组成的。当胶片接收电离辐射或可见光辐照时，在受照晶体内发生化学变化而形成潜影。冲洗胶片时，感光的晶体被还原成金属银颗粒。定影时未感光的晶体颗粒被定影液冲洗掉，在其位置处留下空白，不受定影液影响的金属呈黑色。胶片变黑的程度取决于所沉积的游离银的数量，即取决于吸收的辐射能。

（三）半导体剂量仪

半导体剂量仪使用的半导体探测器实际上是一种特殊的 PN 型二极管，配备电子学的测量和显示线路，可佩戴多个探头，可同时测量，分别读数，在相对测量中被广泛应用，如全身照射、近距离治疗的体内剂量、X 刀等的剂量，特别是在电子线的百分深度剂量的测量中有其独特之处。

根据半导体理论，P 型和 N 型半导体结合在一起时，在其结合部（PN 结）会形成一个空间电荷区。在无外界因素影响下，空间电荷区处于动态平衡状态。当放射线照射到空间电荷区时，会破坏这种平衡，使带电粒子定向移动形成电流，电流的大小与射线的强度成正比，这就是半导体剂量仪的测量原理。

半导体探测器探头是由硅材料制成的，有极高的灵敏度，相同体积的半导体探头要比电离室的灵敏度高约 18000 倍，故半导体探头可以做得很小（0.3~0.7mm³）、很薄，除了常规用于测量剂量梯度比较大的区域（如剂量建成区、半影区的剂量分布）和小野剂量分布的测量外，近十年来，半导体探测器越来越广泛地用于患者治疗过程中的剂量监测。半导体探测器的缺陷是：在热效应的影响下，半导体探测器即使在无偏压状态工作，也会产生"暗"电流，而"暗"电流会增大本底信号；另外，高能辐射轰击硅晶体，会使晶格发生畸变，导致探头受损，使灵敏度下降。对于给定的探头，受损程度依赖于辐射类型和受照累积剂量。除此之外，半导体探测器的灵敏度还受到环境温度、照射野大小及脉冲式电离辐射场中的剂量率的影响。

四、射线质的测定

放射治疗常用的电离辐射是 X（γ）射线和高能电子束，在确定吸收剂量时，所用的许多参数都依赖于辐射能量，即射线的质。描述射线品质的理想方式是详细说明它的光谱分布，但在放射治疗中，人们更感兴趣的是射线穿透患者的能力。因此，射线质定义为射线穿透物质的本领。下面分别介绍 X（γ）射线质和高能电子束射线质的测定方法。

（一）X（γ）射线质的测定

放射治疗中所用的 X（γ）射线分为中低能和高能 X 射线，以及某些放射性核素发射的 γ 射线，其射线质的测定方法不尽相同。

1. 中低能 X 射线　对中低能 X 射线，其射线质通常用半值层来表示，定义为使射线强度衰减到它初始值的一半所需某种材料吸收体的厚度。在临床剂量学中，半值层通常按 X 射线机管电压的大小和使用的滤过板，分别用铝或铜材料的厚度来表示，如 2mm Al、0.5mm Cu 等。半值层值需要在窄束条件下通过实验测量，为避免散射线对测量精度的影响，电离室至少距吸收体 50cm 以上，并使用小照射野（即窄束条件）。对于单能射线束，其呈指数衰减，而 X 射线机产生的 X 射线的能谱都是连续谱，这时射线束的衰减不再遵循指数规律。射线衰减的速率随吸收体厚度的增大而减小，这是因为吸收体首先滤除低能光子，第一半值层先使射线束初始强度减小了一半，这时射线束变得更硬，导致第二半值层（即将射线束的强度减小到它从第一半值层透射后的强度的一半所需的材料厚度）要增加，同理，第三半值层的厚度大于前两个半值层。对半值层相同的射线质，其 X 射线的能谱也会不同，百分深度剂量分布也可能不同，因为 X 射线机产生的 X 射线的能谱都是连续谱，该能谱分布取决于峰值加速电压、靶材料和线束滤过等因素，所以通常要用半值层和峰值加速电压或同质性系数（定义为第一和第二半值层的比值）对中低能 X 射线质做综合描述。表 3-2-2 给出了中低能 X 射线质的有关参数。

表 3-2-2　中低能 X 射线质的有关参数表

有效半值层		管电压/kV	同质性系数	
/mm Al	/mm Cu		Al	Cu
1.0	0.03	50	0.63	0.64
1.5	0.045	—	—	—
2.0	0.062	75	0.65	0.59
3.0	0.10	—	—	—
4.0	0.15	100	0.67	0.52
5.0	0.20	105	0.69	0.53
6.0	0.25			
7.0	0.32			
8.0	0.42	140	0.77	0.53
9.0	0.5	135	0.82	0.58
10.0	0.6	—	—	—
11.3	0.8			
12.3	1.0	180	0.90	0.6
14.5	1.5	—	—	—
16	2.0	220	0.96	0.70
18	3.0	—	—	—
20	4.0	280	0.98	0.90
21	5.0			
23	6.0	—	—	—
27	8.0			
32	10.0	—	—	—
39	12.0	2×10^3		

2. 放射性核素产生的 γ 射线　放射性核素 γ 射线质通常用平均能量和核素名来描述。例如，^{60}Co 在其衰变过程中释放两种不同能量的 γ 射线，即 1.17MeV 和 1.33MeV，因它们的衰变概率相同，所以它们的平均能量为 1.25MeV。因此，放射治疗中放射性核素的 γ 射线质一般用其核素名和辐射类型表示，如 ^{60}Co γ 射线、^{137}Cs γ 射线等。

3. 高能 X 射线　对加速器产生的高能 X 射线，其射线质大多用峰值能量来说明，很少采用半值层。原因是高能 X 射线通过透射型靶和均整过滤器时已被强制硬化，致使任何外部附加滤板都不能明显改变其束流品质或其半值层值,束流的平均能量约为峰值能量的 1/3。然而在相同的峰值加速电压下,不同厂家加速器的 X 射线能谱可能会有很大不同,原因是加速器中产生的轫致辐射 X 射线能谱并不完全依赖于加速电子的能量,它还与加速方式、射束的偏转、准直系统设计,特别是所选择的 X 射线靶和均整器的材料、厚度等因素直接相关。正是这些因素的影响,X 射线质只能直接用反映其穿透能力的因素来表示。

从剂量学角度考虑,对高能 X 射线质的测定,通常是利用辐射质指数 I。辐射质指数的定义方法一般有两种,如图 3-2-6 所示,一是保持靶到探测器距离不变,分别以水模体中 20cm 处与 10cm 处的组织模体比 TPR 的比值表示;二是保持靶到模体表面的距离不变,以水模体中 20cm 和 10cm 处的百分深度剂量 PDD 之比表示。表 3-2-3 给出了高能 X 射线质上述几种表示方法的数值及相应关系。

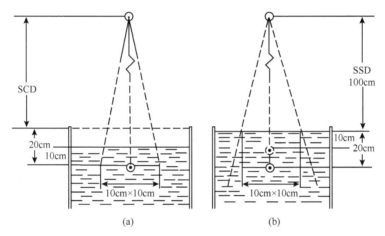

图 3-2-6 测定 X(γ)射线辐射质指数测量方法示意图
(a)靶到电离室距离(SCD)保持不变,测量 TPR_{20}/TPR_{10};(b)靶到模体表面距离(SSD)保持不变,测量 PDD_{20}/PDD_{10}

表 3-2-3 高能 X 射线质几种表示方法的相应关系

TPR_{20}/TPR_{10}	标称加速电位/MV	PDD_{20}/PDD_{10}	TPR_{20}/TPR_{10}	标称加速电位/MV	PDD_{20}/PDD_{10}
0.60	3.5	0.520	0.74	9.5	0.630
0.62	3.9	0.535	0.75	10.5	0.640
0.64	4.4	0.550	0.76	12	0.645
0.66	5.0	0.570	0.77	14	0.655
0.68	5.8	0.585	0.78	20	0.660
0.70	7	0.300	0.79	25	0.675
0.72	8	0.615	0.57	^{60}Co γ 射线	0.500

注:^{60}Co γ 射线并不是通过加速电位产生的,而是通过 ^{60}Co 的放射性衰变产生的。^{60}Co 在衰变过程中会发射出两条 γ 射线,能量分别为 1.17 MeV 和 1.33 MeV。因此,^{60}Co γ 射线并没有标称加速电位这一概念。

(二)高能电子束射线质的测定

加速器产生的高能电子束,在电子引出窗以前,能谱相对较窄,基本可认为是单能。电子束引出后,经过散射箔、监测电离室、空气等介质,并经准直器限束到达模体(或患者)表面和抵达模体后,能谱逐渐变宽。电子束的能量在不同位置其数值有很大差别,从临床使用和水中吸收剂量测量考虑,对于高能电子束,首要关心的是模体表面和水中特定深度处的能量的定义和表示方法。

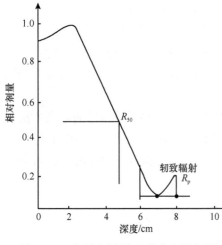

图 3-2-7 电子束射程 R_p 的定义示意图

1. **模体表面的平均能量** 高能电子束在模体表面的平均能量 $\overline{E_0}$，是表示电子束穿透介质的能力和确定模体中不同深度处电子束平均能量的一个重要参数。确定 $\overline{E_0}$ 的方法是测量高能电子束在水中的百分深度剂量曲线，如图 3-2-7 所示，找出它的半峰值剂量深度 R_{50}（cm），其关系式为

$$\overline{E_0} = 2.33 \cdot R_{50} \qquad (3\text{-}2\text{-}8)$$

式（3-2-8）中，系数 2.33 的单位是 MeV·cm^{-1}，它是利用蒙特卡罗方法模拟高能电子束百分深度剂量而得来的。需要特别指出，在确定 R_{50} 时，先求固定源（即靶位置）到电离室的距离，然后测量其百分深度剂量。如果采用固定源到模体表面距离（固定 SSD）方法，式（3-2-8）应改写为多项式形式

$$\overline{E_0} = 0.656 + 2.059 R_{50} + 0.022 \cdot R_{50}^2 \qquad (3\text{-}2\text{-}9)$$

2. **模体表面的最大可几能量** 在分析高能电子束的百分深度剂量分布时，模体表面的最大可几能量 $E_{p,0}$ 是一常用的参数，它直接对应于电子射程 R_p。如图 3-2-7 所示，电子束射程 R_p 定义为水中百分深度剂量曲线下降部分梯度最大点的切线与韧致辐射部分外推延长线交点处的深度（cm）。在测量百分深度剂量时，应注意源（靶位置）到模体表面距离为 100cm，采用较大射野。$E_{p,0}$ 与 R_p 的关系为

$$E_{p,0} = C_1 + C_2 R_p + C_3 R_p^2 \qquad (3\text{-}2\text{-}10)$$

式（3-2-10）中，系数分别为 C_1=0.22MeV，C_2=1.98MeV·cm^{-1} 和 C_3=0.0025MeV·cm^{-2}。该值根据蒙特卡罗方法计算得出，在 1～50MeV 能量范围内，误差为 2%。

3. **不同深度处的平均能量** 随模体深度的增加，电子束能量发生变化。在深度 z 处的电子束的平均能量，可近似用其表面平均能量 $\overline{E_0}$ 和射程 R_p 来表示

$$\overline{E_z} = \overline{E_0}\left(1 - \frac{z}{R_p}\right) \qquad (3\text{-}2\text{-}11)$$

式（3-2-11）是一近似关系式，仅对较低能量的电子束（E_0 小于 MeV），或较高电子能量时较小深度处成立。表 3-2-4 给出利用蒙特卡罗方法计算出的水中 $\overline{E_z}$ 与 $\overline{E_0}$ 的关系。

表 3-2-4 高能电子束水中深度 z 处平均能量 $\overline{E_z}$ 与表面平均能量 $\overline{E_0}$ 的关系

z/R_p	不同表面平均能量下对应 z 处平均能量					
	5MeV	10MeV	20MeV	30MeV	40MeV	50MeV
0.00	1.000	1.000	1.000	1.000	1.000	1.000
0.05	0.943	0.941	0.936	0.929	0.922	0.915
0.10	0.888	0.884	0.875	0.863	0.849	0.835
0.15	0.831	0.826	0.815	0.797	0.779	0.761
0.20	0.772	0.766	0.754	0.732	0.712	0.692
0.25	0.712	0.705	0.692	0.669	0.648	0.627
0.30	0.651	0.645	0.633	0.607	0.584	0.561
0.35	0.587	0.583	0.574	0.547	0.525	0.503
0.40	0.527	0.523	0.514	0.488	0.466	0.444
0.45	0.465	0.462	0.456	0.432	0.411	0.390

续表

z/Rₚ	表面平均能量					
	5MeV	10MeV	20MeV	30MeV	40MeV	50MeV
0.50	0.411	0.407	0.399	0.379	0.362	0.345
0.55	0.359	0.355	0.348	0.329	0.314	0.299
0.60	0.313	0.309	0.300	0.282	0.269	0.256
0.65	0.270	0.265	0.255	0.239	0.228	0.217
0.70	0.231	0.226	0.216	0.202	0.192	0.182
0.75	0.197	0.191	0.180	0.168	0.159	0.150
0.80	0.164	0.159	0.149	0.138	0.131	0.124
0.85	0.137	0.131	0.120	0.111	0.105	0.099
0.90	0.114	0.108	0.096	0.089	0.084	0.079
0.95	0.091	0.086	0.076	0.069	0.065	0.061
1.00	0.077	0.071	0.059	0.053	0.049	0.045

五、医用诊断 X 射线检查技术的辐射剂量学评价

目前使用的医用诊断 X 射线检查设备分为投影成像的 X 射线摄影及横断面成像的 CT 摄影，对于这些检查技术的辐射剂量学评价有各自的方法，现举几个关于评价这些检查技术的剂量学评价量。

1. 入射剂量 是指 X 射线摄影时投射到被检者体表部位的 X 射线所致空气吸收剂量，它不包含被检者对 X 射线所形成的背向散射。

2. 表面入射剂量 是指 X 射线摄影成像时，受检者体表处照射野中心的空气吸收剂量。

3. 剂量面积之积 是指照射到人体表面的 X 射线束的横截面积与照射野内平均空气吸收剂量的乘积。

4. CT 剂量指数（CT dose index，CTDI） 是指沿着垂直于断层平面方向（z 轴）上的吸收剂量分布 $D(z)$，除以 X 射线管在 360° 的单次旋转时产生的断层切片数 N 与标称厚度 T 之积的积分。

第 3 节 辐 射 监 测

辐射监测是辐射防护学的重要组成部分，通过对各种辐射源的辐射水平进行测量和评估，为采取有效的防护措施提供科学依据。随着科技的发展，数字监测技术逐渐得到广泛应用，提高了辐射监测的效率和准确性。在实践中，需要注意选择合适的监测设备和方法，建立完善的监测网络和数据管理系统，加强监测人员的培训和资质管理。未来，随着技术的进步和应用的需求，辐射监测将继续发挥重要的作用，为保障人类健康和安全做出贡献。

放射防护学中的辐射监测对于职业辐射的监测尤为重要，因为工作人员在从事与放射性物质相关的活动时，可能会暴露于不同类型的辐射中，包括 X 射线、γ 射线、中子流外照射等。职业辐射监测的目的是确保工作人员接受的辐射剂量在可接受的水平，以保障他们的健康和安全。辐射防护监测的对象是人和环境两大部分，辐射监测通常包括以下几个方面：个人剂量监测，环境辐射监测，工作场所监测。

一、个人剂量监测

（一）个人剂量监测

个人剂量监测是辐射防护评价和辐射健康评价的基础。一般是测量个人在一段时间（一年或一个月）或一次性操作过程中所接受的 β 射线、γ 射线、X 射线或中子流外照射的剂量。监测内容，一是测出工作人员所接受的外照射剂量；二是内照射，测出工作人员吸入放射性物质的量；三是测出体表放射性物质沾污程度。监测目的是评价工作人员所接受的剂量水平，证明是否符合有关标准（GB 18871—2002），同时也可提供工作人员所受剂量的趋势和工作场所条件及事故照射情况下的有关资料。个人剂量监测是对个人接受的辐射剂量进行的监测，包括空气剂量、皮肤剂量、食入剂量等。监测设备包括剂量计、热室、空气采样器等。工作人员应佩戴个人剂量计，以实时记录所接受的辐射剂量。个人剂量监测也包括对工作人员的监测及对公众的监测。

（二）对辐射从业人员的个人职业监测

职业辐射监测的频率和持续时间取决于工作场所的辐射水平和工作人员的职责。根据相关法规和标准，应对职业辐射监测的数据进行记录和分析，以评估工作人员的辐射风险，并采取必要的防护措施。总之，职业辐射监测是放射防护学中的重要环节，通过科学合理的监测手段和技术，可以保障工作人员的职业安全和健康。

随着核与放射技术的迅速发展，放射工作人员的职业健康监护及相关辐射安全问题日益受到广泛的关注和重视。根据联合国原子辐射效应科学委员会（United Nations Scientific Committee on the Effects of Atomic Radiation，UNSCEAR）报告（2000 年），世界范围内约有 1100 万工作人员受到电离辐射照射。为保护从事放射性工作人员免受电离辐射的危害，国际原子能机构（International Atomic Energy Agency，IAEA）和国际放射防护委员会制定了电离辐射防护相关标准和准则来促进辐射防护优化原则有效实施。IAEA 要求剂量监测记录应按每个所监测的个人加以整理。ICRP 第 103 号出版物建议放射工作人员受到的职业暴露应当保持在可合理达到的尽可能低的水平。

根据 2017 年我国放射性工作人员职业性外照射个人剂量水平与分析，医学应用人数占 81.6%，工业应用人数占 18.4%，人均年有效剂量分别为 0.353mSv 和 0.270mSv，从事医学应用的放射工作人员所受到的人均年有效剂量显著高于工业应用。由于从事核医学、介入放射学、工业探伤和测井的工作人员受照剂量相对偏高，所以应进一步加强相关辐射防护措施、设施等，以减少职业暴露。

个人外照射的辐射监测主要是选用合适的个人剂量计：要针对射线的种类、能量大小、辐射场的强度选用灵敏度高、体积小、便于携带的一种或两种以上剂量计，如个人剂量笔、荧光玻璃剂量计、热释光剂量笔和数字式个人报警器等。剂量计应佩戴在身体具有代表性的部位（头、手、肠、性腺等部位）或需要观察监测的特定部位，根据外照射推算出这些器官所受的当量剂量。

（三）公众剂量的监测

放射检查技术在临床上被广泛应用，由此导致的电离辐射安全和潜在致癌风险引起了学术界普遍关注。在临床实践工作中，降低患者的医源性辐射剂量已经成为放射检查技术质量控制的热点问题。放射性辐射损害是可以管控和改善的风险因素，只有利用可以跟踪记录患者受照剂量、受检时的扫描参数的工具才能真正实现降低扫描剂量、优化扫描参数的目标。商业用途的辐射剂量自动监测软件应运而生，并不断发展，这些软件可以实现剂量监测和分析。目前使用的 X 射线和 CT 设备需要保存检查者的辐射剂量报告。

2012 年 12 月 12 日，我国发布了《关于规范健康体检应用放射检查技术的通知》，规定强调了放射检查的正当性原则、防护最优化原则，禁止不分性别和年龄采用统一的放射检查项目，检查时有效控制受检者受照剂量，切实保护广大人民群众的健康。

二、辐射环境监测

辐射环境监测：参考《辐射环境监测技术规范》（HJ 61—2021 代替 HJ/T 61—2001），为了解环境中的放射性水平，通过测量环境中的辐射水平（外照射剂量率）和环境介质中放射性核素的含量，并对测量结果进行解释的活动。狭义的辐射环境监测专指电离辐射环境监测，也称为环境放射性监测；广义的辐射环境监测还包含电磁辐射环境监测。通常都是指狭义的辐射环境监测。

（一）辐射环境监测的目的

环境辐射监测的目的是：获取区域内辐射背景水平，积累辐射环境质量历史监测数据；掌握区域辐射环境质量状况和变化趋势；判断环境中放射性污染及其来源；报告辐射环境质量状况。持续开展定时、定点的环境质量监测，掌握区域内辐射环境背景数据，可以为环境辐射水平和公众剂量提供评价依据，在评判核或辐射突发事故/事件（包括境外事故/事件）对公众和环境影响时提供必不可少的对比参考依据。环境电离辐射水平是环境监测的重要内容。

（二）辐射环境质量监测的内容

辐射环境质量监测包括陆地辐射环境质量监测和海洋辐射环境质量监测，是对工作场所中的辐射水平进行监测，包括空气、表面、地下水等。海洋辐射环境质量监测范围为我国管辖海域，必要时也应监测我国临近的国际公共海域，监测对象包括海水、沉积物、生物等，可通过浮标（漂流或固定）监测、船舶定点监测与船舶走航监测相结合的方式实施。监测点位应远离核设施等大型辐射源。监测设备包括剂量率计、能谱分析器、放射性核素检测器等。环境电离辐射水平监测有助于评估工作场所的辐射风险，及时发现潜在的辐射泄漏和污染。

（三）辐射源周围的环境的监测

对辐射源周围的环境进行辐射水平监测是辐射环境监测一个重要内容。辐射环境监测是为了评判特定辐射源或伴有辐射活动对周围环境是否造成影响及影响程度而进行的监测，目的是为环境监督管理提供依据，为公众提供环境信息，监测辐射源排放情况，核验排放量，检查辐射源营运单位的环境管理效能，评价排放对环境的影响，检查和证实环境影响评价中的假设和结论。并非所有的辐射源都需要开展辐射环境监测，对周围环境和公众的辐射影响可以忽略的辐射源，不需要开展环境监测，如豁免的放射源。这里的放射源，是对周围环境和公众具有已确定或潜在辐射影响的放射源。

（四）放射源的分类

参照国际原子能机构的有关规定，按照放射源对人体健康和环境的潜在危害程度，从高到低将放射源分为 Ⅰ、Ⅱ、Ⅲ、Ⅳ、Ⅴ 类，Ⅴ 类源的下限活度值为该种核素的豁免活度。

Ⅰ 类放射源为极高危险源：没有防护情况下，接触这类源几分钟到 1 小时就可致人死亡。

Ⅱ 类放射源为高危险源：没有防护情况下，接触这类源几小时至几天可致人死亡。

Ⅲ 类放射源为危险源：没有防护情况下，接触这类源几小时就可对人造成永久性损伤，接触几天至几周也可致人死亡。

Ⅳ 类放射源为低危险源：基本不会对人造成永久性损伤，但对长时间、近距离接触这些放射源的人可能造成可恢复的临时性损伤。

Ⅴ 类放射源为极低危险源：不会对人造成永久性损伤。

使用放射源的辐射环境监测是对环境 γ 辐射水平及中子当量剂量率进行监测。对于含 Ⅰ、Ⅱ 类密封源的设施，其辐射环境监测分为使用前辐射环境水平调查、使用期间的辐射环境监测和退役后的辐射环境监测三类。

三、工作场所监测

（一）工作场所监测的范围

工作场所的监测就是对放射工作场所的辐射水平监测。监测项目主要包括剂量率、注量率、表面污染水平和气载放射性物质活度浓度的测定及其评价。这是对放射性物质使用和存储设备进行的监测，包括放射性核素的生产、储存和运输设备，以及放射治疗设备等。设备监测有助于确保设备的安全性和可靠性，防止放射性物质泄漏和误操作。

（二）工作场所外照射监测

外照射剂量监测主要是对γ、X射线的辐射的监测，有时也指对中子和β射线的监测。对于各种γ源和中子源、射线装置及中子发生器等，在交付使用时，或进行重大维修以后，应当进行全面监测，查明它们周围辐射场照射量率或当量剂量率的分布情况。如果工作场所的辐射场不会轻易变化，那么此时的外照射监测频率为每年1～2次。用于场所监测的仪器，在开始测量前，应检查电池的电压是否正常，然后调好仪器零点，由最大量程开始，逐渐改变量程范围，直到出现读数为止。对表头仪表，指针的满刻度值的1/2左右读数误差最小。对于射线发射时间很短促的测量（如医院诊断X射线机的拍片测量），可能由于仪表的响应时间来不及而使测量值远小于实际值。此时，用热释光剂量计测得的结果比用仪表测得的结果准确。

对辐射场变化较大、无法预测的工作场所，设置一个监测报警系统是十分必要的，它可以及时报警，使工作人员免遭大剂量照射。

（三）室内X射线装置监测要点

1. 辐射水平巡测 探伤室的放射防护检测，特别是验收检测时应首先进行周围辐射水平的巡测，用便携式X-γ剂量率仪巡测探伤室墙壁外30cm处的辐射水平，以发现可能出现的高辐射水平区。

2. 辐射水平定点监测 一般情况下应检测以下各点：①通过巡测发现的辐射水平异常高的位置；②探伤室门外30cm离地面高度为1m处，门的左、中、右侧3个点和门缝四周各1个点；③探伤室墙外或邻室墙外30cm离地面高度为1m处，每个墙面至少测3个点；④人员可能到达的探伤室屋顶或探伤室上层（方）外30cm处，至少包括主射束到达范围的5个检测点；⑤人员经常活动的位置；⑥每次探伤结束后，检测探伤室的入口，以确保探伤机已经停止工作。参考《工业探伤放射防护标准》（GB Z117—2022）。

四、放射防护学中的监测实用案例

1. 核电站周围环境的辐射监测 为了确保核电站周围环境的辐射安全，需要对周围环境进行长期辐射监测，包括监测空气、土壤和水源的辐射水平。

2. 医疗放射设备的辐射监测 医疗放射设备（如X射线机和CT机）在运行时会产生辐射，为了确保医生和患者的安全，需要对这些设备的辐射水平进行监测。

3. 空中飞行员的辐射监测 飞行员在飞行过程中会受到宇宙射线和大气粒子的辐射，为了评估飞行员受到的辐射风险，需要对他们受到的辐射剂量进行监测。

4. 核废料处理和储存设施的辐射监测 核废料处理和储存设施中的核废料可能会产生辐射，为了确保工作人员和周围社区的安全，需要对这些设施的辐射水平进行监测。

（綦维维）

第4章
电离辐射对人体的危害

第1节 电离辐射的来源

随着人类健康意识的增强，放射线对人体的辐射风险日益受到关注。人类受到的电离辐射主要来源于两类：天然辐射源和人工辐射源。在人们所受到的电离辐射中，有 80%以上来自天然辐射源，只有不到20%来自人工辐射源，同时人工辐射源主要来自医学应用。

一、天然辐射

天然辐射，也被称为天然本底辐射，是指天然存在的各种辐射源的照射，包括来自外太空的宇宙射线及宇生放射性核素（由宇宙射线与物质相互作用而产生的放射性核素）、存在于地球上的空气、食物等居住环境（陆地源）中及人体内部的原生天然放射性核素所引起的各种辐射。根据源于体外或体内对人体产生的照射，天然辐射主要分为外照射与内照射两种。例如，宇宙射线、地表层的放射性核素发出的各种射线对人体造成的照射属于外照射，吸入放射性氡气和食入天然放射性物质对人体造成的照射属内照射。

（一）宇宙射线

宇宙射线是指来自于宇宙中的一种极高能量的带电粒子流，包括太阳耀斑爆发的太阳宇宙射线和来自于太阳系以外的银河宇宙射线。宇宙射线持续"轰击"地球，部分与大气层相互作用，产生不同类型的辐射和放射性物质（如宇生放射性核素 ^3H、^{14}C、^7Be 和 ^{22}Na 等），也就是次级射线。地球大气层和磁场的阻挡显著地减少了宇宙辐射，然而还是会有一些射线到达地球表面，并且在某些地方受到的照射多于其他地方。例如，宇宙射线会被磁场偏转到南北两极，导致南北两极受到的照射要多于赤道地区。

另外，由于上层空气稀薄，屏蔽效果较弱，宇宙射线照射水平还会随着海拔增加而增长。因此，高原地区的人群受到的宇宙射线照射剂量值比平原地区的人群大。在海平面上，宇宙射线对人体的年平均照射当量剂量值约为 0.3mSv。然而，居住在海拔相当高的地方（例如青藏高原）居民受到的年剂量是居住在海平面高度的人的数倍。在飞机飞行的高度，宇宙射线的强度比地面高得多。在洲际航线的巡航高度上，宇宙射线剂量率可以达到地面照射当量剂量值的 100 倍。

（二）陆地源

陆地源主要包括大地、空气、食物中的放射性核素，对人体产生内、外照射两种辐射损伤。

1. 陆地外照射 陆地外照射来自地球的原生放射性核素，这些放射性核素寿命极长，存在于大地中，如 ^{40}K、^{238}U 和 ^{232}Th 及由它们衰变产生的次生放射性核素 ^{226}Ra 等，据联合国原子辐射效应科学委员会（United Nations Scientific Committee on the Effects of Atomic Radiation，UNSCEAR）估计，全球人均陆地外照射年有效剂量约为 0.48mSv。

在地壳中的放射性核素，它们在岩石和土壤中的质量分布随地域不同而变化很大，在不同类型的岩石、土壤和水中亦存在很大差别。例如，有研究表明，在法国、德国、意大利、日本和美国居民生活的地区，95%受到室外年平均剂量为 0.3～0.6mSv，少部分可能高于 1mSv。有些国家的部分地区，陆地源辐射照射水平甚至更高。例如，在印度喀拉拉邦西南海岸，有一片人口密集的 55km 狭长土地，该地沙子富含放射性核素钍，当地人们每年受到的外照射剂量平均为 3.8mSv。在中国阳江的某些地区，天然辐射水平也可达全国平均水平的几倍。不过，流行病学研究显示，这类辐射水平偏高的地区，并未发现居民的癌症发病率上升。

2. 吸入内照射　人体吸入的空气中含有放射性小颗粒，特别是对人体危害较大的天然放射性惰性气体氡（^{222}Rn）及其子体。^{222}Rn 来自地球岩石和土壤中存在的 ^{238}U 衰变系，广泛存在于自然环境中，是一种无色、无嗅、无味的放射性惰性气体。吸入后，氡的衰变产物（主要是 ^{218}Po 和 ^{214}Po）滞留在肺中，发射 α 粒子，对呼吸道产生照射。氡被确认为是继吸烟之后导致肺癌的第二大因素。

氡存在于所有建筑物和地下场所中，浓度水平差异较大，主要取决于地质状况和建筑特征等因素。氡在土壤中产生后，通过地下室和地板可以直接渗入到建筑物中，从而导致室内空气中氡的累积，不同地区的建筑内氡浓度有所差异，与局部地区的地质状况、土壤渗透性、建筑材料和建筑物通风等因素有关。当室内温度较高时，热空气上升，空气通过窗户或孔隙从房屋顶部逸出，使底层和地下压力降低。这样就使得氡通过裂隙和孔隙（如各种管道入口周边）从地基下的土壤中快速释出。

3. 食入内照射　食品和饮用水中可能含有某些天然放射性核素，这些放射性核素先是从岩石、土壤和水中的矿物质转移到植物，植物被食用后再转移到动物。因此，食入内照射的强弱不仅取决于食物和饮水中放射性核素的浓度，还与当地的饮食习惯有关。例如，澳大利亚西部的居民经常食用的羊肉和袋鼠肉内含铀量较高；鱼、虾、蚌、贝等水生生物含有相对高水平的 ^{210}Pb 和 ^{210}Po，所以大量食用海鲜的人接受到的剂量可能略高于一般人群。根据 UNSCEAR 估算，饮食中天然辐射源所致的年平均有效剂量是 0.3mSv。

（三）人体内原生天然放射性核素

人体内部本身含有的放射性核素 ^{40}K 也是天然辐射之一。众所周知，人体是由细胞构成的，细胞是由碳、氢、氧、氮、钠、钾、钙、镁等许多元素组成的。一个成人体内约有 100g 钾元素，其中万分之一是放射性同位素 ^{40}K。^{40}K 是 β 和 γ 射线放射体，它释放的射线约一半被人体组织吸收了，另一半辐射出体外。

综上所述，不同地区、不同居住条件下的居民，所受到的天然本底辐射的剂量水平是有很大差异的。据 UNSCEAR 估计，1 年受到的天然辐射有效剂量全球人均为 2.4mSv，剂量范围 1～10mSv，其中内照射所致的有效剂量值比外照射高，约占 60%，正常天然本底辐射地区天然辐射源所致人体年均辐射有效剂量估值见表 4-1-1。因为天然本底辐射的辐射剂量相对较低，目前无证据表明天然本底辐射对人体健康有影响。

表 4-1-1　正常本底辐射地区天然辐射源所致人体年均辐射有效剂量估值

辐射类型	辐射源	世界平均年有效剂量/mSv
外照射	宇宙射线	0.4
	地表 γ 射线	0.5
内照射	吸入（主要是氡）	1.2
	食入	0.3
总计		2.4

二、人工辐射

人工辐射主要来源于医疗照射、核能生产、核爆炸和消费品中添加的辐射物质等。目前世界上人们受到的人工辐射源的照射，医疗照射居于首位，约占 80%。

（一）医疗照射

随着 CT、发射计算机断层显像（ECT）和正电子发射计算机断层显像（PET-CT）各种医用放射性和放射性核素检查诊断设备，X 刀、γ 刀和电子、质子、重离子加速器等放射性治疗设备应用的增多，在全球范围内接受放射性检查及放射治疗的人群逐年增加。医疗照射已成为人类受到人工照射的主要来源，在医疗照射中，以诊断为目的的照射又占主导地位。医疗照射所致的年集体有效剂量约为天然辐射源产生的年集体有效剂量的 1/5，即世界居民的年人均医疗照射有效剂量约为 0.4mSv。

（二）核能生产

核能生产包括铀矿开采、矿石加工、核燃料生产、反应堆动力生产、燃料后处理等一系列工业流程。核能生产的核燃料除用于制造核武器外，还主要用作核电厂、舰船、潜艇等的核动力。在核能生产过程的各个环节中难免会有放射性物质排放到环境中，但释放出的放射性物质的半衰期大部分较短，分散到较远的距离时已衰变掉很多，所以大部分放射性物质仅能造成局部环境污染。

（三）核爆炸

核爆炸是通过冲击波、光辐射、早期核辐射、核电磁脉冲和放射性沾染等效应对人体和物体起杀伤和破坏作用，前四者都只在爆炸后几十秒钟的时间内起作用，而放射性沾染能持续几十天甚至更长时间。核爆炸在大气中形成的人工放射性物质是重要的人工辐射来源之一。核爆炸形成的放射性尘埃会对居民产生较大危害，其主要是通过摄入食物引起内照射而产生的，其次是扩散在环境中引起外照射而产生的。

除上述三种主要人工辐射源外，空中旅行、宇宙航行及各种生活用品（例如，含放射性发光涂料的夜光钟、表，含铀、钍的制品，某些电子、电气器件等）也会给人类造成辐射。不过，由这些人工辐射所致的世界居民的集体有效剂量与天然辐射源所致的相比，一般都很小，因此不足以对人体健康造成影响，短期受照剂量对人体健康的影响见图 4-1-1。

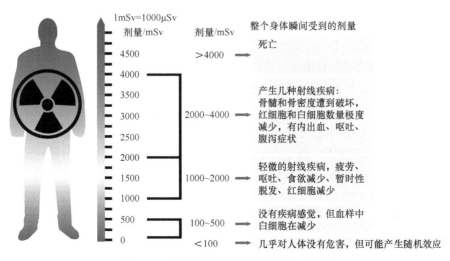

图 4-1-1　短期受照剂量对人体健康的影响

第2节 辐射生物效应

在地球环境中，人类始终受到电离辐射的照射。机体受到电离辐射后会产生复杂的化学和生物学变化，由此造成生物组织细胞和生命各系统功能、调节和代谢的改变，这一系列有害效应，称为辐射生物效应（biological effect of radiation）。

一、辐射生物效应的产生机制

电离辐射作用于机体后，其能量传递给机体的分子、细胞、组织和器官等基本生命物质后，会引起一系列复杂的物理、化学和生物学变化，由此造成生物体组织细胞和生命各系统功能调节和代谢的改变，产生各种生物学效应。辐射对生物体的作用方式有两种，即直接作用和间接作用。

（一）直接作用

电离辐射的能量直接沉积于生物大分子，引起生物大分子的电离和激发，破坏机体的核酸、蛋白质、酶等具有生命功能的物质，这种直接由射线造成的生物大分子损伤，称为直接作用（direct effect）。直接作用与射线粒子在其径迹上释放的能量有关。射线粒子在单位长度径迹上释放辐射能的多少，称为传能线密度（linear energy transfer，LET）。LET与射线粒子种类及能量大小有关，其单位为焦耳每米（J/m）或千电子伏特每米（keV/m）。通常LET越大，直接作用概率越高。直接作用造成的生物分子损伤效应，如核糖核酸（RNA）、脱氧核糖核酸（DNA）、蛋白质和各种酶类的化学结构改变，称为直接损伤效应。剂量较大时，可使生物大分子中的化学键发生断裂，造成与这些物质有关的代谢环节发生障碍。

（二）间接作用

生物大分子处在射线的径迹外，没有直接受到射线的作用，而是通过生物大分子周围的介质发生辐射反应时产生的自由基与生物分子作用，引起生物大分子损伤，这种作用为间接作用（indirect effect）。自由基造成分子结构的变化和生物学功能性质的改变，从而引起组织细胞的破坏和各系统的功能障碍，发生病理性变化。

间接作用过程中，水分子是射线能量的直接接受者，生物大分子并未直接接受射线的能量。由于机体细胞的含水量较高，一般达到70%～80%，细胞内生物大分子存在于含大量水的环境中，在辐照情况下，水受辐射分解后可产生离子和自由基。这些自由基具有过剩的能量而不稳定，极易反应将能量转移给其他生物分子，使其损伤，因此，间接作用在引起生物大分子损伤方面具有重要意义。间接作用造成的辐射损伤效应为间接损伤效应，间接损伤效应导致分子结构变化而生成新的有机化合物，使代谢功能产生障碍，造成人体各系统的病理变化。

无论是直接作用还是间接作用，都是由于高能光子或亚原子微粒最终被生物分子破坏性吸收的结果，两者造成辐射损伤的原理相同。电离辐射使组成细胞的分子结构和功能发生变化，导致该细胞发生死亡或丧失正常的活性而发生突变。如电离辐射与DNA分子的作用机制：①带电粒子与DNA分子的直接作用，如图4-2-1所示；②通过自由基与DNA分子的间接作用，即紧邻DNA处的"环境"分子（水分子）电离形成的自由基向DNA扩散，并将其能量转移给DNA，从而使该分子产生化学变化，如图4-2-2所示。

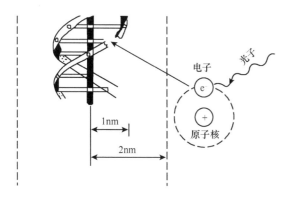

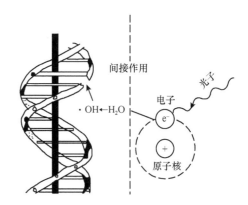

图 4-2-1　电离辐射对 DNA 的直接作用　　　　图 4-2-2　电离辐射对 DNA 的间接作用

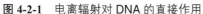

🔗 **链 接**　**自由基** ——————————————————————————————————————

　　自由基（free radical）是带有一个或多个不配对电子的原子、分子、离子或原子团，具有极强的活性，为了使自由基显示出未配对电子特征，一般在原有原子、分子、离子或基团符号的上角标、一侧或上方记一个圆点"·"以显示带有未配对电子，但不表示未配对电子的数量，如羟自由基（·OH）和氢自由基（H·）。自由基极易造成 DNA 损伤，染色体畸变，染色体的畸变就是 DNA 受损的结果。如果引起蛋白质、酶的损伤，又会引起代谢的紊乱。

——

二、辐射生物效应分类

　　辐射在生物大分子、细胞、组织、器官和生物整体等各个层次上，引起结构与功能变化，进而导致两类主要的有害健康效应。一类是由于组织中大部分细胞被杀死或功能丧失而产生的有害的组织反应；另一类是由于体细胞突变在当代发生的致癌效应和由于生殖细胞突变在后代发生的遗传效应。

　　ICRP 2007 年建议书（103 号出版物）将辐射生物效应分为确定性效应/组织反应（deterministic effects/tissue reaction）和随机性效应（stochastic effect）两类。

（一）确定性效应/组织反应

　　确定性效应，是以存在阈值剂量并且反应严重程度随剂量增加而加重为特征的细胞群体的损伤，也被称为组织反应。在有些情况下，这些效应可通过包括生物反应修饰剂在内的照后程序进行修饰。

　　射线照射人体全部组织或局部组织，若能杀死相当数量的细胞，而这些细胞又不能由活细胞的增殖来补充，则这种照射可引起人类的确定性效应。确定性效应的发生基础是器官或组织的细胞死亡，由此引起的细胞丢失可在组织或器官中产生临床上可检查出的严重功能性损伤，如急性放射病、皮肤放射损伤等。确定性效应的严重程度与剂量有关，而且存在一个阈剂量（threshold dose）。低于阈剂量时，细胞死亡较少，而不会引起组织或器官的可检查到的功能性损伤，在健康人体中引起的损害概率为 0。随着剂量的增大，细胞死亡增加，当剂量增加到一定水平时，组织或器官的可检查到的功能性损伤概率陡然上升到 100%，这个剂量称为阈剂量。超过阈剂量后，损害的严重程度随剂量的增加而增加，即受影响的细胞增多，功能丧失严重。除可引起组织或器官的功能损失以外，射线也可损伤供应血液的血管，从而导致次级性的组织损伤，也会有纤维组织替代了功能细胞，从而减弱器官的功能。临床上的诊断结果取决于受照组织的特定功能，如眼的晶状体发生浑浊，有时会损伤视力，而照射性腺时可能引起暂时或永久不育。

　　一些功能性的确定性效应，其损伤程度若不过于严重，往往是可逆的。

人体不同组织或器官对射线照射的敏感程度差异很大，损伤频率与剂量大小有关，同时损伤出现的时间变化很大，范围从几小时到几天，甚至几年。单次（即急性）低于几戈瑞的剂量照射，很少有组织在临床上出现明显的损伤，对于分散在几年中的剂量，且在年剂量约小于0.5Gy，绝大部分组织也不大可能出现严重的效应。如肺、肝、肾、小肠、骨、皮肤等大多数器官的慢性长期照射，其阈剂量均在20～30Gy以上。而对电离辐射较敏感的性腺、眼晶状体和骨髓的阈剂量很低，表4-2-1反映了这些组织中某些确定性效应的剂量阈值。一般而言，这些组织效应发生的频率随剂量而增加，其严重程度也随剂量而变化。

表4-2-1　成年人睾丸、卵巢、眼晶状体和骨髓的确定性效应阈值估计值[a]

组织	效应	单次短暂照射的总剂量/Gy	分割多次照射或迁移照射的总剂量/Gy	多年中每年以分割多次照射或迁移照射的阈剂量率/（Gy·a⁻¹）
睾丸	暂时不育	0.15	NA[b]	0.4
	永久不育	3.5～6.0	NA	2.0
卵巢	不育	2.5～6.0	6.0	>2.0
眼晶状体	可查出的混浊	0.5～2.0	5	>0.1
	视力障碍（白内障）	5.0[c]	>8	>0.15
骨髓	造血功能低下	0.5	NA	>0.4

注：a 引自ICRP，1984；b NA（not applicable）表示不适用，由于该阈值取决于剂量率而不是总剂量；c 给出2～10Sv的急性剂量阈值（NCRP 1989）。

睾丸在单次短暂照射吸收剂量约0.15Gy，或长期照射下阈剂量率为0.4Gy·a⁻¹，可引起男性暂时不育，而永久不育的阈剂量为3.5～6.0Gy，阈剂量率为2.0Gy·a⁻¹。女性绝育的单次短暂照射的阈剂量为2.5～6.0Gy（年长妇女更敏感），或者是多年迁延的剂量率超过0.2Gy·a⁻¹。足以减损视力的眼晶状体混浊（延迟一段时间后）的阈值对于低LET（传能线密度）的急性照射为2～10Gy，对于高LET的辐射吸收剂量阈值为该值的1/3～1/2。对多年照射的阈剂量率，一般认为略高于0.15Gy·a⁻¹。有临床意义的造血功能抑制，其全部骨髓的单次短暂照射的阈剂量约为0.5Gy，多年迁延照射的阈剂量率高于0.4Gy·a⁻¹。

确定性效应的出现有一个时间的进程，许多重要的确定性效应只在经过一段很长的潜伏期后才出现。在非正常情况下，急性辐射照射可以造成人类在内的生物物种的死亡。这是因为机体受到大量照射后，体内一个或多个重要器官系统严重损失细胞的结果。

当照射剂量大于约5Gy时，机体会产生严重的胃肠道（干细胞和毛细血管内皮细胞）损伤效应，在并发骨髓损伤的情况下，可在1～2周引起死亡；照射剂量约10Gy时，可能因发生急性肺炎而导致死亡；当剂量更大时，将使神经和心血管系统发生损伤，可在几天内由于休克而死亡。表4-2-2是人类在短时间内（如几分钟）受到的不同大剂量、低LET照射后的死亡时间。

表4-2-2　人类急性低LET全身不均匀照射发生特定综合征和死亡的剂量范围

全身吸收剂量[b]/Gy	主要致死效应	照射后死亡时间/天
3～5	骨髓损伤（LD₅₀/₆₀）[a]	30～60
5～15	胃肠道损伤	7～20
5～15	肺和肾脏损伤	60～150
>15	神经系统损伤	<5，剂量依赖性

注：a LD₅₀/₆₀为预计使一半的个体在60天死亡所需的剂量描述；b 某些剂量范围数据包括含根据部分身体受照所作判断。

组织反应是从组织损伤反应的动态过程等方面综合考虑，原来认为达到某阈值剂量会发生或不发生某种效应，现在已经认识到了无论是早期还是晚期的组织反应都未必"预确定"，而且受照后通过应用不同的生物反应调节剂，可使组织反应发生变化。因此，将这些效应作为早期或晚期组织/器官反应来看待更为确切，ICRP 于 2007 年发布的新辐射防护建议书中建议用组织反应来替代确定性效应这一术语。但是，ICRP 意识到原有的"确定性效应"和"随机性效应"术语在放射防护体系中的使用已有很坚实的基础，因此在 ICRP 2007 建议书中仅将组织反应用作确定性效应的同义词。

组织反应的相关概念包括组织反应阈剂量、正常组织早期（或晚期）反应和终生危险。组织反应阈剂量（threshold dose for tissue reactions）是指照射可导致指定组织反应仅为 1 %发生率的估计剂量。正常组织早期反应（early normal tissue responses）是指受到照射后数周至数月出现的辐射诱发的正常组织损伤（根据定义，在放疗开始后大约 90 天内）。正常组织晚期反应（late normal tissue responses）是指受到照射后经数月至数年表现出来的辐射诱发的人体正常组织损伤（根据定义，在放疗开始后大约 90 天后），放射性白内障就是正常组织晚期反应。终生危险（lifetime risk）是指在人的一生中发病或死于某种特定原因的风险。应当注意的是，阈剂量与剂量限值（dose limit）的含义不同，阈剂量是指生物效应研究中的一个推荐值，而剂量限值是国际或国家基本安全标准给出的一个法定值。

（二）随机性效应

电离辐射的能量沉积是一个随机的过程，即使是非常低的剂量也有可能在细胞关键位点沉积足够的能量而诱发细胞改变或死亡。在大多数情况下，单个或少量细胞死亡不会产生组织上的后果。但是，单个细胞的变异，如发生遗传变化或最终导致恶性突变的细胞转化事件，将会产生严重的后果。这些源于单个细胞损伤的辐射效应就被称为随机效应。即使在很低剂量下，这些随机效应事件仍然会以有限的概率发生，因此没有剂量阈值，其发生概率随辐射剂量的增加而增加，而效应（如果发生）的严重程度与辐射剂量大小无关。随机性效应可分为两大类，第一类发生在体细胞内，并可能在受照者体内诱发癌症；第二类发生在生殖组织细胞内，并可引起受照者后代的遗传疾病。

1. 致癌效应 当电离辐射使体细胞发生了改变而未被杀死，受到损伤的体细胞经过增殖所形成的克隆，如果没有被身体的防御机制所消除，则在经过一段相当长的潜伏期以后，有可能发展成细胞增殖失控的恶性状态，即发生癌症，这种效应称为致癌效应，辐射致癌是辐射引起的最主要的晚期效应。癌症是威胁人类健康的重要疾病。有研究发现，人类所患全部癌症中 80%以上来自生活方式与环境（包括职业），其中约 1%来自天然辐射源和人工辐射源的照射，如果将职业照射计算在内，这个比例可能会更高些。

核能与辐射的应用在人类生活中有重要的地位，国际上对电离辐射进行了详细的统计和研究，为人类辐射防护剂量限值的确定提供了有力依据。人类对于辐射致癌效应的资料，主要来源于原子弹爆炸受照人群的流行病学研究、接受放射治疗的患者和对从事与放射线有关的工作人员的研究。ICRP 列出了与放射线有关的 12 种癌症，包括甲状腺癌、乳腺癌、肺癌、食管癌、胃癌、肝癌、结肠癌、胰腺癌、唾液腺癌、肾与膀胱肿瘤、白血病等。表 4-2-3 中列出了 ICRP 1990 年建议书中给出的致死癌症和严重遗传效应的概率。

表 4-2-3 各器官对总危险的相对贡献

器官或组织	致死癌症概率/（万人·Sv⁻¹）	严重遗传效应/（万人⁻¹·Sv⁻¹）	寿命损失/年
膀胱	30	—	9.8
骨髓	50	—	30.9
骨表面	5	—	15.0
乳腺	20	—	18.2
结肠	85	—	12.5
肝	15	—	15.0
肺	85	—	13.5
食管	30	—	11.5

续表

器官或组织	致死癌症概率/（万人·Sv⁻¹）	严重遗传效应/（万人⁻¹·Sv⁻¹）	寿命损失/年
卵巢	10	—	16.8
皮肤	2	—	15.0
胃	110	—	12.4
甲状腺	8	—	15.0
其余组织	50	—	13.7
性腺	—	100	20.0

注：来源于 ICRP，1990。

从受到辐射照射至临床上发现癌症之间存在着持续若干年的时间间隔，这一段时间称为潜伏期。辐射诱发肿瘤的潜伏期随脏器不同、肿瘤不同而异。例如，急性髓系白血病的潜伏期约为 2 年，而其他癌症的潜伏期为 5～10 年，甚至可能更长。

不同组织或器官接收到相同有效剂量，诱发癌症的概率差别很大。研究发现，胃、肺、结肠、红骨髓、食管、膀胱和乳腺诱发癌症的危险性较高，这些部位发生癌症的死亡率也相对较高（表 4-2-4）。因此，在放射诊断中，这些对射线较敏感的组织或器官应尽可能做好辐射防护措施。

表 4-2-4　成年人各部位癌症死亡率

部位	1980～1985 年 5 年的死亡率/‰	1950～1970 年 20 年的死亡率/‰	部位	1980～1985 年 5 年的死亡率/‰	1950～1970 年 20 年的死亡率/‰
膀胱	0.22	0.58	肺及支气管	0.87	0.96
骨	—	0.72	食管	0.92	0.97
脑	0.75	0.84	卵巢	0.62	0.74
乳腺	0.24	0.62	胰腺	0.97	0.99
子宫颈	0.33	0.50	前列腺	0.26	0.84
结肠	0.45	0.62	皮肤	—	—
肾	0.48	0.78	胃	0.85	0.90
白血病（急性）	0.98	0.99	甲状腺	0.06	0.15
肝	0.95	0.98	子宫	0.17	0.35

注：来源于 ICRP，1990。

受照者的年龄与辐射诱发致死性癌症的发病率有关，一般较年轻者更易受感，如乳腺癌、甲状腺癌的易感性都随年龄增长呈下降趋势。在任何情况下，儿童的终身发病率比成年人高 2～3 倍。另外，性别对辐射诱发致死性癌症的易感性差异并不明显，女性所有癌症的超额死亡率只比男性高 20%。机体激素水平与促发因子有关的其他因素之间的相互作用很可能导致性别的差异，无直接证据表明性别是辐射敏感性差异的原因。其他一些因素也对辐射后的致癌性发生着作用，如辐射对皮肤的致癌作用可因紫外线而被增强。

2. 遗传效应　当性腺受到电离辐射的照射后，可引起生殖细胞的损伤，如基因突变或染色体畸变。生殖细胞具有将遗传信息传递给后代的功能。当损伤发生后，则可能将错误的遗传信息传递下去并表现为受照者后代的遗传紊乱，这种出现在后代中的随机性效应称为遗传效应。

遗传效应种类多样，严重程度的变化范围也很大。一种效应是显性突变，它主要发生于受照后的第一、第二子代，在这类情况中有的对受照个人极为有害，甚至会威胁生命。染色体畸变也能引起儿童的先天畸形。另外一种效应是隐性突变，它对最初几个子代的影响很小，但后代遗传损伤的总数增加了。还有许多有害的情况在人类中有相当大的发生机会，并且是由基因与环境因子相互作用而产生的，称为多因素疾病。

随机性效应的特点是其发生概率随受照剂量（单位：mSv）的增加而增加[图 4-2-3（a）]，但其严重程度与剂量的大小无关[图 4-2-3（b）]。图 4-2-3 说明了随机性效应的这种特点。以癌为例，并不因剂量的小或大而使诱发的癌的严重程度有轻重之分，其严重程度只与癌的类型和部位有关。癌和遗传效应的发生可能起源于受到损伤的单个细胞，其过程具有随机的性质，随机性效应的名称即由此而来。一般认为，在辐射防护感兴趣的低剂量范围内，这种效应的发生不存在剂量阈值。为了达到辐射防护的目的，通常都假定不存在阈剂量，这就是说，不论这种剂量如何小，一定的剂量总是和一定的发生随机性效应的危险相联系。这样，对随机性效应就不可能做到完全防止其发生，而只能是减少剂量以限制其发生的概率。

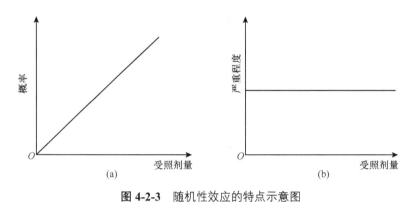

图 4-2-3　随机性效应的特点示意图
（a）随机性效应的发生概率随剂量变化图；（b）随机性效应的严重程度与剂量关系图

三、胚胎/胎儿辐射效应

胚胎/胎儿辐射效应（radiation effect of embryo/fetus）是指胚胎/胎儿在母体子宫内受到辐射照射导致的出生前和出生后的健康效应。

胚胎/胎儿子宫内（出生前）照射的癌症危险最多是全体人群危险的 3 倍。若妊娠妇女子宫内的胚胎或胎儿受到射线的照射，则此照射可使胚胎或胎儿在子宫内以及胎儿出生后出现一定概率的辐射效应。胎儿出生前受照效应的研究对于放射实践与防护具有重要意义，是制订妊娠妇女辐射剂量限值的基础。胚胎或胎儿在不同发育时期受照后出现的效应有所不同，主要包括胚胎死亡、畸形、智力低下、诱发癌症等。其中既有确定性效应，也有随机性效应。

（一）胚胎死亡

在生物胚胎被植入子宫壁之前或在其植入之后的即刻，通常称为植入前期（preimplantation stage）（人受孕 0～9 天），因胚胎细胞数量很少而且细胞功能尚未分化，这些细胞受到辐射损伤导致不能着床或在不易察觉时胚胎就死亡了，即胚胎死亡。动物实验结果表明，此期间对辐射非常敏感，以相对较小的剂量（如 0.1Gy）即能诱发胚胎死亡。胚胎在子宫内发育的其他阶段受到较高的剂量照射后，也可诱发胚胎或胎儿死亡。

（二）畸形

胚胎植入子宫后（人受孕 9～42 天），胚胎细胞处于高度分化状态，一些细胞陆续向专一化并具有某种特殊功能的器官系统增殖、分化和迁移，该阶段称为器官形成期（organogenetic stage），又称胚胎期。此期间对射线敏感性高，一旦受到照射，就会破坏正常的发育过程，导致正在发育的器官组织细胞损伤，从而造成该器官畸形。该效应在性质上属于确定性效应，根据动物学实验估计，对人引起此效应的阈值约为 0.1Gy。此外，在子宫内发育呈一时性延迟，表现为出生时体重较正常新生儿轻，而且与畸形发生率相关，但出生后恢复速度快，到成年时已与正常人无差别。该期受照射新生儿死亡率增加，严重的畸形可能导致胚胎不到足月分娩便夭折。胚胎或胎儿在发育的各个阶段（尤其是妊娠后期）受照，还会发生没有畸形的生长障碍。

（三）智力低下

胎儿期（fetal stage）是各系统器官生长发育的阶段（人受孕 9～38 周），胎儿期对诱变因子的敏感性有所下降，所以此间受到照射发生明显的结构畸形减少，主要引起不同程度的胎儿发育障碍，包括有继续分化作用的神经和泌尿生殖系统，表现为小头症和智力低下发生率增高，出现永久性发育迟延等确定性效应。

照射可导致不同程度的智力受损，其严重程度随剂量而增加，直至认知功能严重迟钝。在妊娠 8～15 周受到照射，导致严重智力低下的危险系数约为 $0.4Sv^{-1}$，即受到 1Sv 有效剂量的照射，诱发智力低下的概率约为 40%；在妊娠 16～25 周受到照射时，则导致严重智力低下的危险系数为 $0.1Sv^{-1}$。因此，妊娠 8～15 周是射线照射引发智力低下的最敏感的时期，其次是 16～25 周。国际放射防护委员会（ICRP）第 90 号出版物对日本原子弹爆炸幸存者在出生前最敏感时期（受孕后 8～15 周）受照诱发的严重智力迟钝资料的审议认为，在 300mGy 剂量以下没有这种危险。

曾在子宫内受照射的儿童中，还会存在程度较轻的智力受损。表现为智力测验得分随剂量增加而降低、身体发育主要特征的发生时间改变、学习有障碍、癫痫发作有易感性及可能出现的其他效应。

（四）诱发癌症

发育中的胎儿对电离辐射致癌作用比成年人或幼儿更为敏感。受照射胎儿在出生后 10 周岁之内表现为儿童白血病及其他儿童癌症发病率增高。人们已将出生前照射所致儿童癌症的危险估计为 $2.8\times10^{-2}Sv^{-1}$，并假定在整个妊娠期内危险是固定不变的。

由于胎儿在出生前受照可能出现上述有害效应。所以无论对职业或非职业的妊娠妇女，国际上或我国均有剂量限制及明文规定，以避免出现上述有害效应。

四、皮肤效应

在受照后的皮肤上，电离辐射可引起确定性效应（如急、慢性放射性皮肤损伤）和随机性效应（诱发癌症），而在皮肤的辐射防护中，两者均需考虑。

（一）急性放射性皮肤损伤

身体局部受到一次或短时间（数日）内多次受到大剂量（X 射线、γ 射线及 β 射线等）外照射所引起的急性放射性皮炎及放射性皮肤溃疡，称为急性放射性皮肤损伤（acute radiation injury of skin）。在医用辐射过程中，放射工作人员进行正常操作，对操作者和患者均不会造成急性放射性皮肤损伤。但如果违章操作、设备发生故障、长时间进行局部照射，就可能使患者身体局部受到大剂量照射，从而导致急性放射性皮肤损伤。

1. 临床表现与分度诊断标准　急性放射性皮肤损伤可基于以下标准予以诊断。

（1）根据患者的职业史、皮肤受照史、法定局部剂量监测提供的受照剂量及现场受照个人剂量调查和临床表现，进行综合分析并做出诊断。

（2）皮肤受照后的主要临床表现和预后，因射线种类、照射剂量、剂量率、射线能量、受照部位、受照面积和身体情况等因素而异。依据表 4-2-5 进行分度诊断。

（3）以临床症状明显期皮肤表现为主，并参考照射剂量值，做出最后诊断。

表 4-2-5　急性放射性皮肤损伤分度诊断标准

分度	初期反应期	假愈期	临床症状明显期	参考剂量/Gy
Ⅰ度	—	—	毛囊丘疹、暂时脱毛	≥3
Ⅱ度	红斑	2～6 周	脱毛、红斑	≥5
Ⅲ度	红斑、烧灼感	1～3 周	二次红斑、水疱	≥10
Ⅳ度	红斑、麻木、瘙痒、水肿、刺痛	数小时至 10 天	二次红斑、水疱、坏死、溃疡	≥20

2. 处理原则　立即脱离辐射源或防止被照射区皮肤再次受到照射或刺激。疑有放射性核素沾染皮肤时应及时清洗去污。对危及生命的损害（如休克、外伤和大出血）先要抢救处理。根据损伤的严重程度，临床上可实施全身治疗、局部保守治疗及手术等方法治疗。

（二）慢性放射性皮肤损伤

由急性放射性皮肤损伤迁延而来或由小剂量射线长期照射（职业性或医源性）后引起的慢性放射性皮炎及慢性放射性皮肤溃疡为慢性放射性皮肤损伤（chronic radiation injury of skin）。在医用放射工作中，慢性放射性皮肤损伤多发生于早年从事 X 射线透视的放射诊断人员的手部，而且其发生率是比较高的，随着防护条件的改善，现在该损伤已很少见。

1. 临床表现与分度诊断标准　慢性放射性皮肤损伤是由于局部皮肤长期受到超过剂量限值的照射，年累积剂量一般大于 15Gy。受照数年后皮肤及其附件出现慢性病变，亦可由急性放射性皮肤损伤迁延而来。应结合健康档案，排除其他皮肤疾病，进行综合分析并做出诊断。慢性放射性皮肤损伤的临床表现和分度诊断标准如表 4-2-6 所示。

表 4-2-6　慢性放射性皮肤损伤分度诊断标准

分度	临床表现（必备条件）
Ⅰ度	皮肤色素沉着或脱失、粗糙，指甲灰暗或纵嵴色条甲
Ⅱ度	皮肤角化过度，皲裂或萎缩变薄，毛细血管扩张，指甲增厚变形
Ⅲ度	坏死溃疡，角质突起，指端角化融合，肌腱挛缩，关节变形，功能障碍（具备其中一项即可）

2. 处理原则　对慢性放射皮肤损伤的处理主要是对症治疗。职业性放射工作人员中，Ⅰ度慢性放射性皮肤损伤者，应妥善保护局部皮肤，避免外伤和过量照射，并长期观察；Ⅱ度损伤者，应视皮肤损伤面积的大小和损伤程度，减少射线接触或脱离放射性工作，并予以积极治疗；Ⅲ度损伤者，应脱离放射性工作，并及时给予局部和全身治疗，对损伤较深、创面较大，或经久不愈的溃疡或严重的皮肤组织增生或萎缩性病变，应尽早手术。

（三）放射性皮肤癌

放射性皮肤癌（radiation induced skin cancer）是指在电离辐射所致皮肤放射性损害的基础上发生的皮肤癌。ICRP 皮肤问题工作组的报告发现，引起皮肤癌发病率的当量剂量为 $0.1Sv^{-1}$，而皮肤癌的死亡率为 0.2%，即 $2×10^{-3}$。这样的致死性皮肤癌症危险度为 $2×10^{-4}Sv^{-1}$。电离辐射诱发皮肤癌症的危险与皮肤的色素沉着程度有关系。浅肤色的人种（极端例子就是白化病患者）中危险最大。人种之间易感性相差 50 倍，黑肤色的人种中，天然发生皮肤癌或者由电离辐射诱发皮肤癌的危险都很低。

1. 临床表现与诊断标准　放射性皮肤癌诊断依据如下：

（1）放射性皮肤癌必须发生在原放射损伤的部位上。

（2）癌变前表现为射线所致的角化过度或长期不愈的放射性溃疡。

（3）发生在手部的放射性皮肤癌其细胞类型为鳞状上皮细胞。

（4）凡不在皮肤受严重放射性损害部位的基底细胞癌、黑色素瘤等皮肤癌瘤，均不能诊断为放射性皮肤癌。

2. 处理原则

（1）患部应避免再接触放射线，一般不宜放射治疗。

（2）应尽早进行手术治疗。

（3）由于放射性皮肤癌周围血管多由内膜增厚而堵塞，癌细胞较少发生远处转移，故进行癌肿切除或做截肢术时应充分考虑患者的肢体功能。

第3节 影响辐射损伤的因素

影响电离辐射生物效应的因素主要来自电离辐射和受照机体两方面，另外还与环境因素有关。

一、与电离辐射有关的因素

（一）辐射种类和能量

当受照剂量相同时，因辐射的种类不同，机体所产生的生物效应也不一样。从电离辐射的物理特性来看，射线所带电荷多少与其电离密度成正比，射线的电离密度与其穿透能力成反比关系，即电离密度越大的射线，穿透能力越小。例如，α、β、γ 三种射线，α 射线所带电荷最多，电离密度最大，穿透能力最小，当外照射时对机体的影响小，但引入体内的放射性核素发射出的 α 射线对机体产生内照射时，其损伤作用则很大；γ 射线不带电，电离密度最小，穿透能力最大，外照射时可引起严重的机体损伤；β 射线的电离密度和穿透能力介于三者中间，无论是内照射还是外照射均能引起机体的生物学效应。

射线所带能量与其在受照组织中的穿透能力成正比，因此，同一类型的射线，所带能量不同，产生的生物效应也会不同。例如，低能 X 射线穿透力较弱，主要被皮肤吸收，容易损伤皮肤，如发生皮肤红斑。而高能 X 射线穿透力强，能够进入到深层组织，这也是高能射线能够对深层组织进行放射治疗的基础。

（二）吸收剂量

由本章前面介绍的内容可知，辐射的损伤主要与吸收剂量有关。在一定范围内，吸收剂量越大，生物效应越显著。不同照射剂量对人体损伤的估计，见表 4-3-1。

表 4-3-1 不同照射剂量对人体损伤的估计

照射剂量/Gy	损伤类型	初期症状或损伤程度
<0.25	—	不明显和不易觉察的病变
0.25～0.50	—	可恢复的功能变化，可能有血液学变化
0.5～1.0	—	功能变化、血液变化，但不伴有临床征象
1.0～2.0	轻度骨髓型急性放射病	乏力、不适、食欲减退
2.0～3.5	中度骨髓型急性放射病	头昏、乏力、食欲减退、恶心、呕吐、白细胞短暂上升后下降
3.5～5.5	重度骨髓型急性放射病	多次呕吐、可有腹泻、白细胞明显下降
5.5～10.0	极重度骨髓型急性放射病	多次呕吐、腹泻、休克、白细胞急剧下降
10.0～50.0	肠型急性放射病	频繁呕吐、腹泻严重、腹痛、血红蛋白升高
>50.0	脑型急性放射病	频繁呕吐、腹泻、休克、共济失调、肌张力增高、震颤、抽搐、昏睡、定向和判断力减退

（三）剂量率

剂量率即单位时间接受的照射剂量。高剂量率的照射使机体对损伤的修复作用不能充分体现出来，因此，剂量率越大，效应越显著，但剂量率增加到一定量时，则无明显变化。不论是对于近期的急性放射病还是远期的白血病，均可观察到剂量率的影响。

（四）分次照射

当总剂量相同时，照射分次越多，间隔时间越长，引起生物效应也越小，所以分次照射可以减轻辐射生物效应。这是由于机体存在代偿修复能力，受照机体首次照射诱发的损伤在间隔时间段内可以得到部分修复。肿瘤治疗时常采用分次照射方式降低放射治疗的副作用。

（五）照射部位

机体不同的器官对于射线的敏感程度不同，且不同的器官受损后给整个机体带来的影响也不同。因此，当吸收剂量和剂量率相同时，机体受照的部位不同，引起的生物效应也不同。例如，在大鼠的照射实验中，同样用 20Gy 的剂量辐射，若照射大鼠的腹部，被照大鼠在 3~5 天后全部死亡；若照射大鼠的盆腔，只有部分死亡；而照射大鼠的头部、胸部，则不发生急性死亡。由此可见，相同的吸收剂量和剂量率时，引起的生物效应，腹部较显著；其次为盆腔、头颅、胸部、四肢。

（六）照射面积

其他条件相同时，受照面积越大，损伤越严重。相同剂量全身照射所致损伤明显重于局部照射。例如，全身受到 γ 射线照射 5Gy，有可能发生重度骨髓型放射病，而若以同样的剂量照射机体某些局部，则可能不会出现明显的临床症状。

（七）照射方式

照射方式可分为外照射、内照射和混合照射。外照射又分为单向照射和多向照射，多向照射由于组织受照剂量较均匀，故引起的效应大于单向照射。例如，犬多向照射和单向照射的致死剂量分别为 5Gy 和 8Gy，并且多向照射引起犬的死亡时间也较早。

二、与机体有关的因素

当电离辐射的照射条件相同时，机体组织、器官、细胞和分子不同，对辐射的反应也不同，即放射敏感性不同。

（一）种系的辐射敏感性

不同种系的生物对辐射的敏感性差异很大。种系演化越高，组织结构越复杂，辐射敏感性越高。例如，微生物的致死剂量要比哺乳动物高千百倍。常用半数致死剂量（median lethal dose，LD_{50}）作为指标衡量机体的辐射敏感性，即引起被照机体死亡 50% 时的剂量。表 4-3-2 为不同种系接受 X（γ）射线照射时的半数致死剂量（LD_{50}）。

表 4-3-2　不同种系受到 X（γ）射线照射时的 LD_{50}

生物种系	人	猴	大鼠	鸡	龟	大肠埃希菌	病毒
LD_{50}/Gy	4.0	6.0	7.0	7.15	15.00	56.00	2×10^4

（二）个体及个体发育过程的辐射敏感性

同一种系，由于个体差异，辐射敏感性也不相同。同一个体在不同的发展阶段，辐射敏感性也不相同。总的趋势是随着个体的发育，辐射敏感性降低。妊娠初期最为敏感，在植入前期受照射最易引起胚胎死亡，随着胎儿的发育，辐射抵抗力逐渐增强，但老年阶段由于机体各种功能的衰退，对于辐射的耐受力又明显低于成年期，导致对射线比成年时敏感。不同阶段敏感性一般排序为：植入前＞器官形成期＞胎儿＞新生儿＞婴幼儿和老年人＞少年＞青壮年。

（三）不同组织和细胞的辐射敏感性

同一个体的不同组织和细胞的辐射敏感性有很大差异。人体中，对辐射高度敏感的组织有淋巴组织、胸腺、骨髓、胃肠上皮、性腺和胚胎组织等；中度敏感组织有感觉器官、内皮细胞、皮肤上皮、唾液腺和肾、肝、肺的上皮细胞等；轻度敏感组织有中枢神经系统、内分泌腺、心脏等；不敏感组织有肌肉组织、软骨、骨组织和结缔组织等。

（四）亚细胞和分子水平的辐射敏感性

同一细胞的不同亚细胞结构具有不同的辐射敏感性。细胞核的辐射敏感性高于胞质100倍以上。细胞内不同大分子物质相对辐射敏感性顺序为：DNA＞mRNA＞rRNA＞tRNA＞蛋白质。

三、环 境 因 素

环境因素也会影响辐射生物效应。主要包括温度、氧浓度和化学物质。

（一）温度

机体受照射时，体内、外环境温度改变导致电离辐射产生不同生物效应的现象，称为温度效应（temperature effect）。其原因：①温度造成动物体内氧状况的改变；②温度引起体内新陈代谢水平的改变；③在低温或冰冻状况下，溶液中自由基扩散减慢，辐射效应减轻。因此，在进行放射治疗之前，先提高肿瘤组织局部温度，其放射治疗疗效有明显提高。

（二）氧浓度

受照组织、细胞或溶液系统，其辐射效应随周围介质中氧浓度的增加而增大，这种现象称为氧效应（oxygen effect）。例如，肿瘤细胞在增加氧浓度的情况下对辐射的敏感性也增高；胸腺细胞悬液在体外照射时，同样剂量下，氧环境中较氮环境中损伤效应要大。

目前为提高肿瘤组织对辐射的敏感性，利用辐射氧效应这一特性提高放射治疗效果。氧效应有时效性，照前吸氧可表现出氧效应，照后吸氧则无效。放射治疗时用高压氧舱或让患者照前吸氧增加血中氧浓度，使乏氧肿瘤细胞转变为对辐射敏感的有氧细胞，可提高放射治疗效果。

（三）化学物质

在受辐射照射体系中，由于其他物质的存在，使一定剂量辐射诱发的损伤比没有这种物质时降低的效应，称为防护效应（protective effect）。例如，某些激素和化学制剂对机体起保护作用，可降低辐射对机体的损伤效应。因此，细胞的培养体系或机体体液中在照射前含有辐射防护剂，可减轻自由基反应，促进损伤生物分子修复，能减弱生物效应。反之，如含有辐射增敏剂，可增强自由基化学反应，阻止损伤分子和细胞修复，能提高生物效应。

（杜笑娟）

第5章
放射诊断成像的放射防护

学习目标

1. **掌握** 放射防护的基本原则；X射线摄影的防护原则；CT检查的防护原则。
2. **熟悉** 外照射防护的一般措施。
3. **了解** 特殊人群及特殊检查的放射防护要求。

随着放射检查技术的进步及人们健康意识的提高，辐射对人体造成的影响也日渐受到人们的重视。在日常的放射诊断成像工作中，若防护措施不当或违反操作规程等，则易造成人体的受照射剂量超过一定限度，损害人体健康。医疗照射防护的原则，是指医疗照射实践中对受检者应考虑的防护原则，是针对受检者而建立的基本原则。它要求医师为受检者进行的放射学诊疗必须有正当的理由，并且在确保达到治疗目的的前提下，把医疗照射剂量限制到可以达到的最低水平。

本章内容主要介绍日常放射诊断成像工作中的防护知识，希望通过本章学习，使学生在掌握放射防护知识的同时，树立起对临床放射工作所需的责任心和使命感，合理利用辐射，最大限度地保护受检者及自身安全，使合理的辐射真正服务于人类健康。

第1节 X射线的辐射防护知识

X射线作为医学成像的主要信息载体，利用它对人体进行照射，一方面能对疾病进行检查、诊断和治疗，另一方面又会对人体产生一定程度的损伤。因此，在使用中，必须注重对X射线的防护。对X射线进行防护的出发点是要将其危害减至最低，能够在X射线应用的医疗效益、风险和经济效益三个方面取得最佳的平衡。

一、放射防护的基本原则

国际放射防护委员会（International Commission on Radiological Protection，ICRP）在1977年第26号建议书中即确定"实践的正当性、防护的最优化和个人剂量限值"为放射防护的三项基本原则，构成"剂量限制体系"，后虽经多次修改，但该三大原则未有根本性变动。这三项基本原则是一个有机的整体，在应用时为了达到防止有害的组织反应发生，并限制随机性效应的发生概率使之达到可以接受的水平，必须综合考虑三项基本原则，在实践中灵活运用。

（一）实践的正当性

任何具有放射性的实践活动，都必须先经过正当性的判断。必须具有足够正当的理由，有足够的净利益，且必须确定该辐射实践为受检者个体最适宜的检查，才能够进行放射性操作。

放射性实践活动要保证其对受照个体或社会产生足够的利益，如果抵消不了该活动所引起的辐射危害就不得采用。即实践的正当性要求任何放射性实践都应有"利益＞代价+危险"的效果。"利益"是指辐射带来的所有益处，它包括经济效益和社会效益、辐射危害的减少等。"代价"指的是所有消极方面的总和，包括经济代价、健康危害、不利的环境影响、心理影响和社会问题等。"危险"是指未来可能遭到损害的风险，是一种潜在的代价。X 射线实践的正当性就是要保证其所致的电离辐射危害小于社会和个人从中获得的利益，该危害是可以接受的。

为了保证医疗照射实践的正当性，1996 年，ICRP 第 73 号出版物提出"在辐射的医学应用中，正当性原则适用于三个层次"；2007 年，ICRP 第 103 号出版物中沿用了原有三个层次的划分，补充了新的资料和例证。第一个层次是对放射照射技术采用是否利大于弊的判断。在医疗活动中恰当地应用医疗照射技术，已被普遍认为对受检者带来的利大于弊。第二个层次是对特定对象（受检者、病症）的特定医疗过程进行判断，判断放射诊疗程序是否有助于改善诊断和治疗效果，是否可以提供受检者的必要医学信息。第三个层次是对受检者个体的医疗程序的正当性判断（即应判定对受检者个体的具体应用是否利大于弊）。因此，应当在考虑到照射的具体目的和所涉及人员的特征的基础上，事先对所有人员的医疗照射的正当性作出判断。

日常工作中，所有放射性实践活动均应严格控制适应证范围，切忌进行重复性检查，慎重对待妇女和儿童。对于新的适应证必须重新进行正当性判断。对于复杂疾病的诊治，应逐例进行正当性判断。随着医疗技术水平的提高，应对之前认为是正当的照射实践重新进行正当性判断。在采用新型照射技术及方法前，均应进行正当性判断。

（二）防护的最优化

最优化原则又称为合理使用低剂量（as low as reasonably achievable，ALARA）原则，即在综合考虑了经济因素及社会因素后，所有的电离辐射都应保持在能够达到合理的、剂量尽可能低的水平，避免不必要的辐射。防护最优化的基本目标仍然是使所获利益最大限度地超过损害。

防护最优化是一个持续、反复和前瞻性的过程，主要步骤包括：①估计照射情况，包括任何潜在照射；②选择适宜的剂量约束或参考水平值；③确定可能的防护选项；④根据当前情况选择最佳防护方案；⑤执行选定的防护方案。在防护最优化过程中，选择最佳防护方案时，与剂量约束或参考水平进行比较的通常是预期剂量，即未来可能接受到的剂量，而不是已经接受到的实际剂量，因为只有预期剂量才能够被防护行动影响。防护最优化过程需要注意几个方面：①要考虑技术、经济和社会因素，并做定性和定量的判断，而不是剂量的最小化；②要系统、谨慎地构建最优化过程，以确保考虑到所有相关方面；③最优化是一个主观过程，要不断探究是否在当前情况下已经做到了最好，已经采取了所有可合理减少剂量的措施；④相关组织的各级防护委员会具有足够的程序和资源。

最优化原则可在任何照射情况下使用，涉及照射人数、个人所受剂量、潜在照射等。最优化原则即利用最小的代价获得最大的净利益，避免不必要的照射，并使必要的照射保持在合理水平。在对放射实践选择防护水平时，必须在放射实践带来的利益与所付出的代价之间权衡利弊，以期用最小的代价获取最大的净利益。要保证每个个体所受的危害不超过其可以接受的水平才是合理的，而不是盲目追求无限地降低剂量。

在需要高剂量辐射检查时，应确保检查和辅助设备是适当的，并重视其质量保证。防护的最优化根本作用在于树立辐射使用参与者的安全意识，使其在日常工作中不断思考自身工作是否将辐射水平控制在合理范畴内的最低剂量。显然这不仅仅是放射医师、技师能够独立控制与完成的，同时需要管理部门等共同努力来实现。

（三）个人剂量限值

个人剂量限值即辐射防护权威部门规定的放射工作人员和广大居民个人所受的当量剂量的标准限值。它是对职业照射及公众照射所建立的一个剂量水平，高于该水平的照射被视为是不可接受的。

在实施 X 射线检查正当化和放射防护最优化的同时，必须保障放射工作人员和公众所受照射的剂量不超过国家规定的标准。为了确保没有人受到超量的辐射，需要用剂量限值对个人所受的医疗照射加以限制。在放射实践中，不产生过高的个体照射量，以保证任何人的危险度不超过某一数值，即必须保证个人所受的放射性剂量不超过规定的相应限值。剂量限值为内、外照射之和，但不包括天然本底照射和医疗照射。

剂量约束和参考水平也是防护最优化过程的关键，所有照射均应保持在可合理达到的最低水平。当剂量超过 100mSv 时，发生确定性效应的可能性增加，同时具有显著的致癌风险，因此，参考水平的最大值为 100mSv（急性或 1 年内累积剂量）。对于 1 年内或短期超过 100mSv 的照射，只有在不可避免的照射、因挽救生命或者阻止严重灾害而受到的额外照射等极端情况下才能判断是正当的。

ICRP 规定放射工作人员全身均匀照射的年当量剂量限值为 50mSv，连续 5 年平均有效剂量为 20mSv，任何一年不超过 50mSv；广大居民的年当量剂量限值为 1mSv。连续 5 年中任何一年不超过 5mSv。ICRP 剂量限值如表 5-1-1 所示。

表 5-1-1　ICRP 1990 年 60 号建议书中的年剂量限值

限制内容		放射工作人员/（mSv·a⁻¹）	公众/（mSv·a⁻¹）
有效剂量		20	1
当量剂量	眼晶状体	150	15
	皮肤	500	50
	手和足	500	—

我国放射卫生防护基本标准中，工作人员每年的当量剂量限值采用 ICRP 推荐规定的限值。为防止随机效应，规定放射工作人员受到全身均匀照射时的年当量剂量不应超过 50mSv，公众中个人受照射的年当量剂量应低于 5mSv。当长期持续受放射性照射时，公众中个人在一生中每年全身受照射的年当量剂量限值不应高于 1mSv。个人剂量限制是强制性的，必须严格遵守。个人剂量限值是不可接受的剂量范围的下限，而不是可以允许接受的剂量上限。即使个人所受剂量没有超过规定的相应的当量剂量限值，仍然必须按照最优化原则考虑是否要进一步降低剂量。权威部门所规定的个人剂量限值不能作为达到满意防护的标准或设计指标，只能作为以最优化原则控制照射的一种约束条件。

放射防护三原则所形成的放射防护体系，是为了保护放射工作人员和公众免受或少受辐射的危害而必须遵循的。其中，正当性原则必须确保任何辐射情况下应尽力做到最大限度的利大于弊；防护最优化原则更加突出强调在考虑经济效益和社会效益等因素的前提下，受照人数、个人受照射剂量及潜在照射时，都应该做到可合理达到的尽可能低的照射水平；剂量限值的应用原则，除天然本底辐射及对受检者的医疗照射外，在计划照射情况下任何人受照射总剂量都不应超过权威部门规定的相应限值。

辐射防护的目的在于既要对人及其环境提供恰当的防护，又要能促进科学技术的应用和发展。为了达到这个目的，必须首先确定防护的基本原则，然后通过立法，将这些原则转化为法律和法规，从而去指导人们的实践活动。

辐射防护的基本原则是针对受控制源的辐射照射情况而言的，原则上，它不适用于针对非受控制源的辐射防护（包括核事故的情况），因为在这些情况下，不能通过对辐射源施加控制的方法来限制或减少人们所遭受的辐射剂量。在事故情况下，只能遵循应急干预的基本原则来控制或减少人们所受到的辐射照射。

在上述放射防护三原则中，正当性和最优化原则与辐射源有关，它们涉及的是对某项辐射源的引用和防护是否适宜。而个人剂量限值涉及的是职业性人员和公众个人，所以个人剂量限值与人有关。正当化是最优化过程的前提，个人剂量限值是最优化的约束条件。个人剂量限值规定了不可接受的剂量下限，当实践的正当性判断和防护最优化的结果与个人剂量限值原则相抵触时，应服从个人剂量限值原则。所以，放射防护三个原则是相互关联、相辅相成的。

🔗 **链 接　ICRP 2007 建议书照射情况分类** ————————————————————

ICRP 关于放射防护的建议书《国际放射防护委员会 2007 年建议书》中，将所有的辐射照射分为三类情况：计划照射情况、应急照射情况和现存照射情况，取代了关于实践和干预的分类方法。从而使得放射防护三原则转为基于照射情况的防护方针。放射防护三原则的应用需针对这三类照射情况分别采取不同方法，还必须考虑到不同的照射对象（职业照射、公众照射、医疗照射）。

二、体外照射防护的一般措施

电离辐射以两种方式作用于生物体，即体外照射与体内照射。X 射线属于贯穿辐射，它以体外照射的方式进入人体；若放射性物质进入生物体内，在体内经过衰变等过程放出射线则会造成体内照射，它在体内可放出 α、β 或 γ 射线。受到辐射的群体大致也可分为两类：一类是从事辐射工作的人员，如医院放射科的工作人员、核医学检查的工作人员、放射治疗的工作人员等，他们由于工作的原因受到照射；另一类是广大受检者，他们有的需进行放射检查而受到必要的医疗照射等。除医疗照射外，还有一些是生活和工作中不可避免的辐射，如乘坐地铁、飞机等。

电离辐射的防护因照射方式的不同，所采用的措施也不尽相同。下面主要介绍体外照射的防护措施。

根据射线强度与接触时间成正比，与接触距离的平方成反比的关系，同时又因射线与物质相互作用而衰减的特点，对体外照射可从时间、距离、屏蔽等方面采取防护措施。

1. 时间防护　指通过减少受照射时间来降低辐射剂量的体外照射防护措施。由于受照射剂量与受照时间成正比，受照时间越长，所受累积的剂量越大，所以，要尽量减少在辐射场中逗留的时间。X 射线工作人员长期在照射条件下工作，更要严格控制操作时间，将个体受照射剂量控制在规定的限值以下。故 X 射线工作人员在进行相关设备操作前要做好充分的准备工作；在设备使用过程中，要求技术熟练、动作准确而迅速，以减少检查时间。操作中还要注意优选 X 射线检查摄影条件，减少废片，减少重复照射等。

2. 距离防护　指通过增加与辐射源的距离来降低辐射剂量的体外照射防护措施。针对点状辐射源，在不考虑空气对电离辐射的散射和吸收时，人体受到的照射剂量与距离的平方成反比，即人体与辐射源之间的距离每增加一倍，受照剂量减少到原来的 1/4。所以，增加人体到辐射源的距离，可减少其受照剂量。在实际工作中，要尽可能增加人员与 X 射线球管之间的距离。操作者可采用远距离监视遥控操作、隔室操作，选用远距离操作工具，如长柄钳子、机械手等，以增大人体与辐射源之间的距离，从而减少受照剂量。

3. 屏蔽防护　指在辐射源与人体之间设置能够吸收辐射的屏障物，以减少辐射对人体的照射剂量。虽然依靠时间防护和距离防护可以减少人体受照剂量，但是实际工作中经常不允许无限地缩短受照时间和增大辐射源与人体的距离，此时屏蔽防护是更可取的防护措施，也是更常用的防护措施。

此外，还可考虑控源防护，即控制辐射源的强度，来达到减少受照剂量、保护人体健康的目的。在满足工作需要的前提下，要尽可能地选择低辐射源，并且尽量减少照射面积。由于 CT 扫描比 X 射线摄影的辐射剂量高，临床上根据受检者的具体情况可首选 X 射线摄影检查，若必须进行 CT 扫描时可以选择 CT 低剂量扫描技术。在做好时间、距离、屏蔽防护的基础上，做好体外照射的控源防护也是必要的。

在实际防护工作中，应根据具体情况综合利用时间防护、距离防护和屏蔽防护这三种基本方法。三种防护手段要互相权衡、合理调节、联合使用。

🔗 **链 接**　内照射的防护

内照射常通过呼吸道、消化道或皮肤使放射性核素进入体内而发生,从而产生对机体的持续性照射。体内照射剂量的降低,只能依靠放射性物质体内排出和蜕变。

内照射的主要防护措施有如下几方面:①降低空气中放射性核素的浓度;②降低表面污染水平;③防止放射性核素进入人体;④加速体内放射性核素的排出。

三、体外照射的屏蔽防护

体外照射的屏蔽防护即在辐射源与受照者之间设置能够吸收辐射的屏障物,形成防护屏蔽,以减少辐射对人体的照射剂量。进行屏蔽防护要根据辐射源的性质来选择屏蔽材料。电离辐射的辐射源,普遍能量较大,穿透力较强,所以,体外照射的屏蔽防护一般选择的屏蔽材料原子序数都比较高,密度比较大。

(一)对屏蔽材料的要求

在选择放射屏蔽材料时,需要从防护性能、结构性能、稳定性能、经济成本等方面进行考虑。

1. 防护性能　主要指屏蔽材料对辐射的衰减能力。理想的屏蔽材料要求衰减射线的能力强,尤其对于 γ 射线和中子射线混合场,应既可以吸收 γ 射线,又可以吸收中子射线,且产生的次级辐射少。

通常屏蔽材料是具有一定厚度和重量的,这就要求在屏蔽效果差异不大的情况下,尽可能选择成本小、厚度薄、重量轻的屏蔽材料。

2. 结构性能　是指屏蔽材料成为建筑结构的组成部分的性能。在屏蔽性能良好的基础上,通常还要求屏蔽材料的物理形态、力学特性、机械强度等结构性能良好。

3. 稳定性能　指屏蔽材料保证屏蔽效果持久性的能力。要求屏蔽材料有较强的抗辐射能力,能耐高温、抗腐蚀,能与水、汽、酸、碱、高温等接触。

4. 经济成本　要求屏蔽材料的成本低、来源广泛、易加工、安装维修方便等。

(二)常用屏蔽防护材料

1. 防护 β 射线的屏蔽材料　可选用铝、有机玻璃、混凝土等原子序数相对较低的物质,它们能将轫致辐射减小到最低限度。

2. 防护 X 射线、γ 射线的屏蔽材料　可选用高原子序数的金属,也可以选择低原子序数的建筑材料。

(1)铅　原子序数 82,密度 $11350kg \cdot m^{-3}$。具有耐腐蚀、强衰减 X 射线等优点,是针对 X 射线防护的良好屏蔽材料。但因其价格较高,结构性能差,机械强度差,不耐高温,还具有化学毒性,对低能 X 射线散射量较大等特点,要根据具体情况进行选择。在日常放射工作中,可将其制成 X 射线管管套内衬防护层、防护椅、遮线器、铅屏风和放射源容器等。在 X 射线防护的特殊需要中,也可以制作含铅制品,如铅手套等个人防护用品,以及用铅橡皮、铅玻璃制成的各种防护用品。

(2)铁　原子序数 26,密度 $7800kg \cdot m^{-3}$。具有机械性能好、价廉、易于获得、有较好的防护性能等优点,是防护性能与结构性能兼优的屏蔽材料。多用于固定式或移动式屏蔽防护,很多情况下可以替代铅制品。对 100kV 以下的 X 射线,6mm 铁相当于 1mm 铅的防护效果。

(3)砖　其优点为价廉、通用、来源容易。24cm 厚的实心砖墙约有 2mm 的铅当量。是屏蔽防护较低管电压产生的 X 射线的良好材料。但在施工中要注意不留空隙,将砖缝隙填满。

（4）混凝土 由水泥、粗骨料（石子）、砂子和水混合做成，密度约为 2300kg·m⁻³，其优点为成本低廉，有良好的结构性能，多用作固定防护屏障。如有特殊需要，可以通过加入重骨料（如重晶石、铁矿石、铸铁块等），以制成密度更大的重混凝土。重混凝土的成本较高，所以要保证重骨料在屏障内均匀分布，才能达到理想的屏蔽效果，使其物尽其用。

（5）水 有效原子序数 7.4，密度为 1000kg·m⁻³。水的成本低、透明、可流动，常以水池的形式储存放射源。其缺点为结构性能和防护性能较差。在强辐射的情况下，常用无离子水来作为屏蔽材料，以防止其分解生成有害的气体。

（三）各种屏蔽材料厚度的折算

在有 X 射线机或其他放射源存在的建筑内，要考虑到建筑物中砖、灰浆、石料等建筑材料的屏蔽能力，可用式（5-1-1）将各种建筑材料的厚度折合成混凝土的厚度。

$$d_{混凝土} = d_{材料} \cdot \rho_{材料} / \rho_{混凝土} \tag{5-1-1}$$

式（5-1-1）中，$\rho_{材料}$、$\rho_{混凝土}$ 为相应建筑材料和混凝土的密度。X 射线和 γ 射线的常用屏蔽材料的密度见表 5-1-2。

表 5-1-2 常用屏蔽材料的密度

防护材料		平均密度/（kg·m⁻³）	防护材料		平均密度/（kg·m⁻³）
混凝土	普通混凝土	2350	砂子灰泥		1540
	重晶石混凝土	2600	花岗岩		2650
	钛铁矿骨料混凝土	3850	石灰石		2460
砂子（干燥、压实）		1600～1900	硫酸钡（天然重晶石）		4500
泥土（干燥、压实）		1500	水		1000
砖（软）		1650	木头		500～900
砖（硬）		2050	铅玻璃	普通铅玻璃	3270
瓷砖		1900		高密度铅玻璃	6220

表 5-1-3 几种 X 射线防护材料的比铅当量

防护材料		比铅当量*/（mm Pb·mm⁻²）
铅橡胶		0.2～0.3
铅玻璃		0.17～0.3
含铅有机玻璃		0.01～0.04
填充型安全玻璃（半流体复合物）		0.07～0.09
橡胶类复合防护材料	软质（作个人防护用品）	0.15～0.25
	硬质（作屏蔽板）	0.3～0.5
玻璃钢类复合防护材料		0.15～0.2
建筑用防护材料（防护涂料、防护砖及防护大理石）		0.1～0.3

注：X 射线线质 80～120kV；2.5 mm Al；

*所列比铅当量数值为该种防护材料常用型号数值。

（四）铅当量

把达到与一定厚度的某屏蔽材料相同屏蔽效果的铅层厚度，称为该一定厚度屏蔽材料的铅当量，单位：毫米铅（mm Pb）。

通常把铅当量作为各种防护材料屏蔽性能比较的标准。屏蔽材料的铅当量并不是固定的，铅当量可以随着射线的能量、材料的厚度、照射野的变化等发生改变。因此，在谈到某种防护材料的铅当量时，一定要说明在多大的射线能量下，是哪种材料，厚度是多少。

实际工作中，还可以用比铅当量来说明材料的屏蔽性能。单位厚度（mm）屏蔽防护材料的铅当量称为比铅当量。防护 X 射线的不同屏蔽材料的比铅当量见表 5-1-3。

链 接　射线屏蔽厚度的确定

1. X 射线屏蔽厚度的计算　可用公式或者查表等方法对防护屏蔽厚度进行计算。关于初级防护屏蔽厚度的确定，可用公式为

$$B=Pd^2/WUT$$

式中，B 为有用射线的最大允许透射量，单位：$mSv \cdot m^2 \cdot mA \cdot min^{-1}$（也可用 mGy 代替 mSv）。$P$ 为周剂量限值，对工作人员：$P=1mSv \cdot W^{-1}$；对公众：$P=0.1mSv \cdot W^{-1}$。d 为参考点到焦点的距离，单位：m。WUT 为有效工作负荷，其中 W 为周工作负荷，单位：$mA \cdot min \cdot W^{-1}$；$U$ 为利用因子；T 为居留因子。

2. γ 射线远距离治疗室的屏蔽厚度计算　同样可用公式计算，再经查阅相关图表得出结果。

第 2 节　常规 X 射线摄影的辐射防护

常规 X 射线摄影在临床医学影像检查中最为常用。为了减少电离辐射的危害，提高 X 射线摄影工作的安全性，X 射线摄影的工作人员需要采取有效的防护措施，对自身和受检者进行必要的保护。为保障医用 X 射线工作者、受检者和公众的健康与安全，促进 X 射线机生产和 X 射线技术的应用和发展，我国早在 1987 年就制定了《医用诊断 X 线卫生防护标准》（GB 8279—1987）。2002年制定了《医用 X 射线诊断卫生防护标准》（GBZ 130—2002）和《医用 X 射线诊断卫生防护监测规范》（GBZ 138—2002）。2020 年又制定了《放射诊断放射防护要求》（GBZ 130—2020）[代替《医用 X 射线诊断放射防护要求》（GBZ 130—2013）、《X 射线计算机断层摄影放射防护要求》（GBZ 165—2012）等]。

一、X 射线摄影的放射防护原则

常规 X 射线摄影检查必须严格按照医疗照射防护基本原则执行操作，必须遵循实践的正当性和防护的最优化，以及不超过个人剂量限值。

（一）实践的正当性

X 射线科室的医务人员，要充分重视对受检者的防护，严格掌握 X 射线摄影检查的适应证。在进行 X 射线摄影检查时，要进行代价和利益的分析，考虑到 X 射线摄影检查对被检者的利与弊。X 射线摄影检查对人群利益大于其可能产生的危害时，即在利益明显大于全部代价时，所进行的 X 射线摄影检查工作才是正当的和值得的。

（二）防护的最优化

X 射线摄影检查的医务工作者要正确使用 X 射线设备，避免不必要的重复检查，尤其对妇女、儿童等辐射敏感人群，要慎重进行 X 射线摄影检查。如必须采用 X 射线诊断，也要先进行正当性判断，选择最优的摄影方法，将 X 射线设备工作条件调至最优状态，使 X 射线剂量降低到合理水平。工作中要规范操作，避免不必要的重复照射，加上严格的质量保证与质量控制，提供给医学影像诊断最佳图像。从对设备的规范操作、X 影像质量保证与质量控制等方面入手，充分体现 X 射线摄影检查防护的最优化。

（三）个人剂量限值

在实施正当化与最优化两项原则时，要同时保证个人所受照射的剂量不超过规定的限值。这就可以保证受检者及放射工作人员中不致受到过高的辐射剂量。

二、X射线摄影设备放射防护性能的要求

（一）X射线机的防护性能要求

1. X射线管必须装在配有限束装置的X射线管套内才可以使用，能提供可调节有用线束矩形照射野。

2. 200mA以上X射线机遮光器应设有更换附加滤过板的装置，每个X射线管头应配备有一定规格的附加滤过板。除乳腺摄影用X射线机外，X射线管头窗口处固有滤过的铝当量不应小于规定值。不可拆卸的遮挡材料，不应小于0.5mm Al；固有滤过与不可拆卸材料的总滤过，不应小于0.5mm Al。除乳腺和牙科X射线机以外，X射线滤过材料的质量等效总滤过，不应小于2.5mm Al。

3. X射线管组件辐射窗不应比其指定应用所需要的最大X射线束所需要的大。为了将辐射窗限制在合适的尺寸上，可借助接近焦点装配的光栅。

4. 除了牙科X射线机外，X射线管头组装体应有足够铅当量的防护层，当X射线源组件在相当于规定的最大输入量加载条件下以标称X射线管电压运行时，其泄漏辐射距离焦点1m处，在任意一处100cm²区域内的平均空气比释动能率应不超过0.25mGy·h⁻¹。

5. 各种常规X射线摄影设备，在正常选用配置的情况下，照射到受检者体表的X射线束第一半值层须满足表5-2-1。

表 5-2-1 医用诊断X射线机的半值层

应用类型	X射线管电压/kV		可允许的最小第一半值层/mm Al
	正常使用范围	所选择值	
特殊应用	≤50	30	0.3
		40	0.4
		50	0.5
其他应用	≥30	50	1.5
		60	1.8
		70	2.1
		80	2.3
		90	2.5
		100	2.7
		110	3.0
		120	3.2
		130	3.5
		140	3.8
		150	4.1

（二）辅助防护设施

1. 技术方面 对X射线采用距离防护、屏蔽防护措施。依据距离平方反比法则，通过增加X射线源和人体间的距离，减少X射线的照射剂量是最简单的防护措施；此外还可采用X射线管壳、遮光筒、过滤板、铅屏、铅手套及一定厚度铅当量的墙壁等措施进行屏蔽防护。

2. 职业人员方面 遵照国家相关放射防护标准，制定必要的防护措施，放射线工作者在进行X射线检查时要正确操作，认真执行保健条例，定期对所受的辐射剂量进行监测，工作时要穿戴防护用品，充分利用时间防护、距离防护等措施，加强对自己的保护。

3. 防护用品 包括X射线防护服、铅防护眼镜、大领铅橡胶颈套、铅橡胶帽子、铅橡胶手套、铅橡胶性腺防护裙等。

4. 防护装置 包括可移动的X射线防护屏风、床边防护帘、升降式可移动防护帘、防护玻璃等。

三、X射线摄影检查放射防护安全操作要求

1. X射线工作者必须熟练掌握业务技术和射线防护知识，配合有关临床医师做好X射线检查的临

床判断，注意掌握适应证范围，正确、合理地使用 X 射线。

2. 除了临床必需的透视检查外，应尽量采用 X 摄影检查，以减少受检者和工作人员的受照剂量。

3. X 射线工作者在透视前必须做好充分的暗适应，在不影响诊断的原则下，应尽可能采用高电压、低电流、厚滤过和小照射野进行工作。

4. 用 X 射线进行各类特殊检查时，要特别注意控制照射条件和避免重复照射，对受检者和工作人员都应采取有效的防护措施。

5. 摄影时，X 射线工作者必须根据使用的不同管电压更换附加过滤板。

6. 摄影时，X 射线工作者应严格按所需的摄影部位调节照射野，使有用线束限制在临床实际需要的范围内，并对受检者的非摄影部位采取适当的防护措施。

7. 摄影时，X 射线工作者必须在屏蔽室等防护设施内进行曝光，通过观察窗认真仔细观察受检者举动。除正在接受检查的受检者外，其他人员不得留在机房内。

8. 如无法将受检者送往固定 X 射线设备进行检查，可采用移动式或便携式 X 射线机，摄影时，X 射线工作者须远离管头和受检者 2m 以上，并对周围人员采取防护措施。携带式 X 射线设备不用于常规透视。

9. 进行 X 射线摄影检查时，X 射线工作者应注意合理选择胶片，并重视暗室操作技术，以保证摄影质量，避免重复照射。

10. 进行 X 射线检查时，对受检者的性腺部位要特别注意防护。孕妇一般不宜做 X 射线检查，以减少对胎儿的照射。

11. 对儿童及特殊受检者要采用体位固定措施。当受检查者需要携扶时，对携扶者也应采取相应的防护措施。

12. 医学影像科临床教学时，对学员必须进行射线防护知识的教育，并注意他们的防护；对示教病例严禁随意增加曝光时间。

13. 检查时要注意对候诊受检者的防护。除正在检查的受检者外，机房内不得有其他无关人员。透视时要合理安置拟同时进入的候诊者，要有相应的屏蔽防护。

14. 对 X 射线机要根据相关规定进行有效的检测，做好质量控制。

15. 对受检者进行常规 X 射线检查，应从合理降低每次检查的个体受照剂量和减少不必要的 X 射线检查两个方面加以控制。操作时要认真选择各种技术参数，根据实际具体情况选择，力求用最低的照射剂量来满足临床诊断的需要。

《放射诊断放射防护要求》（GBZ 130—2020）规定，典型成年受检者 X 射线摄影的剂量诊断参考水平见表 5-2-2。

表 5-2-2 典型成年受检者 X 射线摄影的诊断参考水平

检查部位	摄影方式	每次摄影入射体表剂量/mGy
腰椎	前后位摄影	10
	侧位摄影	30
	腰骶关节摄影	40
腹部，胆囊造影、静脉尿路造影	前后位摄影	10
骨盆	前后位摄影	10
髋关节	前后位摄影	10
胸	前后位摄影	0.4
	侧位摄影	1.5

检查部位	摄影方式	每次摄影入射体表剂量/mGy
胸椎	前后位摄影	7
	侧位摄影	20
牙齿	牙根尖周	7
	前后位摄影	5
头颅	后前位摄影	5
	侧位摄影	3

四、移动式 X 射线摄影检查的放射防护

移动式 X 射线摄影是医学影像科日常工作中的重要组成部分，在临床工作中医学影像科医务人员经常要到病房为行动不便的危重受检者进行床边 X 射线摄影。对于临床的危、急、重症受检者，移动式 X 射线摄影检查对疾病的诊断起到非常重要的作用。这种便捷的移动式 X 射线技术为医生提供了更加灵活和及时的影像诊断手段，有助于更好地满足受检者的诊疗需求。移动式 X 射线摄影在给受检者带来方便的同时，也带来了辐射问题，主要就是在对受检者进行床边 X 射线摄影的同时，同病房内的其他受检者或家属可能也会被动地吸收 X 射线辐射。如何做好床边 X 射线摄影检查的同时解决好辐射防护问题是影像科需要关注的重要内容之一。

（一）移动式 X 射线摄影的放射防护原则

根据国际放射防护委员会提出的放射防护基本原则，对床边 X 射线摄影检查的防护重点是放射实践正当性和辐射防护最优化的判断和分析。

1. 移动式 X 射线摄影的正当性 移动式 X 射线摄影是一种防护性较差的检查和诊断程序，对被检者及同房间受检者均存在一定的辐射危险。必须对每位受检者进行正当性判断，使床边 X 射线摄影检查的数量减少 10%～20%，从而遏制对床边 X 射线摄影的过度应用。临床医生要增强对 X 射线辐射的防护意识，应该考虑到 X 射线对其他受检者和公众的辐射。对床边 X 射线摄影的检查程序、受检者的个人特征、受检者可能接收剂量估计、以往拟定检查和处置信息的有效性如何等，均要做出相应的判断。不得对在门诊或其他病区已进行过 X 射线照射、收住院或转病区的受检者重复相同部位的照射；不得对婴幼儿使用与成人相同的曝光参数进行 X 射线照射。尤其是新生儿和孕妇更要慎重而细致地进行正当性判断。

2. 移动式 X 射线摄影的最优化 在判断床边 X 射线摄影正当性后，对被检者和同病房患者要实施辐射防护最优化。随着数字化成像技术的发展，数字 X 射线摄影（DR）在临床上广泛应用。被检者的 X 射线接收剂量和重复照射大大减少，可以充分利用数字 X 射线摄影的后处理功能，清晰地显示图像，从而减少受检者的 X 射线辐射剂量。随着临床检查技术和设备的发展，进行 X 射线诊断时可以接受适度的噪声，最终，可以应用相对较低的剂量，得到满足诊断需要的图像，达到床边 X 射线摄影防护的最优化。

（二）移动式 X 射线摄影设备的防护要求

对移动式 X 射线机的防护要求与常规 X 射线摄影机基本一致。包括床边 X 射线机的防护性能、工作场所的防护设施及安全操作等均须符合《放射诊断放射防护要求》（GBZ 130—2020）。

（三）移动式 X 射线摄影操作的防护要求

1. 移动式和便携式 X 射线设备应满足其相应设备的防护安全操作要求。使用移动式 X 射线设备在病房内作 X 射线检查时，应对毗邻床位（2m 范围内）受检者采取防护措施，不应将有用线束朝向其他受检者。

2. 进行床边 X 射线摄影时，要充分运用防护设施，合理穿戴个人防护衣具。需近距离操作检查系统的人员应该穿戴铅橡胶围裙或在移动铅防护屏风后进行操作。如有条件，应尽量采用隔室摄片。在给婴幼儿摄片时，由于不得不在机器旁，在无关人员全部离开后，技术人员应该穿戴防护衣，不要让身体直接进入有用射线束内。

3. 坚持个人剂量监测，使受照剂量控制在国家规定的剂量限值以内，并达到最优化水平。

4. 对非急、危、重症受检者进行床旁操作时，应确定合理的操作时间，如避开医生集中查房和家属探视等人员集中的时间段。对协助受检者进行 X 射线检查的人员，应提前履行告知义务并征得其同意，并在陪检者穿戴个人防护用品后，才能实施床旁操作。

5. 新生儿床边 X 射线摄影，更应注重对受检者的辐射防护。新生儿对 X 射线照射具有更高的敏感性和更大的潜在危险，电离辐射诱发新生儿白血病的发生率会很高。对于辐射高敏感组织如淋巴、胸腺、甲状腺、骨髓、胃肠上皮、性腺及胚胎组织的危险更大，在防护上应引起高度注意。新生儿的预期生命比成人长，因此辐射的有害效应在儿童中表现出更大的潜在危险。在新生儿床边 X 射线摄影过程中要根据检查适应证，尽量避免非临床诊断范围的 X 射线照射，在床边 X 射线机中应备有铅橡胶围脖，及时对新生儿的性腺等射线敏感部位进行防护。医院新生儿重症监护室内的患儿均在保温箱内，且有上呼吸机的患儿，因此对同病房其他新生儿的防护需用 3 个铅屏风将床边 X 射线设备机头的 3 个方向（被检者及其两侧方向）进行遮挡，进而减少 X 射线对其他新生儿的电离辐射。

6. 在进行床边胸部 X 射线摄影时，为了达到临床诊断要求，应适当增加管电压，当电流不变时减少曝光时间并不会影响影像质量，同时可避免呼吸影响而产生的模糊影像。尽可能采用向下的投照方式。如果采用水平投照方式进行检查时，除接受放射检查的受检者外，应避免有用射线束直接朝向邻近的其他人，如果无法避免，则应使用移动铅防护屏风进行隔挡或使用防护用品。对呼吸困难者应先了解清楚其类型，即呼气性困难、吸气性困难及混合性呼吸困难。呼气性困难表现为呼气费力，慢而长，如支气管哮喘、肺气肿等较小支气管阻塞，对该受检者应在吸气末用超短时间曝光；吸气性困难表现为吸气显著性费力，锁骨上窝凹陷，呼吸道明显梗阻，可在胸廓扩张、吸气终了时曝光。掌握好呼吸规律，选择瞬间曝光。

7. 曝光时，工作人员应做好自身防护，合理选择站立位置，并保证曝光时能观察到受检者的姿态。工作人员应接受放射防护知识及操作安全的培训，了解如何在满足医学诊断的前提下使受检者的辐射剂量达到最低水平。

8. 在床边 X 射线摄影中影响受检者辐射剂量的因素有很多，必须针对每位受检者个体特征精心研究和分析，在保证影像质量的条件下正确使用缩光器、变化相应参数以降低辐射剂量。如在 ICU 中，可在同一病房内，采取加大受检者与患者间距离的方法，使得床边 X 摄影受检者与其最邻近患者之间的 X 射线吸收剂量降低到最优化的程度。

9. 提高医务工作者对辐射防护与安全的职业意识与责任感，切实遵守国家法规、标准及规范中相关条文规定，在发挥床边 X 射线摄影检查优势的同时最大限度地降低受检者的受照剂量。

五、乳腺 X 射线摄影检查的放射防护

目前，乳腺 X 射线摄影检查被广泛视为诊断乳腺疾病的首选、最简便且最可靠的检测手段。其独

特之处在于不仅能够探测医生无法触及的乳腺肿块，还能够较为可靠地区分乳腺的良性病变和恶性肿瘤。尤其在乳腺癌早期诊断方面表现出较高的准确性和前瞻性。然而，在进行乳腺 X 射线摄影检查时，平衡其代价与利益显得极为重要。据国外文献报道，在基于 3mGy 的 X 射线照射条件下，平均乳腺腺体剂量，受辐射后乳腺癌风险的增加概率为 6/100 万。

早年乳腺 X 射线检查采用传统钨靶 X 射线球管进行乳腺 X 射线摄影，获得图像的软组织对比度差，也没有合适的压迫装置，不仅容易产生运动模糊，还使得受检者在检查过程中接受的辐射剂量过大。后来专用的乳腺 X 射线机出现，采用产生波长为 0.063～0.071nm 的钼作为阳极靶面材料，并且采用了小焦点和脚踏式压迫装置，配有为乳腺摄影特殊设计的专用暗盒和增感屏-胶片组合系统，以及激光打印机。全视野数字化乳腺 X 射线摄影机的出现为乳腺摄影带来了革命性的变化，具有高的量子探测效率和图像密度分辨力，大的动态范围和高的线性度，缩短了摄影时间，优化了工作流程，同时可以进行多种图像后处理，以更低的辐射剂量获得更高的图像质量。由于图像是数字化采集，可以进行电子方式的存储和传输，从而减少了胶片存储占用的空间，并实现了图像存储和传输系统（PACS）的网络连接。

（一）乳腺 X 射线摄影的放射防护原则

乳腺癌是一种严重危害女性身心健康的常见恶性肿瘤，虽然到目前为止，乳腺癌发病原因尚不清楚，但普遍认为乳腺癌的发生与以下两类因素有关：一类为非电离辐射因素，与体内激素、内分泌系统、遗传、环境、饮食等有关；另一类为电离辐射因素，乳腺是对电离辐射致癌活性较敏感的组织。

乳腺 X 射线摄影检查被认为是最有效的早期乳腺癌筛查方法之一，但其所涉及的电离辐射可能带来潜在的射线致癌风险。乳腺摄影检查的个体剂量可能受多种因素影响，包括影像接收器、滤线栅、X 射线束的能量、乳腺压迫程度、乳腺厚度和密度等。

在摄影过程中，通过调整管电压和乳腺压迫程度等参数，可以改变辐射剂量。在实际工作中，应当尽量平衡辐射剂量与图像质量之间的关系，最大程度降低辐射剂量对受检者的潜在危害，同时确保图像清晰可见，并合理地使用防护用品。这种严谨的操作方式有助于在保障受检者的安全同时提供准确的诊断信息，达到乳腺 X 射线摄影防护的最优化。

（二）乳腺摄影设备的要求

根据国家标准 GB/T 19042.2—2005 及国际标准 IEC 61223-3-2：1996《乳腺摄影 X 射线设备成像性能验收试验》规定要求，对乳腺 X 射线摄影设备有一些特殊规定，反映其设备的专用性能和特殊使用环境。设备要求如下：

1. 乳腺 X 射线设备的管电压与指示值应该在规定的允差范围内。

2. 乳腺 X 射线摄影设备中，在投向受检者的 X 射线束的路径上的材料，不包括任何压迫板材料的情况下，测量的乳腺 X 射线应在规定的允许范围内。其测量是通过半值层（HVL）的测量得到。根据 GB/T 19042.2—2005 规定中半值层的典型值，乳腺 X 射线设备的总滤过应该在典型值范围内（表 5-2-3）。

表 5-2-3　采用不同阳极和滤板组合的乳腺摄影 X 射线设备的半值层典型值

阳极和滤板材料	25kV 时的 HVL/mm Al	28kV 时的 HVL/mm Al
Mo+30μmMo	0.28	0.32
Mo+25μmRh	0.36	0.40
W+60μmMo	0.35	0.37

续表

阳极和滤板材料	25kV 时的 HVL/mm Al	28kV 时的 HVL/mm Al
W+50μmRh	0.48	0.51
W+40μmPd	0.44	0.48
Rh+25μmRh	0.34	0.39

3. 屏蔽防护　为乳腺 X 射线摄影设备而设计的有效占用区应有屏蔽防护，该屏蔽应设计为能将其安放在有效占用区和受检者支架区域之间。在获取乳腺摄影图像期间，该屏蔽防护不应妨碍操作者对受检者进行观察摆位，其底部离台面应不大于 15cm，顶部不低于 185cm，其宽度不得小于 60cm。

采用钼靶，35kV 的 X 射线管电压时的纹波百分率不大于 4mm 和 0.03mm 钼的总滤过，该屏蔽防护的等效铅当量应不低于 0.08mmPb。

4. 对装有活动防散射滤线栅的乳腺 X 射线摄影设备，施加压迫器可得到最大压力时，不得妨碍滤线栅的运动。

5. 自动曝光控制（AEC）系统　当某一密度均匀材料的厚度在 2～6cm 的范围内变化，X 射线管电压按设备应用于临床实践中所推荐的范围内变化时，AEC 系统能够保持乳腺图像的光密度在平均光密度的±0.15 范围内，这就要确保 AEC 系统的稳定性。AEC 系统是根据不同乳腺个体特性，降低检查辐射剂量的有效方式，因此确定 AEC 系统稳定性对降低辐射剂量尤为重要。

（三）受检者检查注意事项

1. 避开经期和月经前 1 周　此阶段乳腺可能会出现充血和水肿，影响图像清晰度。建议在月经 1 周后检查。

2. 孕期和哺乳期注意事项　在非必要情况下，孕期女性应避免进行乳腺 X 射线检查，哺乳期也应该谨慎考虑。这是为了减少辐射对胎儿和婴儿的潜在危害。

3. 合理检查间隔　两次钼靶检查之间的间隔时间不宜小于 3 个月。适当的间隔时间有助于避免过多的辐射暴露。

（四）工作人员应遵守的原则

1. 从事乳腺 X 射线摄影的放射学技师及医师必须接受影像诊断的正规培训和辐射防护的培训，严格掌握乳腺 X 射线摄影检查适应证。使用取得有关审管部门批准或认证的乳腺 X 射线摄影专用设备。

2. 从事乳腺摄影的 X 射线工作者应当提高自身的摄影技术，注意避免不必要的重复检查。

3. 采取防散射措施，主要是增加滤线栅，滤线栅的作用是减少机头的漏射线及部分散射线，使射线更加集中于照射野内，从而增加相同情况下照射野内的剂量，并大大改善放射摄影的图像质量。

4. 应注意乳腺组织的屏蔽防护，在一侧摄影时，应对另一侧乳腺适当加以屏蔽，可在上、下压板的左、右侧挂铅橡胶。

5. 使用辐射防护屏蔽措施，医用 X 射线机配备有铅橡胶制的围脖和围裙等辐射防护用品。在检查过程中，应主动为受检者提供这些设备，以减少非照射部位的辐射危害。

6. 为保证摄影质量，医务人员应规范医疗照射过程的各个步骤，包括乳腺摄影的适应证、禁忌证、患者的准备、受照的体位及辐射防护屏蔽等。在实际操作中应该有足够的经验去把握剂量与图像质量的关系，尽可能地降低辐射剂量对受检者的危害而又保证图像质量。

7. 对年轻妇女特别是 20 岁以下妇女应慎用乳腺 X 射线检查，40 岁以下妇女除有乳腺癌个人史、家族史和高危因素外，一般不宜定期进行乳腺 X 射线检查，孕期妇女不宜进行乳腺 X 射线检查。要严格限制对育龄妇女进行乳腺 X 射线普查项目，必须使用时要认真论证乳腺癌 X 射线普查的必要性、正当性，进行方法学选择和优化分析。

🔗 **链 接** 乳腺 X 射线检查小知识 ────────────────────────

乳腺 X 射线摄影检查在乳腺疾病的诊断、筛查和随访中具有重要的优势，能够帮助医生早期发现病变、进行准确诊断，并监测治疗效果。对于年龄在 40～49 岁的非乳腺癌高危妇女，建议每年进行一次乳腺 X 射线摄影检查；年龄在 50～69 岁，建议每 1～2 年进行一次乳腺 X 射线摄影检查；年龄在 70 岁及以上，建议每 2 年进行一次乳腺 X 射线摄影检查。

符合以下任何条件之一的人将直接纳入乳腺癌高危人群筛查：未育或年龄在 35 岁及以上初次分娩；有家族中 50 岁以前患乳腺癌的亲属；有两个或两个以上一级或二级亲属患乳腺癌或卵巢癌，年龄在 50 岁以后；有对侧乳腺癌病史，或经乳腺活检证实为重度不典型增生或导管内乳头状瘤病；曾经接受胸部放射治疗。针对乳腺癌高危人群，建议在年龄小于 40 岁时提前进行筛查。筛查频度推荐每年进行一次，以便更早地检测和发现潜在的乳腺癌病变。除了乳腺 X 射线摄影检查，还可以考虑采用其他影像学手段如 MRI 和超声检查作为辅助筛查方法。

六、牙科 X 射线摄影检查的放射防护

随着 X 射线技术在口腔疾病诊断中的广泛应用，牙科 X 射线工作者、受检者和工作环境的 X 射线防护问题，日益引起人们的关注。ICRP、IEC 等国际机构已先后制定了"牙科 X 射线卫生防护规定"。我国在《放射诊断放射防护要求》（GBZ 130—2020）中对此也做了相应的规定。

（一）牙科 X 射线摄影的防护原则

《电离辐射防护与辐射源安全基本标准》（GB 18871—2002）中规定，牙根尖周位和 AP 位置的入射体表剂量分别为 7mGy 和 5mGy。

总体而言，牙科放射学的剂量水平低于其他类型的诊断放射学检查，由于胶片和屏片系统的改善，1988 年以来每次检查所致剂量呈下降趋势。通常小于 1 天中受到的本底辐射。口腔曲面全景体层摄影检查剂量差异较大，但即使高剂量也与一次胸部 X 射线摄影或几天天然本底辐射剂量相当。锥形束 CT（CBCT）剂量可能比常规牙科 X 射线摄影剂量高几十至数百倍，但仅约为多层探测器 CT 剂量的 1/400，由于技术迅速改进，其典型剂量仍有很大的降低空间。

牙科放射学是口腔颌面疾病最有价值的辅助诊断手段之一，虽然受照剂量较低，仍需进行必要的正当性判断，避免不必要的 X 射线检查，乃是最为有效的受检者辐射防护方法。

（二）牙科 X 射线机房要求

1. 牙科 X 射线机应有单独机房，机房应满足使用设备的空间要求 ①口腔 CT 卧位扫描：机房内最小有效使用面积为 15m²，单边长度为 3.0m；②口腔 CT 坐位扫描/站位扫描：机房内最小有效使用面积为 15m²，单边长度为 2.0m；③牙科全景机：机房内最小有效使用面积为 5m²，单边长度为 2.0m；④口内牙片机：机房内最小有效使用面积为 3m²，单边长度为 1.5m。

2. 牙科 X 射线设备机房屏蔽防护应满足的要求 ①口腔 CT 机房：有用线束方向铅当量为 2.0mm，非有用线束方向铅当量为 1.0mm。②牙科全景机房（有头颅摄影）：有用线束方向铅当量为 2.0mm，非有用线束方向铅当量为 1.0mm。③口内牙片机房，牙科全景机房（无头颅摄影）：有用线束方向铅当量为 1.0mm，非有用线束方向铅当量为 1.0mm。在距机房屏蔽体外表面 0.3m 处，口内牙片摄影、牙科全

景摄影、牙科全景头颅摄影机房外的周围当量剂量率控制目标值应不大于 2.5μSv·h⁻¹。

3. 牙科 X 射线设备机房防护设施应满足相应设备类型的防护要求　受检者个人防护用品有大领铅橡胶颈套等。

4. 牙片机房的防护检测　采用辐射防护用 X、γ 辐射当量剂量率仪在巡测的基础上，对关注点的局部屏蔽和缝隙进行重点检测。关注点应包括四面墙体、地板、顶棚、机房的门、观察窗、管线洞口等。①防护门距门外表面 0.3m 处，在门的左、中、右、上、下及门缝四周设置关注点；②四面墙体距墙外表面 0.3m 处，每面墙体选 3 个关注点；③观察窗距窗外表面 0.3m 处，在窗的左、中、右、上、下设置关注点；④操作位置，在头、胸、腹设置关注点；⑤顶棚，距顶棚上方地面 1.1m 处设置关注点；⑥地板、距地板下方地面 1.7m 处设置关注点。考虑目前牙片机的工作场所情况，分为无防护和有防护两种情况，对机房周围辐射剂量水平进行测量。周围环境辐射本底水平室内为 0.13μSv·h⁻¹，室外为 0.11μSv·h⁻¹。由于墙体采用 24cm 厚的实心砖，以及观察窗采用铅玻璃，因此，牙片机房的防护重点为门的防护，在防护门为木门时的剂量率为 2.5～14.3μSv·h⁻¹，大于《放射诊断放射防护要求》（GBZ 130—2020）所规定的周围当量剂量率控制目标值 2.5μSv·h⁻¹ 的要求。

（三）牙科 X 射线摄影的防护最优化建议

1. 牙科 X 射线检查中，禁止使用透视 X 射线检查方法。

2. 口内牙科放射学检查应使用专用设备，管头应安装一个位置指示装置，确保操作电压在 60kV 以上和 60kV 时焦皮距（FSD）分别为至少 20cm 和至少 10cm。国家卫生行业标准《放射诊断放射防护要求》（GBZ 130—2020），牙科摄影装置应配置限制焦皮距的部件，并符合表 5-2-4 的要求。

表 5-2-4　牙科 X 射线摄影的最短焦皮距

应用类型		最短焦皮距/cm
标称 X 射线管电压 60kV 的牙科摄影		10
标称 X 射线管电压 60kV 以上的牙科摄影		20
口外片牙科摄影		6
牙科全景体层摄影		15
口腔锥形束 CT（口腔 CBCT）	坐位扫描/站位扫描	15
	卧位扫描	20

3. 全景摄影应使用专用设备，管电压应在 60～90kV 范围内可调，照射野尺寸不应超过接收器的高度和宽度。新型全景摄影设备可使照射野限制在临床感兴趣区（ROI），使用此功能有助于显著降低剂量。

4. 受检者病例应包括所实施的牙科放射学检查的详情，避免不必要的重复检查。

5. 如设备具有可选儿童检查模式，对儿童实施检查时就应使用该模式。

6. 进行牙科放射学检查前，应取得受检者的知情同意。对于育龄妇女，应明确其是否妊娠，如果妊娠或可能妊娠，应考虑不涉及电离辐射的替代检查手段。

7. 实施检查时，应优化照射参数的设置。尽量减少受检者剂量。合理减少投照数量并适当应用影像重建技术也有助于降低剂量。

8. 在拍摄根尖片时，使用持片器可代替受检者手指将胶片固定在口内适当位置，可减少受检者手部受照剂量。

9. 推荐对受检者使用甲状腺铅围领，特别是儿童或孕妇。

第3节　介入放射学的辐射防护

介入放射学是近年兴起并发展迅速的一门学科，是在影像学方法的引导下，采用经皮穿刺插管等方法，对受检者进行血管造影、心脏瓣膜置换等，或采集病理学、生理学、细胞学、生物化学等检查资料，也可开展药物灌注、血管栓塞或扩张成形及体腔引流等微创伤手术，从而进行疾病的诊断和治疗。其具有创伤小、受检者痛苦少、临床效果好等优点，深受受检者和医务工作者的欢迎。介入放射学涉及人体消化、呼吸、心血管、神经、泌尿、骨骼等多个系统疾病的诊断和治疗，尤其对临床上某些以前难以治疗的疾病，如肿瘤、心血管疾病开拓了一种崭新的治疗途径。

一、介入放射学辐射防护的重要性

（一）介入放射学发展的需要

介入放射学手术操作是在 X 射线透视、CT 导向下进行的。因此，介入手术医生和被诊疗的受检者都要受到 X 射线的照射。任何一项利用电离辐射的社会实践，在给人类带来巨大利益的同时，也会产生一定的危害。辐射防护的目的就是在广泛应用介入放射技术为医疗服务的同时，保障介入放射工作者和受检者少受其害，做到趋利避害。因此，介入放射技术的逐步普及与防护措施的不断完善应同步进行，才能保证介入放射学的健康发展。

（二）介入手术操作的特点

1. 辐射距离短　在辐射场内操作的介入手术者要在 X 射线透视下，站在诊视床边进行手术操作，距受检者照射区不足 0.5m，其全身暴露于大量 X 射线散射线的辐射场内，既无法进行隔室操作，又无法采取远距离操作。

2. 透视曝光时间长　一般介入手术透视累计曝光时间为 10 分钟以上，有的长达 30 分钟甚至超过 1 小时。例如，经皮冠状动脉腔内成形术（PTCA）平均曝光时间为 105 分钟。

3. 辐射防护复杂　介入放射学辐射防护的复杂性和重要性存在 4 种照射可能。

（1）职业性照射　即介入手术操作者受到的照射。这是当前在医用射线中受照剂量最大的一种职业性照射，是目前辐射防护的重点，已引起介入放射学者和防护工作者的普遍关注。

（2）医疗照射　即受检者受到的照射。这种医疗照射与放射治疗不同，是照射受检者的健康组织而观察导管或支架的位置，而且比一般放射诊断的曝光时间长，受照剂量大。

（3）公众照射　指陪护人与周围群众受到的照射。如果介入治疗室的门、窗、墙壁、天花板、地板等达不到防护要求，就存在这种照射的危险。

（4）潜在性照射　即非计划之内无法预知的照射。由于缺乏防护知识和防护意识，介入手术者单纯从介入诊疗的需要考虑，而忽视某些不确定防护问题，就可能出现这种照射的危险。

此外，由于射线照射时，人的感官无法感知其存在和受照剂量大小，介入手术医生全神贯注于手术过程之中，极易忽视自身和受检者的防护问题。

二、介入手术者受照剂量及其危害

（一）受照剂量

1. 年累积受照剂量　介入放射工作者年累积受照剂量与多种因素有关，特别是每月手术次数与每次手术累积曝光时间。因此，各单位的监测结果悬殊较大。介入手术者操作位置的散射线剂量大小与下列因素有关。

（1）X 射线机机型　进口或国产的胃肠透视机和模拟定位机的床上球管，对于介入手术者来说，其散射线剂量均偏高。

（2）X 射线机使用年限　老旧设备的剂量高。因影像增强器灵敏度降低，管电压和管电流增加。

（3）照射野面积　习惯用大照射野透视者，散射线剂量明显增加。

（4）透视的散射线剂量与脉冲透视频率、管电压和管电流呈正相关。脉冲透视频率大于 12 脉冲·s^{-1}，管电压大于 80kV，管电流大于 2.5mA 者，其散射线剂量均偏高。

2. 单次操作受照剂量　已有研究对 5 种介入治疗（20 例肝癌，38 例心导管）单次操作介入手术者的受照剂量进行了调查，资料表明：射频消融与 PTCA 的曝光时间最长，介入手术者胸、腹部受照剂量平均值达每次 135～301μSv，最高达每次 700μSv 以上。以肝癌介入治疗胸部平均剂量为每次 140μSv 为例，全年按 250 个工作日，每天治疗 1 个受检者来计算，则年剂量为：35mSv·a^{-1}，已超出新的国际标准和我国颁布的新的基本安全防护标准（年剂量限值<20mSv·a^{-1}）。

（二）身体状况

近年来，通过对介入放射工作者的体检，发现对射线较敏感的细胞遗传学、细胞免疫学和外周血常规等指标有一些异常变化，致使个别对射线较敏感的介入手术医生不得不调离放射工作。

（三）介入放射工作者职业性照射的安全性

从事任何职业都有一定的危险性，都可能造成职业性伤害。而从事介入放射工作这一职业的安全性高低，主要取决于介入放射工作者的年受照量。

介入程序中，操作者与受检者同在操作室内，且始终位于受检者身旁进行手术操作，属于同室近床操作，所受辐射剂量较大，而且介入程序中所用的 X 射线强度较大，高于普通放射诊断中所观测到的辐射强度。随着技术的不断发展，病变复杂程度不断加大，操作者的工作负荷和所受剂量都不断增加。如果考虑相对工作位置、屏蔽和工作时间等条件的差异，操作者所受照射剂量显著高于在控制室的工作人员。控制室内工作人员受到更为充分的距离防护和结构屏蔽防护。在合理设计的介入放射设施中，控制室内的辐射强度可能仅为操作者工作位置的辐射强度的几万分之一。在工作负荷较重、不良操作习惯或者未合理使用放射防护工具的情况下，操作者手部、下肢和晶状体所受剂量都可能超过相应的当量剂量限值。这些问题表明了介入放射工作人员的放射防护的重要性，尤其是对铅防护用品未覆盖的身体部位的防护。

总之，增强防护意识，加强防护措施，将介入放射工作者的受照剂量降至尽量低的合理水平，即能确保介入工作者长期从事介入放射工作的安全。

案例 5-3-1

一患者于 2017 年 6 月 5 日行冠状动脉造影检查，发现右冠状动脉慢性闭塞性病变（CTO），当即行 PTCA 欲进行血运重建，但未成功。1 周后再次尝试行 PTCA，经 3 小时尝试，最终宣告失败。随后该受检者于 2017 年 7 月 2 日外请专家行 PTCA，最后经 2 小时努力成功进行血运重建。经记录，3 次手术的空气比释动能（Ka, r）分别为：2149.9mGy、2623.8mGy、1749.2mGy；累积的空气比释动能-面积乘积（P_{KA}）分别为：119.9Gy·cm^2、139.6Gy·cm^2、93.06Gy·cm^2。该受检者于术后 4 周在左肩胛骨下缘出现局部红斑，8 周左右出现局部溃疡，并且不断加重。遂来医院就诊，皮肤科医生诊断为放射性皮肤损伤。

问题：该受检者的治疗方案是否符合介入操作的正当性原则？请给出你的冠状动脉介入治疗方案修

改建议。

三、受检者受照剂量及其危害

介入放射学中，受检者是医疗行为健康利益的受益者，也是辐射危害的承担者。当接受复杂的介入诊疗操作时，受照剂量可能导致辐射损伤。一些受检者可能出现皮肤辐射损伤，而儿童和较年轻受检者将来罹患癌症的风险相对增加。对受检者辐射效应的可能性和严重程度的预评估需要考虑人口因素（年龄、体重和人种等）、医学史、辐射照射史和操作类型。当预期受检者会受到相对较高剂量时，这一预评估过程就尤为重要。对绝大多数受检者来说，受照剂量最高、辐射损伤风险最大的组织是 X 射线束入射部位的皮肤。在涉及头颈部的一些操作中，需要关注晶状体剂量。孕妇和儿童等特殊人群需要特殊考虑。因此，作为一项高辐射剂量的医学影像手段，需要高度重视介入放射学相关操作的正当性判断、防护最优化和受检者剂量管理。

给健康成年人进行 1 次胸部透视，受检者有效剂量可达 10mSv 或以上，可引起受检者外周血中淋巴细胞染色体畸变率及微核率较照射前明显增高，红细胞膜上清除致病免疫复合物的 C3b 受体活性降低。有研究表明大部分介入治疗的平均剂量超过胸透的数倍至 20 余倍，而最大剂量则相当于 26~500 余次胸透的剂量负担，其危害程度可想而知。

（一）术前介入诊疗的正当性判断

对于介入术前规划，其实践的正当性判断主要在于总体是否有益，也就是说，执行该诊疗方案对个人和社会的预期益处是否超过该实践带来的危害（包括辐射危害）。医疗照射是指受检者因自身医学诊断或治疗目的所受的照射、知情但自愿照料和抚慰受检者的人员（不包括施行诊断或治疗的医务人员）所受的照射，以及生物医学研究计划中的志愿者所受的照射。医疗照射在本质上是受检者在不同程度知情同意情况下自愿接受的。要确保对受检者利大于弊，净效益为正，是医疗照射的首要目标，同时应恰当地考虑对放射工作人员和其他人员的辐射照射危害。由于医用辐射实践的特性，对受检者的医疗照射，需要采取与其他照射不同的且更细致的正当性判断方法。

在制订临床诊疗方案时，应将受检者以前接受的辐射照射（包括放射治疗和介入程序）考虑在内。介入医师应尽可能地了解受检者是否已接受过介入诊疗操作，如果程序是重复进行的，在临床条件允许的情况下，可以考虑适当延长程序之间的时间间隔。皮肤受照后，DNA 修复过程基本上在 1 天内完成，视辐射剂量不同，可能需要几个月的时间完成再增殖过程。

（二）术中受检者剂量监测

术中应全程监测受检者的辐射剂量，事先指定的专人（技师、护士或其他符合要求的人员）应密切观察和记录辐射剂量监测仪表的累积读数，在达到表 5-3-1 所列数值的情况下，应及时通知介入医师。

表 5-3-1　辐射剂量监测首次和后续通知阈值及显著辐射剂量水平的建议

参数	首次通知阈值	后续通知阈值（每增加）	显著辐射剂量水平（SRDL）
峰值皮肤剂量/mGy	2000	500	3000
参考点空气比释动能/mGy	3000	1000	5000
空气比释动能-面积乘积/（Gy·cm²）	300^2	100^2	500^2
透视时间/min	30	15	60

介入医师需要在术中全程持续监控辐射剂量,如果已经使用了较多的辐射剂量,则应尝试做努力,确保进一步的辐射剂量与临床需要相称且尽可能地低。随着受检者辐射剂量的增加,介入医师在接到相关辐射水平的通知时,应分析受检者已受到的辐射剂量,综合考虑为完成手术还应接受的附加辐射剂量,以及结合其他因素作出进一步的利益-风险评估。介入医师可以通过限制电影采集序列的数量和长度、降低电影或透视的剂量率、使用准直或微调机架角度等方法来减少进一步应用所受的辐射剂量和控制皮肤剂量。

(三)术后剂量记录和随访

符合国际电工委员会(IEC)要求的透视系统可在介入程序结束时提供受检者剂量结构报告,有些设备生成的剂量报告中包括皮肤剂量分布信息。在介入手术结束时应形成受检者辐射剂量报告并存档。术后推荐及时将辐射剂量数据记载到介入手术记录单和病历中。所有已获得的剂量信息都应当记录,包括峰值皮肤剂量(PSD)、参考点空气比释动能(Ka,r)、空气比释动能-面积乘积(P_{KA})、皮肤剂量分布、总透视时间和图像采集帧数等。

如果设备无法显示其他剂量参数,只能显示透视时间,则应记录总透视时间和图像采集帧数。透视时间不能反映透视剂量率的影响,也不能反映电影采集产生的剂量,辐射剂量之间的相关度很差。如果任何其他参数可提供,不应将透视时间作为估算剂量的唯一指标使用,尤其是对潜在高辐射剂量操作程序。

介入医师负责在术后至少 1 年内随访可能的皮肤组织反应。介入医师也可委托其他医务人员(如熟悉放射损伤的放疗医师)对受检者进行随访,并与其保持联系。所有相关症状和体征应首先假设为辐射照射所致,除非已有明确的其他诊断。如果出现疑似皮肤损伤,应安排受检者到有放射性皮肤损伤临床诊疗经验的放疗科或皮肤科就诊,并提供介入操作及皮肤剂量方面的详细情况。活检的"伤口"有可能引起更为严重的继发性损伤,因此,应当尽可能避免皮肤活检。

 案例 5-3-1(续)

若术中已指定专门人员对受检者的辐射剂量进行监测,并进行相应的提醒和后续通知。

问题: 1. 在首次提醒时医生应作出什么判断?

2. 该医生应采取哪些措施来减少受检者的剂量?

3. 术后导致受检者皮肤损伤不断加重的原因是什么?

四、介入放射学的放射防护措施

(一)防护原则

对介入放射工作的辐射防护应遵循以下 5 条原则。

1. 实践的正当性 当决定给患者实施介入诊疗时,首先要权衡该项措施给患者带来的利弊。例如,对疾病的诊疗效果危害(包括 X 射线照射及有关并发症等)进行评估,只有确认利益大于危害时,才是正当的,方可进行该项介入手术。

2. 防护的最优化 对介入放射工作所采取的防护措施,要做到防护效果、适用性能与经济代价三者之间最佳结合,使受照剂量降至可以合理做到的尽量低的水平。

3. 个人剂量限值 除满足正当化与最优化的条件外,还要对个体受照剂量加以限制。防护标准中规定了放射工作人员及公众中个人的年剂量限值。对职业照射来说,个体受照剂量超过年限值,认为是不可接受的；而低于年限值，认为是可以接受的，但并不一定是最优化的，而应该按最优化的原则，将年受照剂量降至可以合理达到的最低水平。

4. 医师与受检者防护兼顾　在进行介入诊疗时，医师和受检者都要受到 X 射线的照射。因此，既要考虑对介入医师的防护，也不能忽视对患者可以合理做到的防护问题。例如，尽可能利用小照射野、低脉冲频率透视、缩短曝光时间和采取必要的非受检部位的屏蔽防护等防护措施，以便将射线照射的危害降至最低限度。

5. 固有防护为主、个人防护为辅　固有防护包括 X 射线机本身的防护性能及与其配套的介入防护装置，这是主要的防护措施。而个人防护系指由介入医师本人决定可以穿戴的个人防护用品（包括防护衣、颈套、手套和眼镜等），作为一种辅助防护，两者结合，方可达到较为理想的防护效果，才能减轻介入医师的负重，创造良好的工作条件。

（二）综合防护措施

介入用 X 射线属于可控制的外照射源，可从时间、距离和屏蔽三方面进行综合性的防护。

1. 时间防护　介入医师和受检者的受照剂量与曝光时间成正比。时间防护就是要求介入医师技术熟练，操作准确，准备充分，从而尽量缩短介入手术时的曝光时间。

2. 距离防护　对发射 X 射线的焦点，可以视为点光源，若忽略空气对 X 射线的吸收，则可认为 X 射线的照射量与距离的平方成反比。若距离增加 1 倍，则照射量即减少到原来的 1/4。介入手术者操作位置的散射线随距离延长而减弱的规律与直射线基本相同。因此，应尽可能利用延长距离来达到防护的目的。在进行介入手术时，X 射线机的焦皮距不能小于 35cm，以减少受检者受照部位的皮肤照射量；而介入手术医师的操作位置要尽可能远离患者的照射区，以减少散射线的剂量。

3. 屏蔽防护　就是在放射源（发射 X 射线的球管和患者照射区——散射体）和介入医师之间放置一种能有效吸收射线的屏蔽材料，从而减弱或基本消除射线对人体的危害。介入放射工作属于近台操作，即介入手术者在 X 射线的辐射场内进行操作。因此，单靠时间和距离防护是有一定限度的，而屏蔽防护则是主要的防护措施。常用的防护材料有铅玻璃、有机铅玻璃、铅胶板、铅塑料、铅板与复合防护板材等。

（三）优选曝光条件

介入手术时，曝光条件千伏值、毫安值、照射野面积及脉冲透视频率等均与介入手术者和受检者的受照剂量有关。但千伏值与毫安值多为自动调节，而照射野面积及透视脉冲频率可在满足手术部位影像质量的前提下，人工调节至最低程度，以尽可能减少不必要的照射，达到防护的目的。

（四）介入防护装置

介入防护装置是与 X 射线机配套的主体防护措施，可根据介入操作的特点、介入用 X 射线机的类型及介入手术时辐射场中的剂量分布，研制多种类型的介入防护装置。防护装置是采用适当的屏蔽材料和形式将患者照射区与医生手术区隔离。具体设计主要考虑以下几点。

1. 封闭性　将照射区与手术区隔离得越完善，即封闭放射源（X 射线机球管与受检者照射区——主要散射体）的性能越好，防护效果越佳。

2. 适用性　防护的目的是在不影响手术操作的前提下保护手术者免受辐射危害。因此，设计防护装置要求使用灵活方便，不影响手术操作。

3. 通用性　作为防护器材产品的防护装置，能与多种类型 X 射线机配套使用，才具有较广泛的推广应用价值。

4. 最优化　其设计要综合考虑防护效果、适用性能与经济代价三者之间的最佳结合。

5. 耐久性　介入防护装置在选材及其结构设计上要充分考虑是否经久耐用，而且要做工精致，整体美观，能与 X 射线机匹配协调。

（五）术中操作相关防护优化建议

介入手术操作过程中一些简单的措施，都可以有效降低职业照射剂量。现将优化工作人员和受检者放射防护的几点建议列举如下。

1. 利用所有可用信息来规划介入程序　应尽可能利用受检者术前影像检查资料（如超声、MRI、CT 等）确定相关解剖病变信息，规划介入操作方案。如果使用得当，术前的诊断性成像将有助于缩短介入程序的时间，减少并发症发生率，减少透视时间和影像采集的数量。

2. 尽可能减少透视时间　应当仅在进行需要观察运动现象时进行曝光透视。透视前，将目标区置于照射野中央，尽可能使用短促间歇透视，避免持续透视。使用末帧图像冻结功能可代替额外的透视曝光，供术中分析、测量、对比之用。利用虚拟准直功能，可以提前调整准直器叶片的位置，降低准直调节过程中的透视的必要性。

3. 尽可能减少图像采集帧数　图像采集总帧数取决于采集时间及采集帧率。许多介入透视设备的采集帧率是可调的。一般而言，帧率越低，给定运行时间内患者剂量也就越低。关于特定设备不同采集选项对剂量、图像质量的影响，应寻求资深技师的意见。

4. 尽可能使用降低受检者剂量的技术　降低受检者所受剂量的技术主要包括低剂量率透视模式、低脉冲频率透视选项、采集时低剂量采集设置、低帧率影像采集选项、X 射线束谱滤过、增加 X 射线束能量、使用辐射准直、使 X 射线管远离受检者和使探测器靠近受检者等。

5. 合理使用成像链几何布局　影像探测器应当尽可能靠近受检者身体，X 射线管应尽可能远离受检者身体。如果没有严格意义上的必要性，应避免使用需要高剂量率的 C 形臂角度。

6. 合理使用准直器　应当使用准直器将 X 射线束限制到目标区。严格的准直有多种益处：由于受照组织体积的减少，降低了受检者随机性效应的风险；减少了到达影像探测器的散射辐射，改善了影像对比度；减少了工作人员受到的散射辐射；降低了 X 射线束方向改变时或使用双 X 射线管系统成像时照射野重叠的可能性。

7. 尽可能站在低散射辐射区域　站在距离 X 射线束尽可能远的位置，牢记平方反比定律。操作者应尽可能站在 X 射线管的对侧（即影像探测器一侧）。

8. 使用防护屏蔽　使用所有可能用到的个人防护用品。术后铅衣应悬挂于衣架上，以避免发生折损。天花板悬吊式铅屏可显著降低剂量，建议佩戴有侧屏蔽功能的铅眼镜。床下铅帘可显著降低下肢所受剂量，应当尽可能使用。

9. 选择合适的成像设备　不同用途所需的硬件、软件和配置设定常存在显著差距。如果在特定介入程序中使用配置不当的设备，可能对受检者或者操作者产生潜在危害。潜在高辐射剂量程序应当使用符合 IEC60601-2-43-2010 标准要求透视设备。

10. 使用性能受控于质量保证计划的成像设备　所使用的设备应当有完善的质量保证计划。应当由有资质的介入室技师验证临床各种操作模式中剂量率和剂量测量的准确性，合理配置透视和采集模式的剂量参数。

11. 接受必要的培训　参与介入诊疗工作的所有专业技术人员上岗前皆应接受放射防护和有关法规知识培训，考核合格后方可参加相应工作。上岗后需要接受定期的再培训，培训的时间间隔不超过 2 年。

12. 正确佩戴个人剂量计　工作人员应了解自己的职业照射剂量，确保工作安全。介入放射学中工作人员的适用剂量限值包括有效剂量、晶状体当量剂量、皮肤和手足的当量剂量。工作人员实际工作中佩戴的剂量计可能会用于估算其中一个或多个量，根据被监测者具体工作类型和受照方式的不同，需要在体表能代表受照情况的位置上佩戴一个或两个剂量计。专用剂量计，如用于监测手指剂量的指环式剂量计，应该遵循专门的佩戴指南。

中国科学院院士滕皋军

医者仁心

滕皋军院士主要从事医学影像与介入治疗临床与科研工作。截至 2021 年 11 月，滕皋军院士以其卓越的创新能力和贡献，创立了超过 10 项介入新技术，并成功完成了数万例介入手术。他研发了放射性粒子支架及其相关的植入技术和理论，显著提升了患有食管、胆管、门静脉和气道梗阻的恶性肿瘤患者的生存时间和生活质量。他还创新性地提出了有关胆汁漏出导致经颈静脉肝内门静脉分流术（TIPS）支架再狭窄的新理论，为新型支架的研发和在门静脉高压症治疗中的广泛应用奠定了基础。此外，他也成功地将多项分子和功能影像技术与介入技术相融合，引领了介入学科在新技术和新应用方面的发展前沿。

第 4 节　CT 检查的辐射防护

X 射线计算机体层成像（CT），是在计算机技术和 X 射线的应用发展下有效结合在一起的一项检查技术，近年来开始大量运用于医学诊疗领域，在临床上得到了很好的运用和发展，其原理主要依靠的是 X 射线在人体内的衰减系数的测定，利用数学基础及电子计算机的相关技术，建立有效的体层图像，为疾病的诊疗起到了关键的作用。随着医学影像学技术的进步，临床治疗中诊断多数疾病已不可或缺地依赖于 CT 检查。

随着 CT 临床应用的增加，CT 扫描所带来的辐射风险也越来越受到公众的关注。CT 辐射照射已经成为公众受到人工照射剂量的主要来源，进行 CT 扫描的放射防护与管理，可在有效进行诊疗的基础上，减少患者所受到的辐射剂量，同时工作人员的防护和病患的防护也是目前 CT 发展中需要不断关注和解决的问题之一。为此，在进行 CT 检查时，有必要对非检查区域，特别是敏感部位，采取切实可行的防护措施，以降低辐射剂量，从而最大限度地减少对机体的不良影响。CT 检查所用的 X 射线比常规 X 射线摄影检查所用的 X 射线能量要大。因此，CT 检查时产生的 X 射线质更硬，穿透力更强，防护方面也较常规 X 射线要困难。基于此，在对 CT 检查的防护上就提出了更高的要求。

一、CT 检查的放射防护原则

CT 检查的 X 射线束结构和 X 射线管的运动与普通 X 射线机有明显区别，因此受检者的剂量分布与普通 X 射线照射截然不同，不能用常规 X 射线机的受检者入射体表剂量（ESD）来表示。单次扫描初始射线集中照射到厚度为 T 的横截面上，构成一个截面较清楚的区域，其宽度远远大于扫描层。这是因为 CT 扫描机 X 射线束的发射、模体散射和线束半影区等的联合作用。对于多次扫描，某一层面上剂量分布受来自其他层面的照射，而使得该层面的剂量增加，整个层面上剂量分布形状与幅度取决于扫描层数与层间距，以及单次扫描剂量分布的特征等。

加强防护意识，做到辐射实践的正当化、放射防护的最优化原则。根据放射防护相关规定，采用时间、距离、屏蔽防护等外照射防护措施。在 CT 设备、机房及规范操作等方面做好防护工作。

二、CT 检查的辐射风险与危害

CT 设备问世以来，很多学者就 CT 剂量测量进行了相关研究，直到 20 世纪 80 年代中期，国际上对 CT 剂量测量才取得较为一致的共识。目前在 CT 中使用的剂量测量的量有三种类型：①加权 CT 剂量指数（CTDIw）和容积 CT 剂量指数（CTDIvol）；②剂量长度乘积（DLP）；③有效剂量。它们分别提供了对扫描区域内平均吸收剂量（CTDIw、CTDIvol）的指示；沿平行于旋转轴方向的直线上完整积吸收剂量（DLP）；从不同诊断成像方式比较患者剂量量的一种方法（有效剂量）。

有效剂量是一个计算出来的量，它反映了相当于全身照射下的一次非均匀照射的辐射危害。它的计算是基于所有年龄、男性和女性同等数目的群体的数据，有效剂量的计算需要人们对于人体内特定辐射敏感器官吸收剂量的了解，它通常由蒙特卡罗模型利用数学拟人模体来获得，最近也可利用人尸体 CT 扫描的体素模体来实现，有效剂量用毫希沃特（mSv）表示，可用于对不同电离辐射源的比较，如其他医用放射诊断检查和背景辐射（如地球和宇宙辐射）。

需要强调的是，有效剂量是以参考值（为所有年龄、男女各占一半的群体）为基础的用于辐射防护的量，因此不应该用于流行病学评价，也不应该用于人类照射的回顾性风险评估。此外，特定器官和组织比其他器官和组织的辐射敏感性高，辐射风险的差异受年龄和性别的影响。因此，为了评估辐射风险，应该将器官和组织的吸收剂量作为最适当的相对生物效应的指标，以及作为器官、年龄、性别的特定风险信息。有效剂量仅对前瞻性的辐射防护目的具有有效性。有效剂量用于评估受检者照射时具有严格的限制。在比较不同诊断程序的剂量、比较不同的医院或国家对相同技术和程序的使用情况及相同医学检查中不同技术的应用情况等方面，有效剂量具有一定的价值。然而，对于 CT 检查中受检者的照射量预设和风险-效益评估，受照器官和组织的平均吸收剂量是更有意义的量。

国家职业卫生标准《放射诊断放射防护要求》（GBZ 130—2020）中给出了典型成年受检者 CT 检查项目的辐射剂量和诊断参考水平，见表 5-4-1。

表 5-4-1　成年受检者 CT 检查项目的辐射剂量和诊断参考水平

检查项目	25%位数 a		50%位数 b		75%位数 c	
	CTDIvol/mGy	DLP/（mGy·cm）	CTDIvol/mGy	DLP/（mGy·cm）	CTDIvol/mGy	DLP/（mGy·cm）
头颅	40	550	50	690	60	860
鼻窦	15	170	25	330	40	520
颈部	10	260	15	370	25	590
胸部	6	200	8	300	15	470
腹部	10	330	15	500	20	790
盆腔	10	320	15	480	20	700
腰椎（逐层）	15	70	25	130	35	200
腰椎（螺旋）	12	290	15	410	25	580
尿路造影	10	870	15	1780	20	2620
冠脉 CTA（前瞻）	15	210	25	360	40	600
冠脉 CTA（回顾）	30	490	45	750	60	1030
颅脑 CTA	15	420	20	710	40	1390
颈部 CTA	10	390	15	690	30	1130
胸腹 CTA	10	450	15	870	20	1440

注：CTA 为 CT angiography（CT 血管造影）的缩写。a 为调查数据的 25%位数，即异常低剂量的提示水平；b 为调查数据的 50%位数，即可能达到水平；c 为调查数据的 75%位数，即诊断参考水平。

胎儿接受辐射的风险更大，可能导致白血病或其他肿瘤的发病率上升。因此，美国放射学会对患者的选择制订了严格标准，明确将儿童、孕妇及扫描区域包括乳腺的女性患者列为 CT 扫描的相对禁忌对象。在这些人群中，应予以特别关注，一般情况下应尽量避免进行 CT 检查，必要时也应优先考虑使用超声或磁共振等无辐射的检查方法来替代。

三、CT 检查设备和机房的放射防护要求

（一）CT 检查设备的放射防护要求

1. X 射线源组件安全应符合《医用诊断 X 射线源组件和 X 射线管组件安全专用要求》（GB 9706.11—1997）和《医用电器设备 第一部分：安全通用要求 三、并列标准 诊断 X 射线设备辐射防护通用要求》（GB 9706.12—1997）的要求。设备生产单位要提交符合法定资质的有效证明材料。X 射线源组件要有足够铅当量的防护层，距离焦点 1m 处的漏射线的空气比释动能率要小于 $1.0mGy \cdot h^{-1}$。

2. CT 随机文件中应提供等比释动能图，描述设备周围的杂散辐射的分布。

3. CT 定位光精度、层厚偏差、CT 值、噪声、均匀性、高对比分辨率、扫描架倾斜角等指标应符合《X 射线计算机断层摄影装置质量保证检测规范》（GB 17589—2011）的要求。

4. CT 机在使用时，应参考相关规定中的成人和儿童诊断参考水平，在确定不影响影像质量的同时，优选扫描参数，尽量降低剂量。

（二）CT 检查机房的放射防护要求

1. CT 检查机房的设置应充分考虑邻室及周围场所的人员驻留条件，一般应设在建筑物的一端。CT 检查机房应有足够的使用空间，面积应不小于 $30m^2$，单边长度不小于 4.5m。机房内不应堆放无关杂物。

2. CT 检查机房的墙壁应有足够的防护厚度，一般工作量下的机房屏蔽：16cm 混凝土（密度 $2.35t/m^3$）或 24cm 砖（密度 $1.65t/m^3$）或 2mm 铅当量。较大工作量时的机房屏蔽：20cm 混凝土（密度 $2.35t/m^3$）或 37cm 砖（密度 $1.65t/m^3$）或 2.5mm 铅当量。

3. 管孔要求通往 CT 检查机房的电器和通风管道应避开人员驻留位置并采取弧式或多折式管孔。CT 检查机房的出入门和观察窗应与同侧墙具有同等的屏蔽防护。防护窗应略大于窗口，防止窗与墙接壤缝隙泄漏辐射。

4. CT 检查机房外明显处应设置电离辐射警告标志，并安装醒目的工作状态指示灯。CT 检查机房应保持良好的通风。

四、CT 检查操作中的放射防护要求

（一）CT 检查操作中的防护优化建议

1. CT 工作人员应接受上岗前培训和在岗定期再培训，熟练掌握专业技能和防护知识，在引进新设备、新技术或设备维修改装后，也要有相应的培训。

2. 职业人员应按放射防护有关要求，重视受检者，采取相应的防护措施，保证受检者的辐射安全。做好扫描前的准备工作，取得受检者的合作，从而取得 CT 检查的预期效果，避免重复照射。

3. 工作人员应根据临床需要，正确选取设备参数，尽可能减少受检者所受照射剂量，尤其是儿童。能够以最小的剂量，达到放射防护的最优化。

4. 定期检查控制台上所显示的患者的剂量指示值，如有异常要及时纠正。定期检查 CT 机工作状态，

发现问题，及时解决。

5. 慎重进行对孕妇和儿童的 CT 检查，对儿童及特殊患者采用必要的固定和保护措施。

6. 严格控制诊断要求之外部位的扫描。做好受检者非检查部位的防护，针对非检查部位，应用铅巾等防护用品遮盖。

7. 为了防止发生意外，检查过程中应对受检者进行全程监控，认真观察，随时注意患者的情况。

8. CT 检查时，其他人员不得滞留在机房内。

9. 在 CT 检查的教学实践中，学员的放射防护应按规定执行。

（二）CT 检查操作中受检者的防护措施

受检者可以通过个人防护用品来实施辐射防护，这是一种简单有效的方法。使用含铅或铅制品制成的各种辐射防护产品，如铅橡胶衣、铅橡胶围裙、铅橡胶围脖、铅橡胶手套等，可以阻挡或屏蔽 X 射线的照射。临床研究表明，铅玻璃防护屏的屏蔽效率约为 77%，铅防护服的屏蔽效率约为 75.2%。在头部 CT 扫描时，甲状腺位于扫描区域附近，需使用铅橡胶围脖来屏蔽甲状腺部位，铅橡胶围脖的使用可显著降低甲状腺部位的有效辐射剂量。《放射诊断放射防护要求》（GBZ 130—2020），建议在 CT 扫描中对受检者采用包裹式屏蔽防护措施。

（三）CT 检查操作中陪检者的防护措施

如受检者确实需要家属或护理者携扶，要对陪护人员采取必要的防护措施。首先尽量降低照射量，散射线量的减少，可直接降低陪护人员产生随机性辐射效应的风险。其次是防辐射器具的应用，陪护人员应常规穿铅大衣对身体主要部分进行保护，必要时戴铅围巾保护颈部腺体，若手要进入扫描直接照射区，还应加戴铅手套进行保护。再次是距离防护，射线辐射剂量与距离平方成反比，距离变远，辐射剂量可呈指数降低。只要扫描技师提高对陪护人员的辐射防护的关注，就可以根据 CT 机的辐射剂量分布情况，有效地指导陪护人员站立在最小辐射区域内，远离球管区域，以减少散射线照射对陪护人员的影响。

总之，提高放射检查技术工作者的防护意识，正确使用放射防护用品，既可以充分发挥 CT 检查的优势，又能最大限度地减少受检者的辐射剂量。这些措施有助于维护受检者的健康，并确保放射医学的安全实施。

🔗 链接　双能量 CT 的发展 ─────────────────

双能量 CT（dual energy computed tomography，DECT）的概念最早于 20 世纪 70 年代被首次提出，近年来，双能量 CT 在临床研究和应用领域迅速扩展，为自动去骨、伪影抑制、物质分解、虚拟单能成像等技术的实现提供了可能性。这种技术使医生能够更准确地区分不同组织和物质，从而提高了影像诊断的精确性和可靠性。通过利用不同能量的 X 射线进行成像，DECT 可以更好地分辨出组织的不同特性，为医学影像学领域带来了新的突破。

DECT 在减少辐射剂量方面也取得了显著的技术进步。在与常规 CT 比较时，DECT 的辐射剂量相似或更低，且图像质量没有显著差异。随着技术的不断进步，DECT 在辐射剂量控制方面的表现已经显著改善，为受检者提供了更加安全和可靠的检查选择。

第 5 节　特殊人群 X 射线检查的辐射防护

特殊人群，如婴幼儿、儿童、孕妇及育龄妇女，在辐射损伤方面具有较高的敏感性。儿童在接受辐射后，引发实体癌的风险，比一般人群高出 2~3 倍，尤其是白血病的风险更为显著。大量流行病学研究表明，儿童接受 CT 检查可能导致脑瘤和白血病风险的增加。因此，在进行儿童的诊断性医疗照射时，尤其是 CT 检查，应进行严格的正当性评估，避免不必要的 X 射线摄影检查，同时要优化照射参数，以减少儿童的辐射剂量。

孕妇和育龄妇女在接受 X 射线检查时，应仅在临床上有充分理由的情况下进行。对已经怀孕或可能怀孕的妇女，只有在必要时才能进行会照射腹部或骨盆区域的放射学检查，否则应避免此类照射。对于育龄妇女的下腹部检查应优先选择在月经来潮后的 10 天内进行。在整个妊娠过程中，胎儿器官形成期和早期对辐射的风险最大，特别是在受精后的 8~15 周，胎儿的中枢神经系统对辐射最为敏感。因此，非必要情况下，怀孕 8~15 周的育龄妇女不应接受下腹部 X 射线检查。

2006 年卫生部发布的《放射诊疗管理规定》第二十六条规定，医疗机构在实施放射诊断检查前应当对不同检查方法进行利弊分析，在保证诊断效果的前提下，优先采用对人体健康影响较小的诊断技术。而妇女、儿童作为放射诊疗环节中的特殊群体，其射线检查的防护更应该引起所有从业者的高度重视。

一、妇女 X 射线检查的放射防护

（一）检查原则

1. 对就诊的育龄妇女、孕妇必须首先考虑非 X 射线的检查方法。

2. 对有生育计划的育龄妇女进行腹部或骨盆部位的 X 射线检查时，应首先问明是否已经怀孕，了解月经情况。

3. 对妊娠早期妇女，特别是在妊娠 8~15 周时，非特殊需要不得实施腹部尤其是骨盆部位的 X 射线检查。

4. 孕妇分娩前，不应进行常规的胸部 X 射线检查。

5. 避免对育龄妇女、孕妇重复进行 X 射线检查。

（二）医学影像科工作人员应遵守的原则

1. 工作人员接到育龄妇女、孕妇的 X 射线检查申请单时，首先要进行审查。根据受检者的末次月经、妊娠情况等与临床医师协商并进行判断，对确认没有必要进行 X 射线检查的患者，有权将申请单予以退回。

2. 针对育龄妇女、孕妇生理特点制备足够铅当量的各种适用的屏蔽物，工作人员必须熟练掌握业务技术、放射防护知识。

3. 应用于育龄妇女、孕妇检查的 X 射线机必须符合《放射诊断放射防护要求》（GBZ 130—2020）。

4. 为了减少受检者的受照剂量，选择最佳摄影条件，制订出最佳 X 射线检查方案。

5. 根据诊断需要，严格进行射线束的准直，限制照射野范围。对妇女尤其是孕妇要采取有效的屏蔽防护措施，以减少辐射危害。

6. 操作前，做好充分准备。采用高管电压、低管电流、小照射野等条件。

7. 在进行 X 射线检查时，应使受检者采取正片的体位。

8. 尽量采用先进的技术和设备。减少受照剂量，提高图像质量。

9. 做好 X 射线检查的质量保证工作，避免不必要的重复照射。

此外，对于怀孕的女工作人员，需考虑额外控制其剂量达到大致与公众成员相近的水平，来保护胚胎或胎儿（应控制低于 1mSv）。

🔗 **链接**　妊娠的确定性效应 ─────────────────

　　ICRP 第 90 号出版物对日本原子弹爆炸幸存者在分娩前最敏感时期（妊娠 8～15 周）受照诱发的严重智力迟钝资料审议结果显示，支持该效应具有至少 300mGy 剂量阈的结果。在小剂量情况下没有致畸风险。但是，即使不存在真实的剂量阈，低于 100mGy 的剂量对胎儿智商（IQ）所产生的任何影响都是无从探知的，因此并无实际意义。该判断与 ICRP 第 60 号出版物的结果一致。

　　高剂量照射对胎儿的智力有严重影响，其严重程度随剂量而增加，直至认知功能严重迟钝。妊娠 8～15 周是射线引发智力低下最敏感的时期，其次是 16～25 周。

─────────────────────────────────

二、儿童 X 射线检查的放射防护

（一）检查原则

　　1. 必须遵循 X 射线检查的正当性和防护最优化原则，使受检儿童照射剂量保持在合理的、可以接受的最低水平。

　　2. 必须注意儿童身躯小及对射线敏感等特点，采取相应的防护措施；不得将 X 射线胸部检查列入婴幼儿及少年儿童体检的常规检查项目。

　　3. 要建立 X 射线诊断质量保证计划，提高 X 射线诊断水平，减少儿童受照剂量。

　　4. 用于儿童的 X 射线机，其防护性能、工作场所防护设施及安全操作均须符合《放射诊断放射防护要求》（GBZ 130—2020）。

（二）专用于儿童 X 射线诊断设备的防护要求

　　1. X 射线机必须具有照射野调节功能，并带光野指示，照射野和光野之间存在的差异应通过质量控制检测以避免。

　　2. 非儿童专用 X 射线机，如用于儿童摄影检查，应按要求执行。

　　3. X 射线机应根据不同检查类型、不同年龄儿童等特点配备固定体位的辅助设备。

（三）X 射线防护设备和用品的防护要求

　　1. X 射线机房必须为候诊儿童提供可靠的防护措施。

　　2. 机房布局合理，按照儿童喜好进行装修，以减少儿童的恐惧心理，以便在检查时能最大限度地争取儿童配合。

　　3. 必须为不同年龄儿童的不同部位配备保护相应器官和组织的防护用品，儿童专用防护用品不应小于 0.5mm 铅当量。通过适当调整铅罩，睾丸的吸收剂量最多可以减少 95%，如果女性性腺（如卵巢）得到有效屏蔽，卵巢的吸收剂量可减少 50%。

　　4. 甲状腺应当尽量采取保护措施。

（四）对临床医师的要求

　　1. 对儿童是否进行 X 射线检查应根据临床实际需要和防护原则进行判断，要严格掌握儿童 X 射线摄影适应证，如确实有正当理由可以申请进行 X 射线检查。

　　2. 对儿童进行诊断，要优先考虑采用非电离辐射检查法。

　　3. 检查时要注意不得连续曝光，尽量缩短曝光时间。

（五）对 X 射线工作者的要求

1. 必须熟练掌握儿科放射学检查技术和放射防护知识，仔细复查每项儿童 X 射线检查申请，有权拒绝没有正当理由的 X 射线检查。

2. 除临床必须应用透视检查外，对儿童应采用 X 射线摄影检查。

3. 对儿童进行 X 射线摄影，应严格控制照射野，照射野面积不得超过胶片面积的 10%。

4. 对儿童进行 X 射线检查时，应用短时曝光摄影技术。

5. 对婴儿进行 X 射线摄影时，不应用滤线栅。

6. 必须对儿童非检查部位进行防护，特别应对儿童性腺及眼晶状体进行必要的防护。

7. 使用移动式设备进入儿童病房或婴儿室进行 X 射线摄影时，对其周围儿童要采取足够的防护措施，不允许将有用射线束朝向其他儿童。

8. 未经许可，不得选择儿童进行 X 射线摄影检查示教或病例研究。

9. X 射线摄影检查时，应该对儿童进行体位固定。如需扶持患儿，应对扶持者采取必要的防护措施。

10. 颅脑摄片时，使用后前位，可以减少眼部吸收剂量 95%；发育期的乳房组织对射线特别敏感，有效的剂量限制方法是采取后前位摄影。

（六）儿童 CT 检查的防护

1. 当临床诊断需求必须进行 CT 检查时，应遵循可合理达到的尽可能低的原则。

2. 根据儿童受检者体型、扫描部位及 CT 机的性能等具体情况采用儿童个性化扫描条件。

3. 对于儿童敏感器官，务必进行合理的包裹性防护，最大程度保护儿童健康，降低辐射风险。

4. 推荐在一些可以合作屏气的儿童检查中使用最低毫安秒数，而对不太合作的儿童可用较高的毫安秒数。

《放射诊断放射防护要求》（GBZ 130—2020）中给出了典型儿童受检者常见 CT 检查部位的辐射剂量和诊断参考水平，见表 5-5-1。

表 5-5-1　儿童受检者常见 CT 检查部位的辐射剂量和诊断参考水平

检查部位及年龄（岁）	$CTDI_{vol}$/mGy			DLP/（mGy·cm）		
	英国（2005）	德国（2008）	法国（2009）	英国（2005）	德国（2008）	法国（2009）
头部：0~1	30	33	30	270	390	420
头部：5	45	40	40	470	520	600
头部：10	50	50	50	620	710	900
胸部：0~1	6	1.7	3	10	28	30
胸部：5	6.5	2.7	3.5	55	55	63
胸部：10	28	4.3	5.5	105	105	137
腹部：0~1	—	2.5	5	—	70	80
腹部：5	—	4	8	—	125	121
腹部：10	—	6.5	13	—	240	245

注：本表数据源于 ICRP121 号出版物。头部剂量用直径为 16cm 的剂量模体测量和计算得到，胸部和腹部剂量用直径为 32cm 的剂量模体测量和计算得到。

链 接 儿童 X 射线检查的常见适应证

　　儿童的常规 X 射线检查常无年龄限制。常用于肺部、脊柱、四肢骨骼等部位，但对软组织的检查作用较为有限。检查前无须禁水禁食。检查时应注意个人保护，对非照射部位，尤其是性腺等部位应借助铅防护用品等进行防护。

　　CT 检查适用于全身各部位的检查，尤其对颅脑和椎管疾病，胸部及腹部盆腔的细微组织检查有一定优势。腹部检查前需禁水禁食，盆腔检查前则要提前喝水憋尿。CT 检查时受检者受到的射线剂量大，故一定要做好防护。

（暴云锋　冷倩倩）

第6章
核医学诊疗和防护

🎯 **学习目标**

1. **掌握** 放射性核素显像和治疗原理;核医学辐射剂量表达量、辐射防护的原则及措施。
2. **熟悉** 核医学显像设备、辐射测量仪器的组成、工作原理和临床应用;核医学诊疗患者、公众和工作人员的辐射防护安全要求。
3. **了解** 放射性药物的特点和制备。

核医学是利用核技术诊断、治疗和研究疾病的一门新兴学科,是核技术与医学相结合的产物,也是人类和平利用核能的一个重要方面。核医学诊断和治疗主要是通过将放射性核素标记的药物引入人体内,继而在体外通过显像设备对体内放射性药物的分布进行探测,或者放射性核素发射的射线,在病灶局部产生电离辐射生物效应,从而破坏或抑制病变组织。随着我国医疗保健事业的蓬勃发展,放射性药物在临床核医学中应用越来越广泛,但放射性药物的使用也增加了放射工作人员和公众暴露于辐射的风险。例如,它可能造成放射性物质的扩散、产生放射性污染和放射性废物,从而直接影响环境安全及核医学工作者和公众的健康。为此,应在满足诊断和治疗的前提下,尽可能减少一些不必要的照射,从辐射防护最优化的原则出发,保证核医学工作者和公众的辐射安全,把可能的危害减到最低程度。

第1节　核医学显像设备

核医学显像的基本条件是具有能够选择性聚集在特定脏器或病变的放射性核素及其标记的化合物,使该脏器或病变与邻近组织之间的放射性浓度差达到一定程度;核医学显像设备可探测这种放射性浓度差,并根据需要以一定的方式显示成像。

核医学显像最早采用的仪器是20世纪50年代的放射性核素扫描仪。其中,美国人 Anger 研制的 γ 照相机具有快速显像能力,使放射性核素影像诊断从静态进入到动态观察,能够指示组织、器官的生理代谢功能。20世纪80年代初,放射性核素扫描与 CT 技术相结合,研制出发射计算机断层显像(emission computed tomography,ECT)。ECT 技术不仅能对各种脏器及其病变进行体层、立体显像,而且能动态观察各种脏器的形态、功能和代谢变化。ECT 可分为单光子发射计算机断层成像(single photon emission computed tomography,SPECT)与正电子发射体层成像(positron emission tomography,PET)两类,两者的成像原理不同。20世纪90年代后期开始,随着图像融合技术和电子计算机技术的飞速发展,在 SPECT 和 PET 设备基础上配置 CT 或 MRI 设备,实现同机图像融合,可同时获得病变部位的功能代谢状况和精确解剖结构的定位信息,使核医学显像发展到功能+解剖显像的时代。

一、SPECT/CT

(一) SPECT 设备

1. 基本结构与工作原理 SPECT 设备是目前使用最多、最普及的核医学显像设备,由探测器(探头)、旋转机架、扫描床、图像采集控制台和图像处理的计算机工作站及外围辅助设备五部分组成（图 6-1-1 所示为 SPECT/CT 图），可用于获得人体内放射性核素的三维立体分布图像，反映人体功能和代谢方面的变化。

探头是 SPECT 的核心部件，由准直器、闪烁晶体、光电倍增管（PMT）、前置放大器和计算电路等组成（图 6-1-2），其作用是探测参与体内各种生理、代谢活动的放射性核素不断向外发射的 γ 光子。

引入患者体内的放射性药物自体内辐射出 γ 光子，γ 光子首先到达准直器，准直器能够限制入射 γ 光子的方向，只允许与准直器孔方向相同的 γ 光子透过，以便于 γ 光子定位。目前常用闪烁晶体是 NaI 晶体，到达 NaI 晶体的 γ 光子与晶体相互作用，被晶体吸收并产生多个闪烁荧光，闪烁荧光经过光导被多个光电倍增管接收。光电倍增管光阴极将闪烁光子转换成光电子，光电子经多级倍增放大后形成电脉冲。电脉冲高度（幅度）与射线能量成正比，电脉冲个数与辐射源入射晶体的光子数成正比，即与辐射源的活度成正比。探头内一般有数十只光电倍增管，并按一定的规律排列。各个光电倍增管接收的闪烁光子数目随其离闪烁中心（γ 光子处）的距离增加而减少。计算电路中的定位电路根据不同位置的光电倍增管信号强度来确定 γ 光子入射的位置。能量甄别电路将各个光电倍增管信号强度直接求和并判断脉冲幅度是否与被成像的 γ 光子相符。γ 射线经计算电路定位和能量甄别后被记录为一个计数。成像装置记录大量的闪烁光点，经过处理、校正，形成一幅人体放射性浓度分布图像，即 SPECT 平面图像。

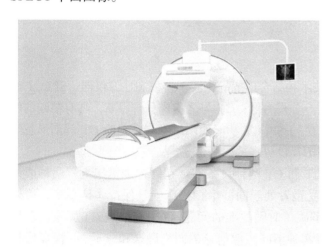

图 6-1-1　SPECT/CT

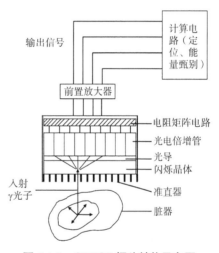

图 6-1-2　SPECT 探头结构示意图

在 SPECT 断层成像采集时，探头围绕患者旋转。在临床上一般采用横断层成像，即旋转的过程中，探头表面总是与旋转轴平行，旋转轴与患者检查床平行。根据需要在预定时间内探头围绕患者旋转 180°～360°，每隔一定角度（3°～6°）采集一帧 SPECT 平面图像，任一角度处的平面图像称为投影图像。利用在不同角度处获得的多幅投影图像，通过数据处理、校正、图像重建获得体内脏器的横断面、冠状面、矢状面或任何需要的不同方位的断层图像，即 SPECT 断层图像。

对于 SPECT 设备来说，闪烁晶体、光电倍增管和后续线路是探测器的主要部分。最近几年仍采用闪烁探测器的 SPECT 设备的技术进展主要体现在采用新型光电倍增管（如硅光电倍增器 SiPM）上。新型光电倍增管的使用降低了探头和 SPECT 机架整体的重量，提高了 SPECT 系统分辨力和图像的信噪比。此外，初步应用于临床的碲锌镉（CdZnTe，CZT）半导体探测器突破了传统 SPECT 光电转换效率低的局限性，且对 γ 射线探测具有极高的系统灵敏度。与传统的 NaI 闪烁晶体探头相比，CZT 半导体探测器还具有更高的探测效率和能量分辨力，以及更高的空间分辨力，从整体上改变了 SPECT 的系统性能，提高了图像信噪比，基于 CZT 探测器的探头已成为 SPECT 设备技术发展的方向。

2. 图像采集 SPECT 图像采集的探头围绕患者旋转采集信息，目前 SPECT 已经不只是单探头，还有双探头、三探头系统。依据探头数目和支架的结构、准直器的几何结构，信息采集的方式也有所不同，但同一探头围绕患者进行信息采集的方式是一致的。

SPECT 的探头能够根据应用放射性核素发射 γ 光子的能量进行单核素采集和多核素采集。一种放射性核素具有多种 γ 光子能量，显像时可以设置 1~3 个能量窗，实现单核素多能量采集；或多种放射性核素发射不同能量的 γ 光子，显像时设置多个能量窗实现多核素采集。此外根据临床需要，SPECT 可进行静态采集和动态采集、平面采集和断层采集、局部采集和全身采集，以及门控采集等。

3. 图像的衰减校正 SPECT 重建图像的变量是放射性活度，在 γ 射线无衰减的情况下，SPECT 探头计数大小正比于放射性活度。SPECT 成像所用的放射性核素释放的 γ 射线能量在 80~500keV，人体组织的衰减对投影值有较大影响，衰减效应对活度造成的减少并不代表脏器的吸收和代谢功能，必须加以校正。如使用 ^{201}Tl 进行心肌灌注显像时，^{201}Tl 释放的 γ 射线仅有 25% 能穿透组织到达前胸壁。由于人体躯干组织厚度较大，导致断层图像越靠近躯干中心部位，γ 射线衰减越多，计数损失越大，肥胖患者尤为明显。SPECT 断层重建算法忽略人体组织对 γ 射线的衰减作用，导致图像定量不准，出现伪影。人体组织对射线的衰减是影响图像质量的主要因素之一，衰减校正（attenuation correction，AC）是解决人体组织衰减的主要方法。衰减校正是在探头对侧设置放射源，利用放射源释放的 γ 射线从被检者体外射向并穿透人体，在 SPECT 探头上形成透射成像。一台 SPECT 同时获得体外 γ 射线的透射成像和体内核素 γ 射线的发射成像，从透射图像求得被显像部位的三维衰减系数分布图，从而对发射图像进行衰减校正。

（二）SPECT/CT 设备

SPECT/CT 是 SPECT 和 X 射线 CT 两种成像技术相结合形成的核医学多模态显像仪器。SPECT 反映放射性核素在体内的功能分布，缺乏解剖学信息，分辨力低；CT 与之相比分辨力高，具有精细的解剖结构，但缺乏功能信息。通过图形融合，把有价值的 SPECT 功能代谢影像与精确的 CT 解剖形态学影像结合在一起，取长补短，优势互补，可以给临床提供更多的诊断信息。

1. 基本结构与工作原理 SPECT/CT 将 SPECT 和 CT 两种设备安装在同一个机架上，两种成像技术的定位坐标系统相互校准，在两次扫描间期受检者处于同一个扫描床上且保持体位不变，可以防止因受检者位移产生的误差，在一定程度上也解决了时间配准的问题。在采集 SPECT 图像信息后根据需要再进行 CT 扫描，然后应用专门软件进行两种不同图像信息的同机融合和显示，一次显像检查既可获得 SPECT 功能代谢图像，又能获得 CT 解剖结构图像及 SPECT/CT 融合图像。CT 图像提供的解剖结构信息除提供定位及诊断信息外，还可以用于对 SPECT 图像进行衰减校正，特别是 X 射线和 γ 射线具有类似的物理特性、生物学特性，采用 X 射线信息对 γ 射线衰减进行校正可以获得精确的结果。

2. SPECT/CT 的优势及临床应用 就设备使用而言，无论是图像采集、处理还是诊断，SPECT/CT 不是独立的 SPECT 和 CT 的简单合并，而是二者的定性和定位优势进行的有机结合。SPECT 对于一些早期病变，只是体现在功能性改变，而 CT 解剖图像尚无明显可识别的证据。借助于 SPECT/CT 中的 CT 与 SPECT 图像间的相互佐证，可以辨认出 CT 与 SPECT 图像各自均无法识别、定位和诊断的病灶。使得以往其他检查方法与核医学检查均无法明确诊断的疾病，借助 SPECT/CT 检查能够明确诊断。配备有诊断 CT 的 SPECT/CT，通过在同一检查过程中获得的 CT 图像准确勾画感兴趣区，可同时在 SPECT 图像上的同一解剖位置获得与 CT 图像上所示位置和大小完全一致的感兴趣区，继而获得核医学半定量分析的指标。SPECT/CT 在骨骼系统、内分泌系统、心血管系统疾病等诊治中具有较高的临床应用价值。

二、PET/CT

（一）PET 设备

PET 设备是医学影像诊断领域重要的功能代谢成像设备，能定量评价人体组织的生理、生化功能，在肿瘤及心脑血管疾病诊断、研究和新型分子药物研发中具有重要作用及广泛应用前景。

1. 基本结构 PET 设备的基本结构与 SPECT 设备的基本结构相同，主要由探测器、机架、控制台、计算机及外围设备组成。探测器是 PET 设备的核心部分，它由闪烁晶体、光电倍增管和高压电源组成。探测器的性能优劣直接影响 PET 整体性能的好坏。

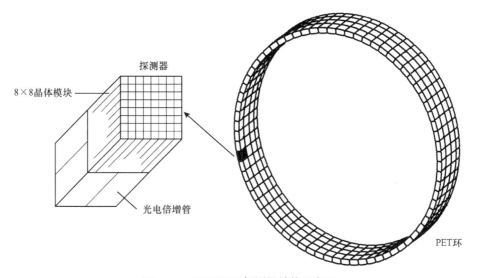

图 6-1-3　PET 环及探测器结构示意图

PET 设备探测光子的过程与前述 SPECT 设备类似，也由闪烁晶体将高能 γ 光子转换为可见荧光，通过光电倍增管将光信号转换为电信号，再经一系列电子线路系统来完成记录。与 SPECT 设备不同的是，闪烁晶体不再是块平板大晶体，而是由许多晶体模块（crystal block）组成的环形晶体环（图 6-1-3），环数越多，探头的轴向视野越大，一次扫描可获得的断层面也越宽。一个晶体模块和与其相连的光电倍增管组成一个探测器组块（detector block）。每一晶体模块又被分割成多块小晶体（如图 6-1-3 中的 8×8 晶体模块），其中每一个小晶体块均为一个探测器，成像时，接收到的 γ 射线均定位在小晶体探测器的中心。探测器晶体的性能及尺寸是影响 PET 设备系统性能的关键因素之一。目前临床在用的 PET 设备中，主要使用锗酸铋（BGO）、硅酸钆（GSO）、硅酸镥（LSO）及硅酸钇镥（LYSO）晶体。此外，不同厂家、不同型号的 PET 设备所用晶体的尺寸及排列方式、小晶体块的数量和表面积也有差异。

2. 工作原理 PET 设备与 SPECT 设备根本的不同有两点：一是采用正电子核素（如 ^{18}F、^{15}O、^{13}N、^{11}C）标记的放射性药物；二是不使用准直器，而采用符合探测，可以使分辨力及灵敏度同时得到大幅度提高。

正电子核素发射出的正电子在极短时间内与人体组织中的电子发生湮灭辐射，转变为两个能量相等（511keV）、运动方向相反的γ光子。PET设备通过符合探测技术同时进行γ光子对的探测并成像（图6-1-4）。

符合探测技术利用了湮灭光子对的两个特性：一是这两个光子沿着直线反方向飞行；二是它们都以光速向前传播，几乎同时到达在这条直线上的两个 PET 探测器。此时，PET 系统就记录一个符合事件（coincidence event）。事实上，由于光子从发射到被转换为最后的脉冲信号经历了多种不确定的延迟，致使符合事件的两个光子被记录的时间间隔展宽了，该时间间隔称为符合窗（coincidence window）。通常，符合窗的大小为几纳秒到十几纳秒。只有在符合窗时间内探测到的两个光子，才被认为是来自同一湮灭事件，超过符合窗时间间隔所探测到的两个光子则被认为是来自两个湮灭事件而不予记录。

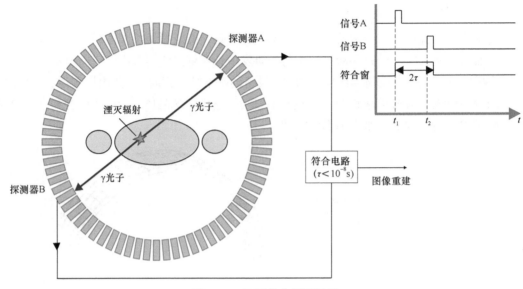

图 6-1-4　湮灭符合探测原理

PET 成像的变量是正电子核素标记的示踪剂在体内的分布。但是，由于正电子无法直接探测，只能通过探测由电子对湮灭所产生的 γ 光子对来反映正电子湮灭时的位置。接收到这两个光子的两个探测器之间的连线称为符合线（line of coincidence，LOR），湮灭事件的位置必定在这条直线上。用两个探测器间的连线来确定湮灭位置的方法称为电子准直（electronic collimation）。由于 PET 设备使用上述符合探测技术，无须铅准直器，因此比 SPECT 设备有更好的灵敏度和空间分辨力。

每一条符合线都是一个投影数据，在有效视野内，PET 环中的每一个探测单元均与相对的许多探测单元建立符合探测关系，足够多的探测器对就给出足够多的投影数据，利用计算机按一定的算法，如滤波反投影法、迭代法、飞行时间（time of flight，TOF）技术等，就可重建放射性核素在人体断层上的活度分布。

（二）PET/CT 设备

PET/CT 设备是将 PET 设备和 CT 设备有机结合起来的一种先进的分子影像设备。由 CT 设备提供病灶的精确解剖定位，由 PET 设备提供病灶详尽的功能、代谢等分子信息。PET/CT 设备通过一次检查就可得到患者同一解剖部位的功能和解剖图像，具有灵敏、准确、特异及定位精确的特点。

1. 基本结构与工作原理　PET/CT 设备是在一个机架的前部安装 CT 成像装置，后部安装 PET 成像装置，两者共用一张扫描床和同一图像采集及处理工作站。如果被检者成像过程中体位能保持不变，则 PET 图像与 CT 图像重建空间一致，这样可以保证同机图像融合的精度。虽然 PET 设备与 CT 设备使用同一机架、检查床和同一图像采集处理工作站，但两个系统又是各自独立的，可以单独进行各自的扫描。

患者检查时，检查床首先进入 CT 视野进行 CT 扫描，CT 采集完成后患者被自动送入 PET 扫描视野。在 PET 发射扫描期间，CT 图像重建就开始了，根据 CT 透射数据计算所得到的衰减校正因子也随之计算出来。随后，PET 发射扫描的数据经衰减校正因子校正，PET 图像得以重建。最后，融合好的 PET/CT 图像在发射扫描刚刚结束时也得以完成。

2. PET/CT 的优势及临床应用　PET/CT 通过将两种成像系统各自优势结合的方法，显著提高了诊断的准确性。该设备互补了 PET 和 CT 单独使用时各自所存在的不足，利用 CT 子系统对 PET 图像的病变部位进行解剖定位和鉴别诊断，从根本上弥补了核医学图像解剖结构不清楚的缺陷，同时又采用

CT 数据对 PET 图像进行衰减校正，极大地减少了扫描时间；而 PET 子系统则利用其功能成像对于病变的定性诊断，能取代在 CT 诊断中需要超高薄层扫描及辅助造影的一些检查才能达到确定病变性质的扫描。

目前 PET/CT 主要的应用领域是肿瘤诊断、TNM 分期，以决定治疗方案和疗效的监测、分析等。由于 PET/CT 成像在肿瘤放疗定位中的作用，最近又推出了将放疗计划系统整合到 PET/CT 中的 PET/CT/RT 系统，根据 CT 和 PET 图像在同一计算机界面上制订放疗计划，可明显提高其准确性。此外，PET/CT 系统也用于神经系统及心血管系统成像。

三、PET/MRI

MRI 在反映解剖形态和生理功能信息方面具有很大的优势：无射线，极佳的软组织分辨能力，除了形态学检查之外还可以提供多种功能显像选择，如磁共振波谱（MRS）成像分析等，其功能测定不足之处是灵敏度较低。而 PET 能够极为敏感和准确地探测到人体组织新陈代谢方面的分子影像信息，但分辨力较低。若将 MRI 和 PET 融合在一起，便可获得人体解剖、功能和代谢等方面的全方位信息，对于提高疾病的诊断和治疗效率具有重要价值。

（一）基本结构与工作原理

由于 MRI 有很高的磁场强度，常规的 PET 无法直接置于 MRI 设备内，否则会造成 PET 探测器的崩溃，直到雪崩光电二极管（APD）应用于 PET，才有效地解决了这一难题，使融合 PET/MRI 的临床应用成为可能。PET/MRI 在发展过程中，其组合模式主要有三种：异室式、分体式及一体化式。

1. 异室式结构 PET 和 MRI 分别放置在两个房间中，MRI 和 PET 之间使用一个可自由移动的检查床在 MRI 和 PET 之间来回转运受检者，通过软件将获得的 PET 和 MRI 图像进行融合。其缺点是扫描不同步，使检查总时间过长，且易造成融合失配准。

2. 分体式结构 将 PET 与 MRI 间隔一定距离（如 2m）平行安装在同一房间内，检查床放在 PET 和 MRI 之间，通过 180° 旋转检查床先后完成 PET 和 MRI 检查。分体式结构同样存在异室式结构的问题，但融合失配准程度低。

3. 一体化式结构 将 PET 探测器置于 MRI 设备内，PET 探头需最大限度降低对磁场的干扰，同时它在磁场波动中应具有稳定性且可避免电磁干扰，这些均依赖于电磁屏蔽和新的 PET 探测器等技术的发展。2010 年 11 月全球首款全身型 PET/MRI 一体机研制成功，实现了 MRI 和 PET 数据的同步采集，并且通过一次扫描得到 PET 和 MRI 融合信息的全身图像。目前最先进的一体化 PET/MRI 采用最新一代全数字化固态阵列式光电转换器实现了带有 TOF 技术的 PET 探测，PET 的 TOF 技术极大提高了 PET 的图像质量和扫描速度，消除了 PET 图像"热器官"征象和"正电子穿透效应"伪影。

MRI 提供的信息为质子密度和弛豫时间，与组织对 γ 射线的衰减能力无直接关联，因此 MRI 无法直接对 PET 图像进行衰减校正，如何利用 MRI 得到组织的衰减校正因子成为 PET/MRI 系统的关键技术。目前在 PET/MRI 系统中，获得组织衰减校正因子的方法主要有四种：组织分类法、图谱配准法、透射扫描法和发射数据重建法。

（二）PET/MRI 的优势及临床应用

与 PET/CT 相比，PET/MRI 存在以下优势。

1. PET/MRI 免除了 CT 部分的辐射剂量，患者所受医疗照射剂量低。

2. 一体化 PET/MRI 可实现真正的同步数据采集，同一时间获得同样的病理生理信息的 PET 和 MRI 功能图像，多参数、多模态成像有助于病变的早期发现。

3. MRI 可以得到高分辨力和高对比度的软组织图像，在神经、骨骼肌肉、心脏和肿瘤诊断中有一定优势。

4. MRI 具有非常灵活的扫描技术和多功能成像技术，如功能 MRI、弥散和波谱分析等。随着 PET/MRI 的技术发展，这些优势会越来越多地体现在临床应用上。

第 2 节　放射性显像与治疗技术

一、放射性核素示踪技术

（一）示踪剂

化合物（或特定物质）分子上一个或多个原子被放射性核素取代，用以研究化学反应的机制或标记化合物在生物体内的代谢途径或在研究对象内部的流向等的特殊物质称为示踪剂。在核医学中，示踪剂中某元素用它的放射性同位素代替，称为标记，通过探测该放射性核素来探测该示踪剂的踪迹。

示踪剂用于研究生物体内物质的代谢规律，需满足两个条件。

（1）示踪剂与被示踪的物质有相同的生物和化学性质，没有同位素效应。

（2）注入生物体内示踪剂的量要足够小，确保生物系统处于正常状态。

（二）放射性核素示踪技术的基本原理

放射性核素示踪技术是利用放射性核素及其标记化合物作为示踪剂来研究生物体内各种物质的代谢规律及研究诊断疾病的一门技术，其示踪原理基于以下两个基本事实。

1. 与被示踪物具有同一性　放射性核素及其标记化合物和相应的非标记化合物具有相同的生物和化学性质，无差别地参与生物代谢，在生物体内所发生的化学变化、免疫学反应和生物学过程也都是完全相同的。例如，用放射性 ^{131}I 来研究甲状腺的吸碘功能，和普通的非放射性 ^{127}I 行为一样；用 ^{3}H 标记的胸腺嘧啶脱氧核苷（^{3}H-TdR）来研究细胞核内 DNA 的合成情况，观测细胞增殖功能等，与普通的非放射性 TdR 在体内的生物和化学过程完全相同。

2. 具有可测性　放射性核素示踪剂在体内的生物学行为取决于被标记物，标记的核素经核衰变而释放出的核射线可被放射性探测仪器探测，进而追踪标记物在机体内的分布及代谢途径等。例如，^{99m}Tc、^{131}I 等标记的化合物发射 γ 射线被 SPECT 等仪器探测，而用 ^{18}F、^{15}O、^{13}N、^{11}C 等正电子核素标记的化合物发射的正电子经湮灭辐射产生的双光子被 PET 探测。

（三）放射性核素示踪技术的基本类型

放射性核素示踪技术是核医学领域各种诊断技术和实验研究的精髓所在。以放射性核素示踪技术为基础，建立了许多具有实用价值的诊断和研究方法，对于生命科学和临床科学的研究提供了非常重要的手段。通常按其被研究的对象不同，可以分为体内示踪技术和体外示踪技术两大类。

1. 体内示踪技术　又称整体示踪技术，是以完整的生物有机体作为研究对象，可通过体外观察或提取生物标本进行测量以了解示踪物在机体内的代谢和动态变化规律。多用于研究示踪物在体内的吸收、分布、转运及排泄等过程。具有代表性的体内示踪技术主要有：物质吸收、分布及排泄的示踪研究；放射性核素稀释法；放射性核素功能测定；放射性核素显像技术等。

2. 体外示踪技术　又称离体示踪技术，以从整体分离出来的组织、细胞或体液等简单系统为研究对象。多用于某些特定物质如蛋白质、核酸等生物活性分子的定量测定、转化规律及功能研究。体外示踪技术的共同特点是：都是在体外条件下进行，它减少甚至避免了众多的体内因素对实验结果的直接影响,同时也避免了受检者本人直接接触射线的可能,但它只能表示生物样本离开机体前瞬间的机体状态,对结果的解释更需要结合临床情况。主要包括：物质代谢与转化的示踪研究；细胞动力学分析；放射自显影技术；活化分析；体外示踪结合放射分析等。

(四)放射性核素示踪技术的特点

1. 灵敏度高 由于射线特性及放射性探测仪器探测能力的提高,示踪技术可精确地探测出极微量的物质。当前的放射性核素示踪技术可测量低达 37Bq 的放射性核素,相当于能检出 $10^{-19} \sim 10^{-18}$g 水平的放射性核素。这对于研究体内或体外微量生物物质的含量具有特殊价值。

2. 操作简便、干扰因素少 由于示踪技术测定对象为核射线,而示踪剂中的放射性核素按照自身的衰变规律发射射线,不受其他物理和化学因素(如温度、pH 等)的影响,同时放射性测量不受反应体系中其他非放射性杂质的干扰,无须化学分析方法中的分离、提纯等繁杂操作,这不仅简化了实验程序,而且可获得较高的准确性。

3. 合乎生理条件 由于放射性核素示踪技术灵敏度高,所需示踪剂的化学量非常少,不会干扰和破坏体内生理过程的平衡状态,因此允许在生理条件下完成分析实验,属于非破坏性的实验方法,反映的是被研究物质在生理剂量和原有生理状态下的代谢变化,所得结果更接近于真实的生理情况,且在机体生命活动的各个阶段,都可用示踪技术来进行研究。

4. 定量及定位功能 放射性核素示踪技术能准确定量地测定代谢物质的转移和转变,可以确定放射性示踪剂在组织和器官中的定量分布,并且对组织和器官的定位准确度可达细胞水平乃至分子水平。

5. 辐射分解和同位素效应 放射性核素发射的射线照射示踪剂,导致示踪剂自身辐射分解,其分解产物形成的放射性杂质会影响测量的准确度。因此,示踪剂应随生产随使用,不宜长时间保存。由于同位素中的中子数不同,其质量不同,可能影响其化学性质及生物学行为,即同位素效应。同位素效应一般较小,但有些元素较明显,如 ^{2}H 和 ^{1}H,在生物体内重水穿过红细胞的速度相对较慢。

6. 放射性辐射安全 由于放射性核素本身的特点,操作不当可能会对实验对象、工作人员产生一定的辐射伤害,因此需要专用的实验条件来保证辐射安全。例如,严格的放射性操作程序,专用的放射性实验室、放射性测量仪器,以及必要的放射性防护设备等。

二、放射性药物

(一)放射性药物的概念、组成及分类

放射性药物是指含有放射性核素、能直接用于人体临床诊断、治疗和科学研究的一类特殊制剂。其中获得国家药品监督管理部门批准文号的放射性药物又称为放射性药品;用于脏器显像的放射性药物也称为显像剂。

放射性药物一般由放射性核素和与之结合的被标记化合物两大部分组成。除少数放射性核素本身(如 ^{99m}Tc、^{201}Tl、^{131}I 等核素)可作为放射性药物直接用于临床诊断和治疗,大部分放射性药物是利用特定的核素及其标记物同时发挥作用的。被标记物可以是抗生素、血液成分、生化制剂(多肽、激素等)、生物制品(单克隆抗体)等,其化学或生物学性能决定着放射性药物的体内生物学特性和体内分布,起着解剖/组织学的靶向定位作用。而放射性核素发出的射线,可以被探测用于医学诊断或利用其辐射生物效应达到治疗疾病的目的。

放射性药物种类繁多,通常按照其用途分为体内放射性药物和体外放射性药物。体外放射性药物即体外分析用放射性试剂或示踪剂,如放射免疫分析试剂等;体内放射性药物通过引入体内后定位于某一器官或组织进行疾病的诊断与治疗。体内放射性药物又可根据其应用于不同的组织系统进一步分为神经系统的放射性药物、心血管系统的放射性药物、呼吸系统的放射性药物、泌尿生殖系统的放射性药物、

骨骼系统的放射性药物、肿瘤放射性药物等；按放射性药物的作用可分为诊断用放射性药物和治疗用放射性药物；按辐射类型可分为单光子放射性药物、正电子放射性药物等；按放射性核素的来源又可分为加速器生产的放射性药物、反应堆生产的放射性药物等。

（二）放射性药物的特点

放射性药物具有以下特点。

1. 具有放射性　放射性药物中放射性核素发出的粒子或射线是医学诊断和治疗的应用基础，与普通药物的药理作用基础明显不同。因此，在放射性药物应用中，应考虑其放射性会对医护人员和患者造成辐射，乃至对环境带来放射性污染。在制备、运输、储存和使用过程中应严格执行国家制订的《放射性药品管理办法》等有关法规。

2. 不恒定性　由于放射性药物中的放射性核素会自发地进行放射性衰变，放射性活度会随时间增加而不断减少。因此，大多数放射性药物的有效期比较短，不能长期储存，且在每次使用时均需根据特定核素的物理半衰期做衰减校正。

3. 化学用量微小　放射性药物以放射性活度为计量单位，而不是采用化学量。与普通药物的一次用量（g 或 mg 水平）相比，放射性药物引入的化学量相对少得多，一般仅在 mg 或 μg 水平，因此几乎不会在体内引起化学毒性。

4. 脱标及辐射自分解　放射性药物在储存过程中，标记的放射性核素可能会脱离被标记物，致使放射化学纯度及比活度降低，称为脱标。另外，某些被标记物对射线作用较敏感，在射线的作用下可以发生化学结构变化或生物活性丧失，导致放射性药物在体内的生物学行为改变，这种现象称为辐射自分解。在放射性药物的应用中应予注意。

（三）理想放射性药物的基本要求

1. 具有合适的半衰期、射线种类和能量　用于诊断的放射性核素应发射纯 γ 射线、高能 X 射线或正电子（β^+），物理半衰期应在满足诊断检查所需时间的前提下尽可能地短，使辐射损伤减少到最低限度。诊断用放射性核素的物理半衰期以数小时为宜。用于治疗的放射性药物，其放射性核素应以发射 β^- 射线为主，其电离密度大，辐射生物效应强，治疗效果好。射线能量不宜过大，以免射程长而损伤周围正常组织。治疗用放射性核素的物理半衰期一般以 1～5 天为佳。

2. 毒性较小　体内使用的放射性核素及其衰变产物的毒理效应要尽可能小，且容易从体内清除，以减少不必要的机体损伤。

3. 生物学性能好　放射性药物应具有良好的定位性能，即药物进入机体后能迅速进入靶器官或组织，并且在靶区滞留或滞留一段时间，靶/非靶器官的放射性比值高，血液和非靶组织清除快。治疗用放射性药物除在体内定位于病变的组织外，其余均应尽快排出体外。

（四）放射性药物的制备

1. 放射性核素的生产　目前，临床应用的放射性核素都是来源于人工放射性核素，主要通过三大途径生产。

（1）核反应堆生产　利用核反应堆提供的高通量中子流轰击各种靶核，引起核反应，可以生产用于核医学诊断和治疗的放射性核素，如 ^{32}P、^{89}Sr 等；也可以从核燃料的裂变产物中分离提取放射性核素，如从 ^{235}U 的裂变产物中可提取出 ^{131}I、^{133}Xe、^{99}Mo 等常用核素。

（2）回旋加速器生产　回旋加速器能加速质子、氘核、α 粒子等带电粒子，这些粒子轰击各种靶核，可引起不同的核反应，生成多种放射性核素，得到的产物一般为短寿命的缺中子核素。医学中用加速器生产的常用放射性核素有 ^{11}C、^{13}N、^{15}O、^{18}F、^{123}I、^{201}Tl、^{67}Ga、^{111}In 等。

（3）核素发生器生产 放射性核素发生器是一种从较长半衰期的母体核素中分离出由它衰变而产生的较短半衰期的子体核素的一种分离装置。在这种母、子体系中，母体不断衰变，子体不断增长，最后母体、子体达到放射性暂时平衡，每隔一定时间可以从放射性核素发生器中分离出子体。^{99}Mo-^{99m}Tc 核素发生器的应用最为普及，通过其获得的 ^{99m}Tc 是核医学中应用最为广泛的放射性核素。

2. 放射性核素的标记 放射性标记是指将具有示踪作用的放射性核素标记到合适化合物分子中，形成相对稳定的放射性药物产品。标记方法主要有同位素交换法、化学合成法、生物合成法和金属络合法等。

例如，从 ^{99}Mo-^{99m}Tc 核素发生器中得到的 ^{99m}Tc 以 $^{99m}TcO_4^-$ 形式存在，其+7 价 Tc 在化学上是很稳定的，很难与待标记化合物结合，当加入还原剂被还原后，低价态时稳定性下降，在适当 pH 条件下，很容易与待标记化合物络合形成各种不同的 ^{99m}Tc 络合物。使用时，只需将 ^{99m}Tc 淋洗液直接加入商品化药盒中，在一定温度下进行反应，即可得到 ^{99m}Tc 标记的放射性药物，操作十分简便。

（五）放射性药物的质量控制

为确保放射性药物在临床应用中的安全性、有效性和稳定性，医用放射性药物必须根据国家制定的标准进行严格的质量控制。核医学科需要对放射性药物进行经常或定期的检测，检测内容主要包括物理性质、化学性质和生物学性质检测三个方面。

1. 物理性质检测 包括性状、放射性核素纯度、放射性活度检测等。放射性核素纯度指特定的放射性核素的放射性活度占药物中总放射性活度的百分比，也称放射性纯度，只与其放射性杂质的量有关，与非放射性杂质的量无关。例如，^{99m}Tc 淋洗液中其他放射性核素（^{99}Mo）的放射性活度不超过 0.1%。放射性活度是放射性药物的一个重要指标、剂量使用单位。用药剂量不足会明显降低诊断质量或治疗效果，而剂量过高则会使患者接受额外辐射剂量或治疗过度。

2. 化学性质检测 包括离子强度、pH、化学纯度及放射化学纯度。其中放射化学纯度是指特定化学结构的放射性药物的放射性活度占总放射性活度的百分比，是衡量放射性药物质量的重要指标之一，一般不低于 90%～95%。

3. 生物学性质检测 放射性药物大多数是注射液，严格要求无菌、无致热原。放射性药物毒性包含被标记药物毒性和辐射安全性。

放射性药物、核医学仪器和工作场所是核医学的必备条件，核医学的发展在很大程度上取决于放射性药物学的发展，不断研发新的放射性药物是核医学未来发展的关键。

三、放射性核素显像

（一）放射性核素显像原理

放射性核素显像又称为核医学成像，是目前核医学研究和临床诊断采用的主要手段。其基本原理是基于放射性核素示踪技术，把放射性药物引入体内，根据药物与脏器或组织的相互作用，参与机体的代谢过程，被脏器或组织吸收、分布、浓聚和排泄。特定脏器、组织和病变部位能够选择性摄取聚集放射性药物，使该脏器、组织或病变与邻近组织之间的放射性浓度差达到一定程度。由于放射性核素经核衰变能放射出射线（如 γ 射线），因此利用成像仪器能够准确获得放射性核素及其标记物在脏器或组织不同时相的分布状态，反映目标器官或组织的功能和形态的改变。使用计算机对图像进行处理，对其进行定位、定性或定量分析，从而达到诊断疾病的目的。

（二）放射性核素显像的基本过程

1. 放射性药物的制备 放射性药物作为示踪剂引入人体后，以特异性或非特异方式浓聚于特定的脏器或病变组织。针对不同的靶器官、不同的部位和不同的检查目的，制备相应的放射性药物。目前都有现成配体（配套药盒），用所需的核素标记相应的配体，如 ^{99m}Tc-DTPA（二乙烯三胺五乙酸）用于肾动态显像，^{99m}Tc-MDP（亚甲基二磷酸盐）用于骨骼显像。

2. 将放射性药物引入体内　通过注射、口服等方式将放射性药物引入体内，在体内根据其化学及生物学的行为特性，定位于特定的脏器、组织或病变部位，使其与邻近组织之间的放射性分布形成一定的浓度差。

3. 体外测定 γ 射线　人体内发射的 γ 射线，使用核医学显像仪在人体外探测到它们分布的所在位置，定量测定其大小并转换成电信号。例如，γ 相机或 ECT 探测各种脏器的显像。

4. 数据处理　将采集到的基本图像信息送入电子计算机系统中，进行一系列的校正（能量校正、均匀性校正、平滑滤波等），计算机将获得的影像数据进行处理或重建成为图像。

5. 图像显示与储存　由计算机重建而成的图像，以灰阶、彩色、动态、三维断面、表面三维立体、电影、双核素减影成像等方式将断层面的放射性分布重现为一个精确的核医学图像，即可以获得反映放射性核素在脏器和组织中浓度分布及其随时间变化的图像，显示出脏器和组织的形态、位置、大小及其功能结构的变化。

（三）放射性核素显像机制

不同的显像剂在特定脏器、组织或病变中选择性聚集的机制各不相同，概括起来主要有以下几种方式。

1. 合成代谢　显像剂通过参与脏器和组织合成代谢功能的某个环节，被特定脏器和组织选择性摄取。例如，^{131}I 可被甲状腺选择性摄取用于合成甲状腺激素。

2. 细胞吞噬　放射性胶体类显像剂是作为机体的异物被单核巨噬细胞所吞噬，常用于富含单核巨噬细胞的脏器组织显像，如肝、脾和骨髓显像。

3. 循环通路　某些显像剂进入消化道、血管等生理通道时，既不被吸收也不会渗出，仅借此解剖通道通过。自静脉"弹丸"式注射显像剂，可获得它依次通过血管和心脏的动态图像，用以判断先天性心血管畸形等。

4. 选择性摄取　某些显像剂可被正常组织或病变组织选择性摄取，如 ^{99m}Tc-MIBI（甲氧基异丁基异腈）可被正常心肌和甲状旁腺腺瘤等选择性摄取。

5. 选择性排泄　肾脏和肝脏对某些显像剂具有选择性摄取并排泄的功能，如 ^{99m}Tc-DTPA 可通过肾脏选择性排泄。

6. 通透弥散　某些显像剂可借助简单的通透弥散方式进入脏器和组织，如 ^{99m}Tc-HMPAO（六甲基丙二胺肟）能透过正常的血-脑屏障并较长时间滞留于脑组织。

7. 细胞拦截　如脾脏可以拦截 ^{99m}Tc-变性红细胞。

8. 离子交换和化学吸附　骨组织主要由无机盐（羟基磷灰石晶体）、有机物及水组成，骨显像剂主要通过离子交换（如 ^{18}F）与化学吸附（如 ^{99m}Tc-MDP）与羟基磷灰石晶体结合，少量骨显像剂（如 ^{18}F-FDG）与有机物结合。

9. 特异性结合　某些显像剂具有与病变组织中特定的分子结构特异性结合的特点，如放射性核素标记的单克隆抗体（McAb）可以与体内相应抗原特异性结合。

（四）放射性核素显像的特点

放射性核素显像是建立在脏器或组织的血流、功能和代谢变化的基础上，是一种集脏器解剖、形态、功能、代谢等信息为一体的功能代谢性影像，与其他影像学成像建立在解剖结构改变基础上的影像相比，有以下几个显著特点。

1. 早期诊断价值　由于放射性核素显像为功能代谢性影像，故在脏器或组织只发生功能代谢异常阶段就能反映出来,如全身骨显像对恶性肿瘤骨转移的诊断,可比 X 射线检查提早 3～6 个月;对原位恶性骨肿瘤手术范围的确定比常规 X 射线检查更准确。

2. 成像的特异性　放射性核素显像可根据显像目的和要求,选择某些脏器、组织或病变特异性摄取浓聚的放射性药物,所获得的影像具有较高的特异性,可显示诸如肿瘤、炎症、异位组织及转移性病变等组织影像,而这些组织单靠形态学检查一般不能确定。

3. 定位、定性、定量和定期诊断　放射性核素显像有许多方法,如放射免疫显像、正电子代谢显像,以及双核素显像等。放射性核素显像能对靶组织进行定位、定性、定量分析,对某些恶性肿瘤的分期具有较大的临床价值。在肿瘤性质的判断、转移灶或原发灶的寻找、心肌细胞活性的确定、癫痫病灶的定位、脑受体密度、老年性痴呆等方面的定位、定性、定量和定期诊断,其明显优于其他检查方法。放射性核素显像的动态显像方式使脏器、组织和病变的血流和功能等情况得以动态显示,并提供多种功能参数的定量分析。例如,肾动态显像可以显示肾的形态大小、功能状态,以及尿路通畅情况。

4. 细胞和分子水平的成像　核医学仪器和放射性药物的飞速发展,使核医学影像可以观察和分析脑、心肌、肿瘤等组织细胞的功能代谢,如 ^{18}F-FDG 代谢显像可以观察大脑细胞在思维活动中的糖代谢变化情况、心肌细胞除极和复极的糖代谢变化情况及肿瘤的糖代谢情况。核医学影像诊断已进入细胞分子水平,在活体内以特定分子或生物大分子为靶目标的分子成像技术,即分子影像学的研究中占有极其重要的地位。

5. 安全无创　首先,放射性核素显像需将放射性药物引入体内,但其用量极微,一次检查对患者的辐照剂量远远低于 X 射线检查,安全性高。其次,放射性药物的化学量极微,故无变态反应和药物毒性反应。此外,放射性核素显像基本上采用静脉注射显像剂,属于非侵袭性无创性检查。

6. 放射性核素显像的不足之处　①对组织结构的解剖学分辨力不及其他影像学方法。与以显示形态学结构为主的 CT、MRI、B 超等检查比较,放射性核素显像分辨力不高,在显示组织细微结构方面存在明显不足。②任何显像均要使用显像剂,显像剂的类型多样,不同脏器检查使用不同的显像剂,同一脏器根据检查目的须使用不同的显像剂,且显像剂具有一定的时效性,不能长期存放。③显像剂均存在一定的放射性,受检者存在一定的抵触情绪,进而影响放射性核素显像的开展。④仪器较为昂贵、笨重,环境要求较高,致使显像价格较高和费时,较难开展床边和急诊服务。

医学实践表明,放射性核素显像技术有助于人们深层次地揭示生物体细胞内发生的细微复杂的生理、生化过程,在分子水平上动态地认识生命过程的本质,所以放射性核素显像技术是很具有发展潜能的医学影像技术。

四、放射性核素治疗

(一)放射性核素治疗的基本原理与分类

放射性核素治疗也是核医学的重要组成部分,其通过不同途径将放射性核素引入人体病灶或贴近病灶,利用放射性核素释放的射线产生的电离辐射作用在病灶局部引起生物学效应,抑制或毁损病变,达到治疗病变的目的。治疗用放射性药物一般选用放出射线射程短,对生物组织的局部损伤作用强的放射性核素进行标记,目前常用的是 β 射线、俄歇电子和 α 射线等。放射性核素治疗时,病变组织所受辐照剂量大,而病变周围或邻近正常器官、组织所受辐照剂量小,即能保证病变遭遇最大程度破坏的同时邻近正常器官组织不受或少受损害。与临床广泛应用的化疗、放疗比较,放射性核素治疗具有选择性高、疗效好、全身毒副作用小的特点。

按照治疗的原理和方法,放射性核素治疗可以分为放射性核素内照射治疗、放射性核素外照射治疗、放射性核素介入治疗和放射性核素分子靶向治疗等。

（二）放射性核素内照射治疗

放射性核素内照射治疗是指将具有器官或组织特异性的放射性药物通过口服、经血管注射、直接注入病灶等途径引入人体，放射性核素即与病变组织特异性结合而聚集、潴留在病变局部的组织细胞内，并参与细胞的代谢，通过放射性核素释放的射线产生电离辐射的生物学效应，从而达到抑制或毁损病变的作用，简称核素内照射治疗。

内照射治疗是放射性核素治疗的主要方式。因放射性核素特异性地结合到病灶的组织细胞内，因而具有靶向性好、可同时治疗全身多发病灶、邻近组织器官损伤小和全身不良反应小的优点。当然，由于内照射治疗需使用针对病变特异性的放射性药物，所以临床治疗的病种就受到放射性药物的限制，不同的放射性药物有其相对应的临床病种和适应证。目前临床上常用的放射性核素内照射治疗方法包括 ^{131}I 治疗甲状腺功能亢进、分化型甲状腺癌术后 ^{131}I 清除残留甲状腺、^{131}I 治疗分化型甲状腺癌转移灶、放射性核素治疗转移性骨肿瘤（放射性核素如 ^{89}Sr、^{223}Ra、^{153}Sm 等）（图 6-2-1）、^{131}I 间碘苄胍（^{131}I-MIBC）治疗嗜铬细胞瘤或神经母细胞瘤、^{32}P-胶体磷酸铬注射治疗癌性胸腔积液和腹水、^{32}P 治疗血液病（如真性红细胞增多症等）、^{177}Lu 标记前列腺特异性膜抗原治疗前列腺癌转移灶等。

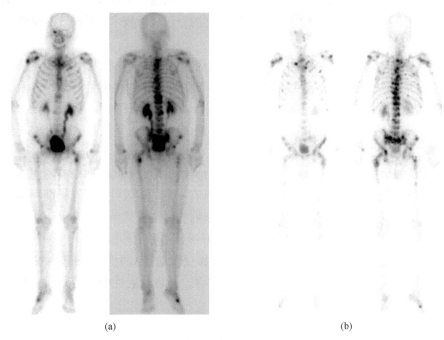

(a)　　　　　　　　　　　　　　　　　(b)

图 6-2-1　^{89}Sr 治疗前列腺癌骨转移前后 SPECT 全身显像

（a）治疗前；（b）治疗后

（三）放射性核素外照射治疗

放射性核素外照射治疗是应用较固定或密封的放射源照射病变组织来治疗某些疾病的技术，简称外照射治疗。其放射性核素不被人体组织或细胞摄取，包括两种方式，第一种是放射治疗装置的放射源自体外固定距离发出的射线穿过人体正常组织到达病变处产生放射治疗作用，又称远距离（放射）治疗。第二种是利用放射性核素制成各种密封型放射源（如粒子、微球、敷贴器等），通过经皮、生理腔道（如食管、直肠、阴道等）、血管介入或手术方式将密封型放射源置于病变表面或病灶内进行持续的放射治疗，又称近距离治疗。通常放射性核素外照射治疗属于前述第二种方式。在肿瘤放射治疗学中，则按照放射源是体外还是体内将上述近距离治疗归类为内照射治疗，但是上述近距离治疗时放射性核素并未结合在病灶组织细胞内，放射性核素也不参与体内的代谢过程，射线是穿过密封金属而对病变产生辐射作用，故从治疗原理而言无论距离多近仍属于外照射治疗。

核医学应用的放射性核素外照射治疗，即利用各种密封型放射源进行近距离治疗，目前临床应用的主要有以下几种。

（1）放射性核素敷贴治疗，即用发射 β 射线的放射性核素制成敷贴器（如 ^{90}Y、^{32}P 等），利用放射性核素产生的短程射线近距离作用于病变部位，治疗某些浅表病变，如瘢痕疙瘩、皮肤血管瘤、眼部翼状胬肉等。敷贴治疗方法具有简便、无创、无痛和疗效肯定等优点。

（2）放射性粒子植入治疗，是用金属包封放射性核素（^{125}I 或 ^{103}Pd）的放射性粒子源植入肿瘤内进行持续低剂量的放射治疗，主要应用于实体肿瘤如前列腺癌、肺癌、头颈部肿瘤、胰腺癌等。

（3）$^{90}Sr/^{90}Y$ 前列腺增生治疗器经尿道或直肠治疗前列腺增生。

（4）放射性支架防治血运重建后的血管再狭窄。

（5）食管癌性狭窄腔内放射治疗。

（6）脑瘤术后残腔放疗囊近距离治疗。

（四）放射性核素介入治疗

放射性核素介入治疗是借助穿刺、导管、手术植入等介入手段，将高活度的非密封型放射性药物直接送达病变部位或病变组织内的方法，简称核素介入治疗。核素介入治疗具有病变局部放疗作用强而正常组织器官损伤小的优点。

临床应用的核素介入治疗方法主要包括以下几种。

（1）放射性胶体（如 ^{32}P-胶体）腔内注射治疗癌症转移导致的胸腔积液、腹水。将发射 β 射线的放射性胶体经穿刺手段直接注入有癌性积液的胸腹腔内，这些放射性胶体经充分稀释后，将比较均匀地黏附在胸腹腔浆膜、间质和腔内肿瘤、胸腔积液与腹水中游离的癌细胞表面，通过 β 射线的辐射作用杀伤、杀死癌细胞，并导致浆膜的纤维化及小血管和淋巴管的闭塞，从而抑制癌细胞的生长、缩小病灶以减少癌细胞的刺激作用，最终减缓或停止积液的产生，达到姑息治疗的作用。

（2）动脉内核素介入治疗，即采用血管介入技术经肿瘤供血动脉注入放射性胶体、放射性微球、放射性碘油、放射性核素标记抗体等放射性药物治疗实体肿瘤，如肝癌等。

（3）放射性胶体关节腔内注射（放射性滑膜切除术）治疗各种原因所致的顽固性/复发性关节炎、关节腔积液。

（4）放射性胶体腔内注射治疗囊肿性病变，如颅咽管瘤、甲状腺囊肿、颌骨囊肿等。

（5）实体瘤内直接注射放射性核素治疗。

（五）放射性核素分子靶向治疗

放射性核素分子靶向治疗是利用放射性核素标记的药物能靶向性浓聚在病变组织中的特性，利用放射性药物衰变过程中产生的射线近距离照射病变组织，通过其产生的电离辐射生物效应实现无创性靶向治疗目的的方法。

根据放射性化合物所靶向的配体不同，又可将放射线核素分子靶向治疗分为放射免疫治疗、受体介导的放射性核素靶向治疗、基因转染介导放射性核素靶向治疗等。

（1）放射免疫治疗 利用放射性核素标记肿瘤相关抗原的特异性抗体，以抗体作为放射性核素载体，与肿瘤相应抗原靶向结合，在肿瘤组织内大量浓聚，并长时间滞留。发射的射线破坏或干扰肿瘤细胞的结构或功能，抑制、杀伤或杀死肿瘤细胞，从而发挥治疗作用。

（2）受体介导的放射性核素靶向治疗 肿瘤细胞的变异分化过程中，细胞的某些受体表达可明显提高，这些过度表达的受体可能成为放射性核素靶向治疗的结构和功能基础。利用放射性核素标记的特异性配体，通过配体和受体之间的特异性结合，使大量放射性核素浓聚于病灶，达到内照射治疗的目的。目前研究较多的有生长抑素受体、肿瘤坏死因子受体等介导的放射性核素治疗。

（3）基因转染介导放射性核素靶向治疗　基因转染可以使肿瘤细胞过度表达某种抗原、受体或酶，利用放射性核素标记相应单克隆抗体、配体或底物，可进行放射性核素的靶向治疗。如以腺病毒为载体将 *CEA* 基因转染恶性胶质瘤细胞，使其摄取抗 CEA 单克隆抗体的能力提高 5～8 倍。

放射性核素分子靶向治疗所使用的化合物通过合适的放射性核素标记后还可用作诊断性显像，即可实现诊疗一体化，通过在体分子影像指导更加精确的放射性核素分子靶向治疗，如 ^{68}Ga-PSMA PET/CT 与 ^{177}Lu-PSMA 诊疗一体化。

第 3 节　核医学的辐射防护与安全

一、辐射防护辅助剂量

在核医学科，患者的受照剂量除了使用吸收剂量、当量剂量和有效剂量来评估外，还常使用待积剂量（国际制单位是 Sv）来评价放射性核素进入人体内造成的内照射剂量。待积剂量是待积吸收剂量、待积当量剂量和待积有效剂量的统称。待积的含义是放射性核素进入体内后等待积分求解累积剂量的最大值，使用微分法则求解极大值，其定积分可以参考放射性核素的半衰期和代谢参数选择 50 年或 70 年极限。待积剂量反映出内照射与外照射危害之间的巨大差异，对于外照射只需远离即可，而放射性核素一旦进入人体产生的内照射一直伴随至其充分衰变和排出，甚至会终身照射。待积剂量比较复杂，涉及放射性核素在人和动物体内吸收、分布和代谢规律，一般需要专业人员参与估算。

🔗 **链 接　低剂量辐射的兴奋效应**

电离辐射在人类的生存环境中几乎无处不在，这种辐射主要是低剂量辐射（low dose radiation，LDR）。很早以前人们就注意到低剂量辐射可以刺激多种细胞功能，并把这种现象称为低剂量辐射的兴奋效应。

UNSCEAR1986 年报告提出，就人体照射而言，低剂量辐射是指剂量在 0.2Gy 以内的低传能线密度辐射或 0.05Gy 以内的高传能线密度辐射，同时剂量率在 0.05Gy·min^{-1} 以内（实际研究中主要关注照射剂量范围）。

低剂量辐射兴奋效应的机制尚不明确，虽然近年来随着研究的增多，已有较大进展。但是研究涉及多领域、多学科，影响因素多并且统计困难，目前还无法作出定论。

二、辐射测量仪器

（一）个人剂量监测仪

个人剂量监测仪是用来测量个人接受外照射剂量的仪器，射线探测器部分体积较小，通常通过工作人员胸前佩戴来进行监测。个人剂量监测仪如图 6-3-1 所示。我国规定放射工作人员必须佩戴外照射个人剂量监测仪，监测周期一般为 30 天，最长不应超过 90 天。放射人员使用的个人剂量监测仪多为热释光剂量仪。

热释光剂量仪使用被称为热致发光体的固体发光材料，作为射线探测元件。这种材料在射线作用下不是立即发光，而是把射线能量贮存积累起来，在读取积存能量时通过加热使其发光，测量受照射的剂量。热释光剂量仪的优点是体积小、灵敏度高、测量精度高、重复性好、发光材料可重复使用。个人剂量监测仪通常制成盒式、笔式、卡片式、徽章式等，以方便放射工作人员佩戴。

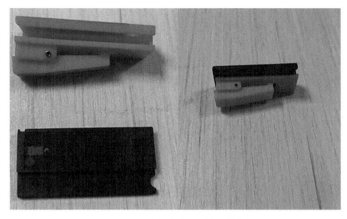

图 6-3-1　徽章式个人剂量监测仪

放射工作人员也可以佩戴便携式个人剂量报警仪。该剂量仪采用的是电离室探测技术，其核心是电容电离室。使用时充以电荷，当电离室受到射线照射时，引起空气电离，使电离室内电荷减少。电离室内电荷减少的量与射线的照射量成正比。一般可探测到 0.01～999μSv·h^{-1}，探测能量范围 50keV～2MeV，并可以设置报警阈值。

（二）表面污染监测仪

核医学诊疗多为非密封源操作。由于非密封源易于扩散，在操作过程中的挥发、溢出或洒落，以及使用与存放不当导致的泄漏等，都可以使工作场所的地面、墙面、设备工作服、手套和人体皮肤等表面受到程度不同、面积不等的放射性物质污染。

表面放射性污染的主要危害，一是对工作人员存在外照射危害；二是内照射危害。放射性污染物可以经过接触，由手、口或皮肤（尤其是伤口）进入人体，也可以由于从表面重新扬起、悬浮而扩散到空气中，经呼吸道进入人体，最终导致内照射。因此，表面放射性污染对工作人员及公众具有潜在危害，需要及时发现并予以清除。

表面污染监测仪（图 6-3-2）是用于对体表、工作服、工作台面等受到的放射性污染进行检测的仪器。表面污染监测仪多为便携式，为多功能辐射监测仪。它不仅可以测量表面污染，还可以测量外照射的剂量率，测量结果可以以剂量率（μSv·h^{-1}、μGy·h^{-1}）或 cpm（每分钟计数）、cps（每秒计数）、Bq·cm^{-2} 等表示。而且可以分别测量 α、β、γ 射线污染情况，对每种射线可单独设立报警阈值。

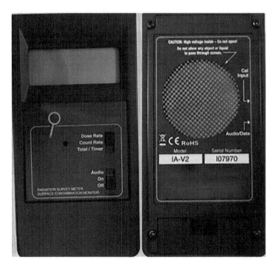

图 6-3-2　表面污染监测仪

（三）环境辐射监测仪

环境辐射监测仪用于监测放射性工作场所 γ 射线、X 射线辐射剂量率。环境辐射监测仪有两种，一种是固定式的，另一种是便携式的（图 6-3-3）。核医学工作场所需要进行常规外照射监测，包括采用便携式环境辐射监测仪定期重复性巡测和利用固定式环境辐射监测仪对异常或突发事件进行报警测量。检测的频度根据辐射场的稳定程度决定。如果辐射场所稳定，则出于巡测目的只需偶尔对工作场所进行检测。

一个环境辐射监测仪可以有多个探头，分别置于不同方位，在显示屏上同时显示不同探头处的辐射剂量率。可以设置不同的报警剂量率进行实时监控与超阈安全报警。

环境辐射监测仪由探测器、记录和显示部件等组成，核心部件是探测器。探测器有盖革-弥勒计数

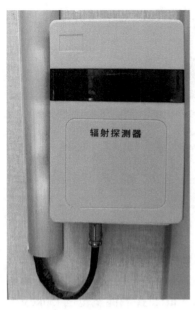

图 6-3-3 环境辐射监测仪

管（G-M 管）型或 NaI 晶体、涂 ZnS（Ag）的塑料闪烁晶体型探测器等不同类型。

采用 G-M 管型探测器来测定辐射时，当射线通过该 G-M 管并引起电离时，便产生一个电流脉冲，每个脉冲被电路监测并记录为一个计数。

采用闪烁晶体型探测器测量辐射时，射线打在闪烁晶体上产生荧光光子，这些光子被收集到光电信号倍增管放大后产生电信号，完成空气剂量率的测量。

环境辐射监测仪具有灵敏度高、能对辐射水平轻微增加作出快速探测、能量响应范围宽、重量轻、功耗低等特点，在辐射水平高于设置值时能发出声光报警。配置剂量率管理软件后，可对存储的数据进行分析。

环境辐射监测仪的使用也非常简便，使用时先将探头和主机连接好，开机预热 5 分钟以上，设置好测量次数和时间参数后自动启动测量，结果即显示。长时间不用时应将电池取出，防止电池腐蚀，仪器校准因子由国家计量院统一设置，操作人员既不需要也不能任意设置。另外，要求每年送计量部门进行鉴定或校准。通过监测，射线场所会更加可控，更加安全。

三、辐射防护的原则及措施

（一）辐射防护的目的及原则

1. 核医学辐射的特点

（1）外照射（external exposure） 位于人体之外的辐射源对人体造成的辐射照射。特点：脱离或远离辐射源，辐射作用即停止；当辐射源距离人体有足够远的距离时，可造成对人体较均匀的全身照射；辐射源靠近人体时，则主要造成局部照射。

（2）内照射（internal exposure） 放射性核素进入体内造成的辐射照射。特点：内照射对机体的辐射作用一直要持续到放射性核素排出机体或衰变后才结束；由于放射性药物在体内分布不均，患者全身受照射剂量小，个别器官、组织受照射剂量高。

2. 辐射防护的目的
辐射防护既要保护工作人员、公众及其后代的健康和安全，又要允许进行可能产生辐射或伴随辐射的必要活动。在不过分限制必要活动的基础上，以避免确定性效应的发生，并将随机性效应的发生率降到可以合理应用的尽可能低的水平，以推动应用合理的防护手段来降低辐射带来的危害。

3. 辐射防护的原则
根据国际原子能机构安全丛书（IAEA）115 号以及我国《电离辐射防护与辐射源安全基本标准》（GB 18871—2002），放射防护的基本原则如下。

（1）实践正当化 任何伴有电离辐射的实践，只有在考虑了社会、经济和其他有关因素后，对受照个人或社会所带来的利益必须大于所付出的代价，这种实践才是正当的，被认为是可以进行的。如果不能获得超过代价（包括健康损坏代价和防护费用的代价）的利益，不应进行这种实践。

在核医学诊断检查中，应掌握好适应证，正确合理地使用诊断性医疗照射。不得将放射性核素显像检查列入对婴幼儿及少年儿童体检的常规检查项目；对育龄妇女腹部或骨盆进行放射性核素显像检查前，应问明是否怀孕；因患者病情需要其他人员陪检时，应当对陪检者采取防护措施。在进行放射治疗时，应当仔细考虑每一个放射治疗程序的正当性，放射治疗中患者接受的剂量可能引起的并发症也是放射治疗正当性判断的不可缺少的部分。

（2）防护最优化 任何电离辐射的实践，都应当避免不必要的照射。任何必要的照射，也应保持在可以合理达到的最低水平。在谋求最优化时，应以最小的防护代价，获取最佳的防护效果，不必追求无限地降低剂量。最优化的应用意味着防护水平在当前的情况下是最优的，使利弊之差最大化。

对于核医学，防护工作应保证以下几个方面。

1）开具或实施放射性核素显像检查申请单的执业医师和有关医技人员使受检者所受到的照射，是在考虑了有关医疗照射指导水平后为达到预期诊断目的所需要的最低照射，并注意查阅以往的检查资料以避免不必要的额外检查。

2）执业医师和有关医技人员针对不同受检者的特点，恰当地选用可供利用的适当的放射性药物及其用量，使用阻断非检查器官吸收的方法，并注意采用适当的图像获取和处理技术，以使受检者受到的照射是为获得合乎要求的图像质量所需要的最低照射。

3）除有明显临床指征外，避免因进行诊断或治疗让怀孕或可能怀孕的妇女服用放射性核素。

4）哺乳期妇女服用了放射性药物后，建议其酌情停止喂乳，直到其体内放射性药物的分泌量不再给婴儿带来不可接受的剂量为止。

5）仅当有明显的临床指征时才可以对儿童施行放射性核素显像，并应根据受检儿童的体重、身体表面积或其他适用的准则减少放射性药物服用量，还应尽可能避免使用长半衰期的放射性核素。

（3）个人剂量限值 在正当化和最优化原则指导下的医疗实践，有力地保证了受检者、公众和从业人员的辐射安全情况。我国《电离辐射防护与辐射源安全基本标准》（GB 18871—2002）确立了个人剂量限值，确保受照人员所受的当量剂量，不应超过规定的限值，这里所规定的限值不包括天然本底照射和医疗照射。

职业人员照射剂量限值：连续 5 年内有效剂量不超过 100mSv，任何 1 年内不超过 50mSv。皮肤的年剂量限值为 500mSv，眼晶状体为 150mSv。

公众的剂量限值：年有效剂量限值为 1mSv。眼晶状体的年当量剂量限值为 15mSv，皮肤的年当量剂量限值为 50mSv。

辐射防护原则的三个方面不可分割。其中最优化原则是最基本的原则，确保个人所受的当量剂量不超过标准所规定的限值。

🔗 **链 接** 核医学工作人员和患者的受照剂量大吗？

核医学检查中，除脑、骨、心脏和肾脏检查项目的受照有效当量剂量超过 5.0mSv 之外，其余检查项目的有效当量剂量均较低。

X 射线的摄片检查所受辐射剂量一般低于核医学检查，CT 检查大多数高于核医学检查。

在我国核医学工作人员的个人年均有效剂量一般控制在国家职业照射年剂量限值的 1/4（5.0mSv）以内。

（二）外照射防护措施

1. 时间防护 累积受照射剂量与受照射时间成正比。时间防护就是要缩短受照射时间，避免一切不必要的辐射场逗留。工作前，应当周密计划和熟练操作，尽可能地缩短与辐射源的接触时间。操作前通过空白练习提高操作熟练度，可减少受照时间。在剂量率较高场所工作，应采用轮流、替换的工作方法，避免一人操作时间过长。

2. 距离防护 增大与辐射源的距离。对于点源，某一位置的辐射剂量率与点源的距离的平方成反比。距离每增加 1 倍，剂量率则减少到原来的 1/4。距离防护就是在操作辐射源时，采用各种远距离操作器械如机械手、长柄钳等，增加操作者与辐射源之间的距离。

3. 屏蔽防护 人与辐射源之间应设置防护屏障。辐射防护不可能无限制地缩短受照时间或增大与辐射源的距离，因此采用屏蔽防护是实用且有效的防护措施。在实际工作中，根据辐射源种类不同，采用不同的屏蔽材料。通常采用低原子序数的铝、有机玻璃等屏蔽材料屏蔽 β 射线，采用高原子序数的铅、铁、水泥等作为屏蔽材料屏蔽 γ 射线。

关于屏蔽厚度的计算，较简便的方法是用半值层进行计算。半值层是指将入射 X 或 γ 射线强度减弱一半的屏蔽层厚度，单位通常为 mm。

由于铅对射线有较大的吸收作用，是一种广泛用于辐射防护的材料，当使用其他防护材料和考虑其防护效能时，常以铅当量表示，以利比较。铅当量（mmPb）是指达到与一定厚度的某屏蔽材料相同屏蔽效果的铅层厚度。

（三）内照射防护措施

核医学工作是开放型放射性工作。开放型辐射源可通过口腔、呼吸道、皮肤伤口进入人体。因此内照射防护的关键是预防，要尽一切可能防止放射性核素进入体内，尽量减少工作场所及环境污染，定期进行污染检查与监测，把放射性核素的年摄入量控制在国家规定的安全限值以内。

内照射对人体危害的影响因素主要有：侵入人体内的放射性核素的数量、辐射类型、能量、半衰期、理化性质、毒性大小，在体内的聚集部位和滞留时间。因此内照射防护的具体防护措施包括以下几个方面。

表 6-3-1 临床核医学科放射性工作场所分类标准

分类	操作最大量放射性核素的加权活度/MBq
I	>50 000
II	50~50 000
III	<50

1. 放射性工作场所分类管理 依据 ICRP 第 57 号出版物，针对临床核医学实践的具体情况，依据计划操作最大量放射性核素的加权活度，把工作场所分为 I 类、II 类、III 类，如表 6-3-1 所示。

依据分类标准，建立内照射监测系统，要进行严格的监测和分类管理。III 类和 II 类的医疗单位可设在市区，其他不得设于市区。I 类单位应设在单独的建筑物内；II、III 类单位可设在一般建筑物内，但应集中在同一层或同一端，与其他场所分开，并有单独出入口。新建的 II、III 类单位，应按当地最小频率风向，布置在居住区的下风口处，并避开原有的建筑物。

2. 核医学工作场所分区管理 按照《电离辐射防护与辐射源安全基本标准》（GB 18871—2002）要求，辐射工作场所分为控制区、监督区和非限制区，以便于辐射防护管理和职业照射控制。

（1）控制区 在其中连续工作的人员，1 年内受到照射剂量可能超过年限值 3/10 的区域，如制备及分装放射性药物的操作室、给药室、显像室、治疗患者的床位区等。对控制区的工作人员应进行常规个人剂量监测，而且需要采取专门的防护手段和安全措施，以便在正常工作条件下控制正常照射、污染扩展及潜在照射。

（2）监督区 在其中连续工作的人员一年内受到的照射剂量一般不超过年限值 3/10 的区域，如使用放射性核素的标记实验室、诊断患者的床位区、放射性核素或药物贮存区、放射性废物贮存区等。未被确定为控制区，通常不需要采取专门防护手段和安全措施，但要不断检查确定工作场所是否安全。在对个别操作安全性进行验证时，需要佩戴个人剂量监测仪。

（3）非限制区 在其中连续工作的人员一年内受到的照射剂量一般不超过年限值 1/10 的区域，如工作人员办公室、电梯、走廊等。

放射性工作必须在指定的区域进行，避免放射性物质向环境扩散，操作放射性液体或放射性粉尘时，应在通风橱或手套箱内进行，采取空气净化等措施，防止放射性物质进入空气被工作人员吸收；保持表面清洁，经常用湿法清洁台面、地面及设备表面等；严禁在工作场所吸烟或饮食，防止食入放射性物质。

3. 做好个人防护 根据核医学场所不同等级的要求，穿防护服，戴防护手套、帽子，必要时佩戴个人呼吸保护器具、防护镜等防护用品；严格按照规定处理放射性废物。

四、核医学诊疗患者的辐射安全

（一）核医学影像诊断

1. 成人 放射性药物注入患者体内后，该患者便成为一个移动的放射源，会对其他接近的医护人员或陪同人员造成不必要的外照射，其排泄物也会对环境造成一定的污染。ICRP 第 94 号出版物特别指出，核医学诊断患者，^{99m}Tc 是通过排泄物排放到环境中的主要放射性核素，^{99m}Tc 的半衰期为 6.02 小时，相对较短，因此在进行核医学诊断检查后，很少需要对公众采取防护措施。但考虑到患者体内残留放射性核素，为了尽量减少注射药物的患者对周围人员不必要的照射和对环境的污染，建议患者使用核医学科注药患者专用候诊室和卫生间，减少随意走动，尽可能增大其他人与注药患者接触的距离、减少接触时间，特别是婴幼儿和孕妇。

2. 儿童 对儿童施行核医学检查的正当性更应慎重判断。一般不对儿童进行核医学检查。仅当有明显的临床指征时，才可对儿童施行放射性核素显像。并应根据受检儿童的体重、体表面积或其他适用的准则减少放射性药物使用量，还应尽可能避免使用长半衰期的放射性核素。

3. 怀孕、备孕和哺乳期妇女 除有明显临床指征外，应尽可能避免对怀孕或可能怀孕的育龄期妇女进行放射性核素诊断检查。对哺乳期妇女使用了放射性药物后，应建议其酌情停止哺乳，直到其体内放射性核素的分泌量低于婴儿可接受的剂量为止。

（二）核医学核素治疗

严格参照放射性药物治疗适应证，核医学专业执业医师才能使用放射性药物进行相关治疗工作。核医学专业执业医师应严格掌握适应证，帮助患者做出正确的治疗方案的选择。在患者服药前，执业医师及辅助人员有责任将放射防护知识以口头或书面形式告知患者或其家属。

1. 成人

服药前：在施用放射性药物之前，确定患者身份、施药前患者的准备和施药程序等有关信息，判断患者是否怀孕或哺乳，给患者口头或书面指导，以减少对其家庭成员和公众所造成的照射，要特别注意防止由于患者的呕吐物和排泄物造成的放射性污染。

服药后：住院患者应在给药完成后即刻返回病房，不能在除病房外的其他地方逗留。住院期间患者不能随意外出，应严格限定在患者活动区内，如厕、刷牙、漱口、洗刷餐具等活动必须在病房指定卫生间完成。患者使用物品如病号服等必须经过必要的衰变处理，剂量达到清洁解控水平时才能进行处理。例如，核素治疗中的放射性核素 ^{131}I 主要经过泌尿系统排泄，排泄的高峰在 ^{131}I 治疗后 24～48 小时；充分的饮水（3～4L/d）将有助于 ^{131}I 经泌尿系统排泄；使用缓泻剂促进肠道蠕动，可进一步降低对肠道的辐射；鉴于 ^{131}I 可以浓聚于唾液腺长达 7 天，患者在行 ^{131}I 治疗后应避免亲吻等亲密举动，尤其是亲吻儿童。此外，还应注意血液、黏液、汗液、呕吐物等对患者自身、相关周围陪护人员及环境的污染。需将其放入专用的垃圾袋进行处理，处理过程中注意放射防护，并使用手套。

出院要求：接受放射性药物治疗的患者应在其体内的放射性物质的活度降至一定水平后才能出院，以控制其家庭与公众成员可能受到的照射。必要时应向患者提供有关他与其他人员接触时的辐射防护措施的书面指导；出院后避免或减少与孕妇和儿童的近距离接触。同时，当其家庭成员中的成人所受辐射剂量不超过 5mSv、其家庭成员中的婴儿和儿童及其他公众所受辐射剂量不超过 1mSv 时，才能允许患者出院。

2. 孕妇和哺乳期妇女 对临床核医学诊疗敏感的孕妇、哺乳期妇女等施用 ^{131}I 等药物时更应严格控制，避免不必要或不恰当的照射。

一般情况下，除非是挽救生命的情况，孕妇不应接受 ^{131}I 的治疗。对于拟行 ^{131}I 治疗甲状腺功能亢进的患者，治疗时机通常应选在结束怀孕和哺乳期后进行。为挽救危重甲状腺功能亢进患者生命而进行的 ^{131}I 治疗，若胎儿接受辐射剂量不超过 100mGy，可以不终止怀孕。

婴儿对射线比较敏感，因此以 0.3mSv 的剂量作为上限来确定是否需要中断哺乳。^{131}I 可经乳汁进入乳儿体内，特别是乳儿的甲状腺组织内，对其产生辐射损伤。

3. 备孕妇女 临床过程中，为了避免对胎儿和胚胎造成意外辐射照射，应对患者是否怀孕进行询问、检查和评估。^{131}I 可以通过胎盘并经乳腺分泌。应告知患者妊娠为 ^{131}I 治疗的禁忌证，在制定好 ^{131}I 治疗计划后，患者应采取可靠的方式避孕，且在 ^{131}I 治疗前需对育龄期女性进行妊娠测试（通常在治疗前 72 小时内）。

🔗 **链 接**　"核医学"相关辐射安全制度制订国际机构有哪些？

联合国原子辐射效应科学委员会（United Nations Scientific Committee on the Effects of Atomic Radiation，UNSCEAR）的职责：每年或不定期向联合国大会提交科学评估报告，评估全球电离辐射的水平与影响，为电离辐射防护提供科学基础。

国际原子能机构（International Atomic Energy Agency，IAEA）是国际原子能领域的政府间科学技术合作组织，同时兼管地区原子安全及测量检查，是由各国政府在原子能领域进行科学技术合作的机构；其重要职能是出版相关的科技书籍和刊物，涉及与核能有关的多方面内容。

国际放射防护委员会（International Commission on Radiological Protection，ICRP）是促进辐射防护科学发展的公益性团体，已成为一个有关放射防护的权威机构，旨在总结国际放射防护科学研究和经验，提出建议书和出版物，ICRP 的报告是有关国际组织和各国制定放射防护标准的基础。

五、公众的辐射安全

目前大医院的核医学科已是常设科室，核医学检查已成为一种重要的检查手段。常规核医学检查和治疗产生的辐射量都在严格控制的范围之内，合理范围内应用核医学检查和治疗，给受检者或患者的获益远远大于损伤，同时也不会对公众造成辐射损伤。

（一）核医学影像诊断

放射性核素使用时，对剂量有严格的要求，这也是基于辐射防护安全限值所设定的。IAEA No.63 和 ICRP 第 94 号出版物均推荐了和有关剂量约束值相应的施用量值。对于应用 ^{99m}Tc 及其标记物的显像患者，施用量不超过 28 000MBq（约 757mCi），对其探视者及家属等周围人群的辐射剂量不会大于 5mSv 剂量约束；施用量不超过 5600MBq（约 151mCi）时，对其周围人群的剂量不会大于 1mSv 剂量约束；对于应用 ^{18}F-FDG 显像的患者不会产生对其探视者及家属等周围人群的辐射剂量约束，因此无施用量的限制。

（二）核医学核素治疗

要保证公众的辐射安全，首先，公众要有足够的辐射防护认知。因此，核医学单位应向探视者和其家庭成员提供有关的辐射防护措施（如限定接触或接近患者的时间等）及其相应的书面指导，并对其所受剂量加以约束，使其在患者的诊断或治疗期间，以及患者出院后所受的照射处于尽可能低的水平。

其次，要控制剂量，严格按照剂量约束控制患者剂量。ICRP 第 94 号出版物特别指出，^{131}I 是使医务人员、公众、陪护者和亲属产生辐射的主要核素，其他用于治疗的通常是造成极小危险的纯 β 放射性核素（如 ^{32}P、^{89}Sr 和 ^{90}Y）；剂量限值适用于公众和医务人员由于接触患者所受到的照射，对于婴幼儿及不直接陪护或慰问患者的探视者，应当视同公众（即适用公众的剂量限值）。

以 ^{131}I 为例说明剂量约束控制要求。

^{131}I 通常的公众剂量限值，应遵循 ICRP 第 94 号出版物剂量约束要求（表 6-3-2）。

表 6-3-2　对接触接受 ^{131}I 治疗后患者人员的剂量约束要求

人员的类型	剂量约束/（mSv·次$^{-1}$）	人员的类型	剂量约束/（mSv·次$^{-1}$）
到访人员（非看护人员）	0.3	3～10 岁儿童	1
孕妇	1	60 岁及以下成人	3
2 岁以下儿童	1	超过 60 岁的成人	15

对于甲状腺功能亢进患者 ^{131}I 施用量不超过 1200MBq（约 32mCi），对其探视者及家属的辐射剂量不会大于 5mSv 剂量约束；^{131}I 施用量不超过 240MBq（约 6.5mCi），对其探视者及家属的剂量不会大于 1mSv 剂量约束。

接受 ^{131}I 治疗的患者体内的放射性活度降至 400MBq 方可出院，以控制其家庭与公众成员可能受到的辐射。但对于住院或出院的决定，应基于个体化的判断，不应该只考虑患者体内的残留放射性活度，还应该考虑其他许多因素：包括患者与他人的接触方式、患者的意愿、职业和公众照射、家庭考虑、费用和环境因素等多方面因素。如果社会活动时间限于几小时内，接受治疗后患者的社会活动很少会对其他接触人员造成危害。

🔗 **链接**　中国的安全防护标准有哪些？ ─────────────

1. 中华人民共和国国家标准　标准是对重复性事物和概念所作的统一规定，以科学、技术和实践经验的综合成果为基础，以特定形式发布，作为共同遵守的准则和依据。放射卫生防护标准是卫生标准的一个分支，具有卫生标准（强制性标准）的共性特征，是卫生监督执法和卫生技术服务的重要组成成分。国家标准分为强制性国家标准（GB）和推荐性国家标准（GB/T）；国家职业卫生标准（GBZ）分为强制性国家职业卫生标准（GBZ）和推荐性国家职业卫生标准（GBZ/T）。

2. 核安全法规体系　核安全法规体系（nuclear safety regulation system）是国家立法机构和行政部门颁布的、与核安全有关的法律、法令、条例、部门规章等文件的总称。其目的是保证核能研究、开发及利用中的安全，保护工作人员、公众和环境免受过量的辐射危害。分为法律、行政法规、部门规章、安全导则和技术文件五大类，有关核安全的国家标准或行业标准和规范也视为体系的一部分。如《中华人民共和国放射性污染防治法》《放射性同位素与射线装置安全和防护条例》〔国务院第 449 号令〕《电离辐射防护与辐射源安全基本标准》（GB 18871—2002）、《临床核医学的患者防护与质量控制规范》（GB 16361—2012）等；并且不断实时修订和更替版本，如《临床核医学患者防护要求》（WS 533—2017）等。

六、核医学工作人员的辐射安全

（一）放射性诊断药物操作

1. 单光子放射性药物（^{99m}Tc 等）操作室　医疗机构购置 ^{99}Mo-^{99m}Tc 核素发生器后，因发生器中核素的放射性活度较大，因此应存放在专门的核素发生器室内带辐射防护的通风橱中。放射性药物的合成和封装操作均需在通风橱中进行。由生产厂家直接送货，实现医院放射性药品零库存，要确保放射性药品运输、保管的安全性。

^{99}Mo-^{99m}Tc 核素发生器中，是通过 γ 衰变，产生子核 ^{99m}Tc。获取 ^{99m}Tc 的过程，需要进行淋洗与标

记，此过程必须在有防护措施的通风橱内进行，以预防 γ 射线造成的辐射损伤。操作过程中，要熟练掌握淋洗的技巧，以最短的时间长距离操作。淋洗好的新鲜 ^{99m}Tc 应放置于通风橱内，记录时间、放射性活度和浓度，以用于其他 ^{99m}Tc 标记化合物的制备。^{99m}Tc 标记化合物、放射性药物的封装过程，均应在通风橱内完成。封装好后，再为患者注射；如果操作室与注射室不在同一房间，可将装有抽取好药物的注射器放入防护罐内运输。

2. 正电子放射性药物（^{18}F 等）操作室

（1）小型医用回旋加速器生产放射性核素的过程　回旋加速器自身具有非常完善、有效的自屏蔽系统，使其可自屏蔽体外的 γ 射线和中子，将辐射剂量降到较低水平。回旋加速器带有自屏蔽系统，从而大大降低了回旋加速器机房的屏蔽设计要求。

根据回旋加速器靶系统的类型，可将靶系统分为液体靶、气体靶和固体靶。液体靶辐照的靶材料为液体，目前临床最常使用的放射性核素 ^{18}F 是以 ^{18}O 发生 β 衰变产生的，捕获的 ^{18}F 离子置于热室内或者置于活度计中，活度计井周围使用铅块进行屏蔽，同时液体靶的传输管道也应使用铅块或铅砖屏蔽防止外照射；气体靶辐照的靶物质为气体，^{11}C 主要通过 ^{14}N 发生核衰变产生，为气体靶系统生产得到，为了防止放射性气体泄漏，应选用不锈钢材料的传送管道，质子轰击完成后应尽快传输产品至俘获装置；固体靶辐照的靶材料为固体，^{64}Cu 是以 ^{64}Ni 发生核反应生产获得，可以自动置于预先放置的收集铅罐中，工作人员穿上防护设备将收集铅罐迅速拿至合成热室，或者采用自动化收集装置将固体靶传输至自动合成热室。

（2）标记与分装过程　正电子药物的标记和分装过程中，工作人员要穿戴防护用具，防止放射性核素被吸入体内或者溅到皮肤上，工作场地为带有屏蔽的热室或者带有屏蔽防护的通风橱。

每种正电子药物的标记与合成应当置于单独的一个热室。为了便于观察合成过程，热室可以使用保持一定的铅当量厚度铅玻璃作为观察窗口，合成过程中距离热室 1m 位置周围当量剂量率应接近于本底水平。合成热室的通风系统必须有效阻止放射性气溶胶扩散进入公众环境。如发现环境放射性剂量显著升高，则需要检查合成热室的通风管路、检查活性炭是否失效、合成热室密封性是否出现问题等。最有效的阻止手段是在开始合成前，对合成模块进行气密性检测。合成模块需要进行周期性检测和检修。

正电子药物标记完成后置于收集容器中，收集容器置于分装热室中，药品的分装主要有自动分装、机械手分装、完全手工分装三种模式。前两种模式可以有效地降低工作人员所受的辐射剂量，但需要一定的设备投入。手工分装模式下，药品会对工作人员造成一定的辐射，特别是手部的辐射。因此工作过程中要合理使用钨合金翻转铅罐，降低辐射剂量；佩戴指环，定期进行剂量监测。放射性药物应使用专门的容器包装和传输通道，运输包装周围的当量剂量率应小于 $2.5\mu Sv \cdot h^{-1}$。

（二）放射性治疗药物操作

1. 场地要求　放射性治疗药物操作对制作场地有严格的防护要求。按照国家有关安全和防护标准的要求，存储、分装给药场所，地板与墙壁应无缝隙，地面易清洗，设有通风装置。其入口处设置有放射性标志和必要的防护安全联锁、报警装置。工作场所合理布局控制区、监督区和非限制区，控制区除工作人员外其他无关人员不得入内。治疗用放射性药物的储存室、分装室、给药室、病房应尽量相互靠近，避免放射性药物和给药患者通过非限制区，造成不必要的辐射污染。

2. 标记与分装　标记操作防护要点：操作前，工作人员佩戴个人剂量仪，穿戴防护服，开启相应的安全防护设备，使用铅手套或机械臂完成操作。操作时，手部尽量不要直接接触放射性药物以防止污染，动作熟练迅速，以减少受辐射时间。操作结束时，测量手部辐射剂量，明确是否被污染，如果被污染应及时更换手套并把污染手套放入放射性废物桶中。离开工作场所时，测量全身辐射剂量，发现衣服污染时应脱下衣服放入专门的衰变室，如果发现头发和脖颈等暴露处污染应及时到专用洗澡间洗澡。

分装操作防护要求：在存储室取出带屏蔽的治疗用放射性药物运往分装给药室，在药品转移过程中走专用通道，尽量不要与普通患者和其他工作人员接触。到达分装给药室开启通风系统，按照操作规程取出治疗用放射性药物放入分装设备中，开始分装给药，工作人员应与放射源隔离，未给药患者应与给药患者分离。

3. 粒子源植入防护

（1）粒子源植入 具有符合国家环保和职业卫生标准要求的场所、设施和设备，有专门的安全和防护管理机构。有专职或者兼职安全和防护管理人员，并配备必要的防护用品和监测仪器；有健全的安全和防护管理规章制度、辐射事故应急措施；当放射性粒子出现脱落等事件时，具备进行达标的医学处理的条件。目前，最常用植入粒子源主要有 ^{125}I 和 ^{103}Pd。

（2）植入前防护 粒子源的贮存、使用、运输等应该有专门人员负责，粒子源的运输包装表面辐射剂量须小于国际允许辐射剂量水平（$2.5\mu Sv \cdot h^{-1}$）。及时登记粒子源的生产单位、到货日期、核素种类、放射性活度，并定期清点记录。操作前事先做好各种准备，以便快速成功地完成操作，于防护屏后将粒子源装载入粒子"弹夹"，粒子源装载中防止粒子源的丢失，装载完毕使用辐射探测仪检查是否有粒子源丢失。进行手术的外科医师及护理人员应穿好防护服，佩戴个人剂量仪，手术结束后由核医学人员对场地进行辐射剂量监测，回收未使用完的粒子源。不同距离处粒子源的剂量率水平见表 6-3-3。

表 6-3-3 不同距离处粒子源的剂量率水平

距离	^{125}I 粒子源（14.6MBq）剂量率	^{103}Pd 粒子源（14.6MBq）剂量率
0.07mm	$100Sv \cdot h^{-1}$	$750Sv \cdot h^{-1}$
1cm	$5mSv \cdot h^{-1}$	$35mSv \cdot h^{-1}$
1m	$0.5\mu Sv \cdot h^{-1}$	$3.5\mu Sv \cdot h^{-1}$

（3）植入后防护 植入粒子源的患者床边 1.5m 处或单人病房应划为临时控制区。控制区入口处应有电离辐射警示标志，除医护人员外，其他无关人员不得入内。植入粒子源的患者应使用专用便器或设有专用浴室和厕所，患者住院期间房间不做清扫，除食物盘外，房内任何物品不得带出房间。患者出院后，陪护者和探视者与患者长时间接触时，距离至少应保持 1m，儿童和孕妇不得与患者同住一个房间，患者不能长时间抱儿童。

（三）核医学显像和脏器功能测定

（1）SPECT 及 PET 检查室因与患者保持一定距离，屏蔽防护要求远低于操作室的近距离实践。如配备 CT 设备，需遵循该 CT 设备的放射防护要求。

（2）脏器功能测定室所用的放射性活度相对较低，不需要进行相关的防护要求。

开拓创新、以身试"核"——中国核医学之父

中国科学院院士、生物化学家、核医学家王世真，为中国核医学创始人。作为世界上最早参与研究放射性核素的科学家之一，他用半个多世纪的心血让核医学在我国落地生根。1951 年，王世真回到国内，完成了一项足以堪称伟大的工作，首次在中国合成了抗肺结核的特效药雷米封。1956 年，王世真创办的同位素应用训练班诞生了我国第一批放射性同位素测试仪，研制出了我国第一批放射性标记物，完成了我国第一批显影实验，培养了我国第一批从事核医学研究的专业人员。王世真建立了中国第一个同位素中心实验室，第一个将同位素应用于人体试验，首位勇敢的被试者就是他自己。1987 年，王世真在联合国国际原子能机构会议上做了《中国核医学的现状和发展规划》的报告。一年后，国际核医学大会在北京召开，成为中国核医学研究走向世界的里程碑。

医者仁心

（赵晓坤 樊 冰）

第7章
放射治疗与防护

🎯 **学习目标**

1. **掌握** 放射反应与放射损伤的概念、临床表现及处理原则；内照射及外照射的概念及特点。
2. **熟悉** 常见放射治疗设备结构及临床应用特点；分次放射治疗的临床应用。
3. **了解** 电离辐射对肿瘤的作用。

第1节 放射治疗基础

放射治疗是一种利用电离辐射对疾病进行治疗的临床手段，是目前临床上治疗肿瘤的三大主要手段之一。70%以上的肿瘤患者在病程的不同阶段均需接受放射治疗。除了治疗恶性肿瘤外，放射治疗也常用于一些良性肿瘤和良性疾病的治疗。在肿瘤放射治疗过程中，会有一部分的正常组织不可避免地受到不同程度的照射，严重者会导致损伤。在现代肿瘤放射治疗过程中，通过改进放射治疗技术，不断提高肿瘤治疗效果的同时，减少放射损伤及并发症具有极大意义。

一、放射反应与放射损伤

（一）概念及分类

广义的放射反应指人体组织接受放射线照射后所产生的变化的现象，可分为能够修复的放射反应和影响较重不可修复的放射损伤。狭义的放射反应即放射治疗的毒副作用，指患者在接受放射治疗过程中出现的局部或全身的不良反应。放射反应的大部分症状在治疗结束后即可逐渐消失。放射损伤是由放射线照射引起的机体组织损害，若正常组织器官所接受的照射剂量远远超过其可耐受剂量，放射反应则可变为不可逆的放射损伤，严重者可危及生命。

放射反应和放射损伤的区别在于：放射反应是允许的、不可避免的，对患者的组织器官功能影响不大，也不会危及患者生命。放射损伤对患者的器官功能影响较大，甚至危及患者生命，是需要尽量避免的。有些情况下放射反应与放射损伤也无明显界限。为控制或治愈肿瘤，可能造成一定的损伤，但如果不影响患者器官功能或损伤可以补救，则可考虑给予积极治疗。

根据放射反应发生的部位，放射反应可分为全身反应及局部反应。全身反应多在胸、腹部大野照射，全身照射及全淋巴照射时表现明显。局部反应为某些组织及器官被照射后引起的细胞学和功能上的改变。

根据放射反应发生时间的不同，放射反应可分为早期放射反应及晚期放射反应。根据RTOG/EORTC（急性放射反应评分标准），将放疗开始第1天至放疗结束3个月内所发生的放射反应定义为早期放射反应，而放疗结束3个月后发生的放射反应则为晚期放射反应。早期放射反应多发生在更新较快的组织，包括口腔黏膜、消化道黏膜和骨髓等。晚期放射反应多发生在更新较慢的组织，包括肺、肾、心脏、中枢神经系统等。区别早、晚期放射反应具有重要的临床意义。早期放射反应在放疗期间可被观察到，有可能对剂量或照射分割方案进行调整，以避免严重的放射损伤发生。如果治疗结束存活的干细胞数目低于组织恢复所需水平，早期放射反应则可能演变成晚期放射反应。

（二）全身放射反应

1. 主要表现　消化系统可表现为食欲不振、恶心、呕吐、上腹部不适感。血液系统常见为白细胞和血小板计数下降。白细胞低于 $3.0×10^9/L$，血小板低于 $80×10^9/L$，要考虑暂停放疗。其他系统损伤可有乏力、头痛、眩晕等症状。

2. 影响全身放射反应的因素

（1）照射剂量　剂量越大，反应越重。剂量相同时，时间越短，反应越重。

（2）照射面积　照射面积越大则反应越重。

（3）照射部位　上腹部照射最易引发全身放射反应，四肢照射较少引发全身放射反应。

（4）射线能量　射线能量越大，作用部位越深，引起的反应也越重。

（5）机器结构　机器防护、屏蔽不够完善，漏射线较多，对全身影响明显，容易引发全身放射反应。加速器的电子线作用表浅，很少引起全身反应。

（6）个体敏感性　受照机体生理特点、机体免疫力、营养和健康状况等各方面都会影响个体对射线的敏感度。一般而言，老年人放射敏感性高于成年人，营养不良、蛋白质或维生素缺乏、过劳、月经期等均可使机体对射线的耐受性降低。

（三）局部放射反应

1. 皮肤及皮下组织　在皮肤上最先表现为红斑、局部瘙痒或烧灼感，后逐渐出现色素沉着、皮肤干燥、糠皮样脱屑、汗毛脱落等。随剂量不同可出现暂时性或永久性秃发。如果皮肤剂量过大，则可由高充血发展为水肿，甚至形成水疱进而破溃，若累及真皮则形成放射性溃疡，经久难愈。一般剂量治疗时，在治疗结束后几个月内要有几次无痛性脱皮，多数皮肤能恢复正常色泽，但局部无汗，皮温略高。晚期由于纤维组织增生，照射范围内皮下组织变硬。

2. 骨髓　骨髓造血系统对射线非常敏感，其中红细胞系统略逊于骨髓细胞，机能较形态更难恢复。在放射剂量范围内引起白细胞减少甚为普遍，但造成再生不良性贫血则很少见。

3. 骨　发育中的骨最易受射线影响，主要表现为骨生长紊乱，如骨骺与干骺端早期愈合。大剂量照射还可导致骨坏死或放射性骨髓炎。

4. 肺　早期出现放射性肺炎，临床表现为胸痛、咳嗽、少痰。晚期出现纤维增殖。如继续发展常导致右心衰竭的症状，严重者危及生命。

5. 胃肠　胃经照射后首先出现功能失调，如幽门痉挛，蠕动增强，短期内即转变为肌无力、分泌抑制并伴发炎症。大剂量照射可导致溃疡形成甚至发生穿孔。射线对小肠的影响较胃和结肠更为显著，可产生充血、水肿、继发感染，大量照射也可形成溃疡乃至穿孔。由于小肠长期吸收不良导致慢性腹泻、营养不良。对下腹部照射常引起直肠炎或溃疡形成，瘢痕收缩，管腔变窄、变硬，临床表现为便秘、腹胀。

6. 生殖系统　较小剂量即可使睾丸体积缩小、精子稀少或消失。成熟的精子对射线有极大耐受性，产生激素的睾丸间质对射线的耐受性也较强，但精子的产生可发生障碍。

卵巢的滤泡对射线极为敏感，较小剂量照射即可导致暂时绝育。但因成熟的卵子对射线耐受性较大，故反应多为迟发性。即接收照射后仍可有一至两次月经，后期才出现月经暂停现象，一般可持续数月至数年。

7. 腺体　唾液腺被照射后，初期表现为唾液增多，而后很快就出现唾液减少、变黏。10Gy 左右就可使唾液腺分泌功能抑制，唾液成分发生变化（pH 降低）。患者口干难忍，影响进食。大剂量照射（>40Gy）分泌功能完全抑制，腺体被破坏，代之以纤维组织，不易恢复。

8. 脊髓　放射性脊髓炎是一种严重的并发症，重者可引起截瘫，甚至危及生命，脊髓上段损伤较下段损伤明显。发病与照射范围、时间、剂量及使用增敏药有密切关系。主要表现：①一过性放射性脊髓炎。多发生在放疗后 1~4 个月，典型症状为患者低头时双下肢有触电感。神经系统无阳性体征，症状持续数月后可自行消退。②慢性放射性脊髓炎。发病慢，最初下肢感觉异常，随后下肢无力甚至瘫痪、大小便失禁、症状可逐渐向上扩展。③急性放射性脊髓炎。症状与慢性放射性脊髓炎类似，发展迅速，可很快死亡。

（四）治疗措施

放射反应与损伤主要以预防为主。在不影响放疗效果的前提下尽量保护正常组织，把症状控制在反应阶段。如果已经发生放射损伤，应积极采取措施，减轻症状。

1. 放射性皮炎、溃破采用普鲁卡因离子导入，通过节段神经反射作用，可获得良好效果。

2. 白细胞减少用氦氖激光穴位照射有预防和治疗作用。对于其他反应此法也有一定疗效。

3. 全身放射反应尤其是恶心、呕吐，用中药治疗可明显缓解症状，如陈皮、党参、竹茹、石膏等。

二、内照射与外照射

体外远距离照射是指放射源位于体外一定距离，集中照射人体某一部位，简称外照射。外照射是目前肿瘤放射治疗最常应用的一种模式，按照放射源到治疗部位的距离不同，可将其分为固定源皮距照射（SSD）和等中心照射（SAD）。SSD 照射要求放射源到患者皮肤表面的距离为 100cm；SAD 照射要求放射源到肿瘤中心的距离为 100cm；旋转照射（ROT）是 SAD 的特例。与 SAD 照射相同，要求放射源到病灶中心距离为 100cm，不同的是用机架的旋转运动照射技术替代 SAD 照射的机架成角照射技术。

近距离照射是将放射源密封后直接置入被治疗的组织内或放入人体的天然腔隙内进行照射，又称内照射。近距离照射的剂量学优势在于治疗靶区内的剂量较高，而周围正常组织受照剂量较低，因此常需要与外照射结合来治疗恶性肿瘤。近距离照射治疗时间短，可以连续照射或分次照射，主要通过后装治疗机来完成。主要的照射方式包括腔内照射、组织间照射、敷贴照射和放射性粒子植入治疗。

内照射与外照射相比有以下几个基本区别。

1. 内照射所使用的放射源多为放射性同位素；外照射现多使用可产生不同能量 X 射线的各类直线加速器，既往也使用放射性同位素作为放射源，如钴-60 远距离治疗机。

2. 内照射放射源的活度较低，一般情况下不超过 10Ci，而且治疗距离较短，为 5mm~5cm。

3. 外照射大部分能量被准直器或限束器等所屏蔽，少部分能量用于治疗肿瘤；内照射则大部分能量被组织所吸收。

4. 内照射靶区内剂量分布不均匀，距放射源近的组织剂量高，距放射源远的组织剂量低；而外照射常采用不同能量射线和多野照射技术来获取靶区内高而均匀的剂量。

第 2 节　放射治疗设备

一、X 射线模拟定位机

（一）结构与性能

在模拟定位机出现以前，多数医生用普通诊断用 X 射线机拍摄的胶片作为放射治疗平面信息来源，在其上进行靶区中心确定、辐射野大小和形状设计，然后以人体解剖关系估算出人体表面标记。但是，由于诊断 X 射线机所取得的信息不能真实全面地提供放射治疗设计所需的平面信息体位，其与放射治疗时患者体位不一致等，诊断 X 射线机用作肿瘤放射治疗定位和射野设计的依据较为困难。X 射线模拟定位机应用于放射治疗临床开始于 20 世纪 60 年代末期。对于常规 X 射线模拟定位机而言，所谓的"模拟"，就是能够模仿医用直线加速器或钴-60 治疗机改造的 X 射线机。除了放射源不同外，治疗机使用的各种几何参数，如臂架角度（大机架角度）、准直器角度（小机头或光栏角度）、源轴距、射野大小及床面角度等都可以模仿，可以使得患者在模拟定位机定位时的体位与实际治疗时一样，可重复"摆位"。

X 射线模拟定位机的工作原理类似于一台诊断 X 射线机，它实际上是一台机械参数、几何参数与放射治疗机完全相同的 X 射线机。它与诊断用 X 射线影像设备在影像功能上完全相同，具有透视、拍片等功能，工作人员可以在控制室隔室遥控操作。X 射线模拟定位机由三大部分构成：X 射线发生装置、成像系统和其他辅助装置。从结构上主要由固定机座、旋转机架、机头、影像接收装置、治疗床、操作台等构成（图 7-2-1）。

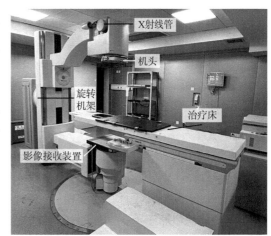

图 7-2-1　X 射线模拟定位机的结构

X 射线模拟定位机的固定机座主要起支撑作用，控制电路也安装在其中，高压发生器一般单独放置，也有的安装在固定机座中。旋转机架通过轴承安装在固定机座上，可 360° 旋转，由于加速器源轴距（放射源到机架旋转轴的距离）为 100cm，钴-60 治疗机源轴距一般为 80cm，所以 X 射线模拟定位机的旋转机架通常可以伸缩，以根据不同要求调整源轴距。

旋转机架的一端为机头，X 射线球管置于机头上方，球管下面是准直器，准直器由遮线器和射野"井"形界定线（"井"字线）组成。遮线器即通常所说的"铅门"，用来调节和限定透视或照相的范围；射野"井"形界定线由 4 根可以独立运动的钢丝组成，可以形成不同大小的矩形形状，由于钢丝既不透可见光也不透 X 射线，所以在透视情况下模拟的治疗机照射野的形状可以同时投影在患者体表，根据该投影在患者体表画出照射野形状，它的作用是模拟治疗机照射野的位置和大小。机头内还有灯光野指示系统，可在人体表面显示各种线条的投影：光距尺用来显示源皮距；"十"字标尺线用来显示照射野尺寸和等中心位置。机头下方还有挡铅托架插槽、电子限光筒插槽等，用以插装各种附件。机头可以旋转，范围最小不小于±45°。"井"形界定线只能形成矩形或正方形，但治疗区域一般都是不规则形状，数字化模拟定位机可将医生定位图像上勾画的照射野形状转换成多叶光栅形状，将照射野投射到患者体表，治疗师可在患者体表画出照射野形状。

影像接收装置在机架的另一端，一般为 14 英寸以上的影像增强器，或采用数字化 X 射线摄影，图像质量更高。为了得到最佳视野，影像增强器可上下、左右、前后运动。

治疗床要求与治疗机一致，可以前后、左右、上下运动，也可绕等中心旋转，运动范围应大于等于治疗机的运动范围。床面为平板床面，尺寸应与治疗机一致，床面上应有与治疗机一致的卡槽等，以便安装定位固定装置。床面材质最好是碳纤维材料，以便更好地透射 X 射线，得到清晰的 X 射线影像。

（二）X 射线模拟定位机在放射治疗中的应用

X 射线模拟定位机在治疗计划设计过程中执行六大重要功能：定位靶区及重要器官；确定靶区（或重要器官）的运动范围；选择治疗方案（治疗前模拟）；勾画辐射野和定位摆位参考标记；拍摄辐射野定位片或证实片；检查辐射野挡块的形状和位置。这些功能的实施通过以下两个步骤来完成。

1. 使用 X 射线模拟定位机定位

（1）辅助患者体位固定　为了使患者的治疗体位符合医生或治疗技术的要求，在为患者做体位固定前，需要在模拟定位机透视下确认患者的体位达到要求后，才能选择合适的体位固定装置进行体位固定。

（2）实现靶区的定位 利用透视功能，在计划射野的勾画设定中，为医生和治疗计划设计者提供肿瘤治疗靶区和重要器官的影像信息，如病变范围、靶区所毗邻的危及器官及在射野设置时需要保护的器官组织等。

（3）为勾画射野、定位和摆位参考做标记 利用 X 射线模拟定位机上的激光系统，放射治疗技师在患者的固定器上或皮肤表面勾画射野范围、标注激光摆位点和激光摆位线，作为放射治疗技师在治疗机上为患者摆位的标记依据。

（4）拍摄射野方向平片，设计射野挡块 在常规二维放射治疗计划设计定位当中，必将涉及等距离治疗和等中心治疗两个基本概念，这两个概念也是放射治疗技术的基础概念之一，在放射治疗时同样也需要用到这两种技术。

2. 治疗方案的验证与模拟 经过计划评估后的治疗方案，在实施治疗前，需要严格验证和模拟。在验证与模拟时，附加治疗附件（如机架转角、准直器转角、治疗床转角、射野"井"字形界定线大小、SSD、SAD、射野挡块等）进行透视模拟和照相验证，并与治疗计划系统给出的相应射野方向观察图进行比较，以确定计划设计是否合理。

模拟定位机除了上述功能外，还有测量靶区深度的功能，将靶区置于模拟定位机旋转机架的旋转轴心上，则在患者的皮肤上可见射野的"十"字形中心点，开启测距灯可读得源皮距，用源轴距减去读得的源皮距即为靶区深度。此外，利用同样的原理对拟做穿刺活检的患者，将穿刺目标置于模拟定位机旋转机架的旋转轴心上，则立刻可在皮肤上读出穿刺点、穿刺方向及正确的穿刺深度，可以保证穿刺方便而顺利完成。模拟定位机还可以开展其他临床工作，如放射科的胃肠检查，骨科三翼钉定量推进或定量取出，人体肌肉内异物取出等。异物定位精确，异物到皮肤距离定位准确可以使异物手术更加容易。

二、CT 模拟定位机

随着计算机技术和医学影像技术的发展，肿瘤的放射治疗也进入了三维时代，三维适形放射治疗（3D-CRT）及调强放射治疗（IMRT）逐渐成为放射治疗的主流技术。进行 3D-CRT 治疗时，放射治疗医生需要全面了解肿瘤的位置、形状、大小、与周围危及器官的关系等，X 射线模拟定位机只能提供二维影像，绝大多数的肿瘤、淋巴结及正常器官等无法显像，远远不能满足医生对定位影像的要求。二维放射治疗时代对剂量的计算是以靶区内的一个点作为参考点，以参考点的点剂量代替整个靶区的体积剂量，不能全面、准确地反映整个靶区的剂量分布。另外人体并非均匀组织，骨骼、肌肉、肺等组织对射线的阻挡和吸收完全不同，X 射线模拟定位机不能提供组织密度信息，治疗计划系统（TPS）无法在二维影像上准确计算剂量分布，X 射线模拟定位机的二维影像也不能用于准确计算三维剂量分布。CT 模拟定位机因其可以建立三维坐标系，精确显示肿瘤及周边重要器官相互位置关系等优势就成为最常用的放射治疗定位设备（图 7-2-2）。

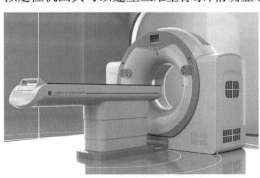

图 7-2-2 CT 模拟定位机

（一）结构与性能

CT 模拟定位系统简称 CT 模拟定位机，分为三大部分：CT 扫描机、模拟定位软件、激光定位仪。

1. CT 扫描机 一般要求使用大孔径 CT，CT 孔径至少≥80cm。原因是：①为了得到准确的剂量分布，治疗计划系统计算剂量时要求人体外轮廓必须完整。②放射治疗定位往往需要用到定位装置，这些定位装置体积一般较大，一般 CT 的孔径不够大，放不进去，如乳腺托架等。

扫描床应为平板床面，尺寸应与治疗机床面一致，并有与治疗机相同的卡槽等，以便安装定位固定装置。床面材质最好是碳纤维材料，如果床面材质阻挡射线过多，扫描图像会产生不同程度的伪影，影响图像质量和剂量计算精度。

2. 模拟定位软件 是 CT 模拟定位机必不可少的一个组成部分，其主要功能包括勾画靶区和正常器官、确立治疗等中心、设置照射野等。与 X 射线模拟定位机不同，CT 模拟定位机不是将照射野的形状画在人体表面，而是通过体表标记点确定治疗中心点。

3. 激光定位仪

（1）激光定位仪的组成 激光灯分为气体激光灯和固体激光灯两种。气体激光灯由于体积大，激光线容易漂移等，较少用，现在使用的激光灯多为固体激光灯。固体激光灯产生的激光束发射出来后，经棱镜展宽为一扇形面，看到的就是一条激光线。激光线宽度一般小于 1mm，有红色、绿色两种。

激光定位仪一般由三组激光灯组成，均安装在 CT 扫描平面外侧 60cm 处，CT 扫描机架左右各一组，屋顶上一组，每组激光灯发射两条相互垂直的独立激光线，机架左右两个激光灯发射的两条激光线分别与地面垂直和平行，平行于地面的激光线可以上下移动；屋顶上激光灯的两条激光线分别与 CT 扫描平面垂直和平行，垂直于扫描平面的激光线可以左右移动。

（2）激光定位仪的作用 激光定位仪的主要作用是设置治疗等中心。三维适形放射治疗与二维放射治疗不同，医生不是将照射野的形状画在人体表面，而是在 CT 图像上逐层勾画出靶区和危及器官，经 CT 模拟软件或 TPS 软件重建出三维立体结构，在 TPS 上设计出治疗计划，进而实施放射治疗。定位时将患者固定好后，打开激光灯，将激光灯设置为零位，激光灯将在患者胸前及左右两侧各投射一个十字线，治疗师在患者体表激光十字线上做好标记，并放置 1～2mm 直径的金属标记球定位，日后的放射治疗等中心就是根据这个原始等中心计算得来的。

（3）激光定位仪的调节 激光定位仪由三组激光灯组成，实际上有六个独立的激光灯，这六个激光灯的零位需要分别调节。①左右两个和屋顶激光灯横断面的激光线应该重合，即三个激光灯的扇形激光面应在同一平面上，并且这一扇形面与地面垂直、与 CT 扫描平面平行，两平面相距 60cm，该组激光灯是不可移动的；②屋顶激光灯矢状面激光线的零位应穿过 CT 扫描中心，与 CT 扫描平面垂直，同时与地面垂直；③两侧的两条冠状面激光线的零位应穿过 CT 扫描中心，与 CT 扫描平面垂直，同时与地面平行。通过调节激光灯的位置和倾角，使得所有激光线在等中心处汇聚在一点。

激光灯的焦距也可以调节，激光灯安装位置不同，焦点也不相同，调节激光灯焦点，使得激光线在人体表面最细为止。

（二）CT 模拟定位机在放射治疗中的应用

1. 勾画肿瘤靶区和危及器官 临床医生在 CT 横断面图像上，通过计算机软件系统，勾画出肿瘤的轮廓，从而定义肿瘤靶区（GTV）。GTV 是指通过临床检查和影像设备的诊断，可见的具有一定形状和大小的恶性病变范围，包括转移的淋巴结和其他的转移病变。根据肿瘤侵袭的微观特点，按照特定的时间-剂量模式，临床医生在 GTV 的基础上，外扩得到临床靶区（CTV）。CTV 包含了肿瘤细胞可能侵袭的亚临床病灶。考虑到器官的运动、摆位误差、体位重复性和治疗机限值等的影响，在 CTV 的外侧还要进一步扩展适当的距离形成计划靶区（PTV），以确保 CTV 实际得到处方剂量的照射。GTV 周围重要组织及器官的耐受剂量限制了处方剂量的提高，因此，定义周围重要组织与定义靶区具有同等重要的意义。与勾画肿瘤靶区的方法相同，临床医生在定义 GTV 的同时，也相应地定义周围重要的组织、器官。通过对剂量分布的优化，在保持局部肿瘤控制率不变的情况下，减少正常组织的并发症发生率。

2. 剂量计算 CT 模拟定位机重建影像的 CT 值反映了 X 射线在人体组织中的衰减关系。与常规 X

射线模拟定位机相比，CT 模拟定位机提高了影像的低对比度分辨力，通过 CT 值可以得到组织电子密度的分布情况，可以用于剂量计算。治疗计划系统可以根据内建的校正公式，进行组织密度的不均匀校正计算。组织不均匀校正对提高剂量分布计算的准确度具有重要意义，可以准确地评估肿瘤和正常组织接受的剂量，为提高肿瘤放射治疗的剂量和更好地保护正常组织提供了可能。

3. 移动激光定位灯 CT 图像本身只提供了空间结构关系，定位所需的相对原点及坐标系则需另外建立。目前临床放射治疗中心在 CT 模拟中大多采用常规射野激光定位灯，与治疗设备的激光灯不同之处是具有矢状轴激光灯、水平轴激光灯可以移动的功能，用以模拟定位机械等中心指示，用来标记、确定和认证射野等中心。CT 扫描前，在拟定的治疗部位以金属标记标定激光中心，由此获得原始等中心及原始坐标系。在此基础上获得的三维影像资料可方便地获得病灶中心及射野中心在原始坐标系中的位置并建立最终的坐标系，然后在其体表用移动激光灯标记出来。这样获得的靶区中心较为可靠。

一般带有肿瘤定位软件的大孔径 CT，安装时即校准外置移动激光灯水平方向中心、垂直方向中心与 CT 本身图像中心一致，只在长轴方向上两中心相距 600mm。所以，使用时无须在定位 CT 扫描前用金属标记标定激光中心。其具体操作步骤：①患者摆位；②CT 扫描；③打开 Tumor Loc 软件，勾画靶区；④添加射野，设置射野中心为靶区中心，即等中心，锁定中心；⑤根据软件计算出的三个方向移动距离，移床，移激光灯，标记患者及固定装置；⑥传输图像及等中心数据至治疗计划系统。这种功能的优点是获得的等中心就在靶区中心，较为可靠，可减少治疗前移位带来的误差，以及偏中心靶区由于旋转带来的误差放大问题；缺点是有可能靶区中心体表投影的位置不平坦，如剑突、颌下等，画的标记线不方便日后摆位，反而会加大误差，还有对于偏中心较多部位的肿瘤，如肩胛骨肱骨转移等。等中心位于靶区中心时在治疗机器上并不能实现，会导致撞床。所以，具体的使用方法还要根据实际靶区情况进行选择。

4. 治疗前的位置验证和模拟 治疗方案在实施前需要严格的验证，可以在 X 射线模拟定位机上进行二维模拟，也可以在 CT 模拟定位机上进行三维验证。CT 扫描范围可不必太大，包含靶区即可，这样可以减少患者接受不必要的射线。可以在 CT 图像横断面、冠状面、矢状面上与计划系统的参考 CT 图像进行对比，查看误差是否在允许范围内。另外，CT 模拟定位机的虚拟工作站可以将治疗计划系统（TPS）设计射野入射方向、准直器大小等输入，将重建出的光束视图（beam's eye view，BEV）与 TPS 进行对比。

5. 治疗疗效监控 在放射治疗过程中或治疗结束后，通过对患者进行 CT 扫描，采集 CT 影像资料与治疗前的 CT 影像资料进行对比，评估肿瘤体积的变化情况和治疗摆位的误差情况，并根据需要决定是否要调整或增加治疗计划，以便获得最佳的治疗效果。

三、磁共振模拟定位机

虽然 CT 对具有不同电子密度 X 射线吸收特征的组织结构具有较好的分辨力，但是如果没有明显的脂肪或空气界面，则对具有包括肿瘤在内的相似电子密度的不同软组织结构区分较差。与 CT 相比，MRI 最大的优点就是对具有相似电子密度的软组织有较强的显示能力并且能区分其特征。在这种情况下 MRI 能够更好地提供靶区的轮廓，不但包括肿瘤的范围，而且还包括邻近的重要软组织器官。通过更准确地定位肿瘤靶区，避免危及邻近的组织器官，以及提高局部控制率等，进而提高放射治疗效果。MRI 已经成为某些组织结构成像的"金标准"，如脑脊髓及软组织部位（如盆腔、四肢等），使得这些部位的结构能够较好地区分彼此。

（一）结构与性能

磁共振模拟定位机与诊断用 MRI 设备在外观上没有区别，和 CT 模拟定位机一样，磁共振模拟定位机可以理解为在诊断用 MRI 设备上附加了套专用激光定位系统和专用模拟定位软件而成。磁共振模拟定位机可以分为三大部分：MR 扫描机、外置激光定位仪、模拟定位软件（图 7-2-3）。

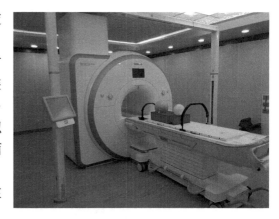

图 7-2-3　磁共振模拟定位机

磁共振模拟定位机有开放式和封闭式两种。封闭式首先扫描孔径要足够大，要求能够放进各种放射治疗定位装置，目前封闭式磁共振模拟定位机的扫描孔径为 70cm。另外磁共振模拟定位机还要对扫描床进行改造，磁共振模拟定位机的扫描床为平板床面，尺寸应与治疗机一致，床面上应有与治疗机相同的卡槽等，以便安装定位固定装置。

磁共振模拟定位机与诊断用 MRI 设备最大的区别在于扫描线圈。由于放射治疗定位时要用到各种定位装置，这些定位装置大多与 MR 扫描线圈不匹配，扫描线圈放不进定位装置，或定位装置放不进扫描线圈，所以 MR 扫描线圈是特制的线圈。与诊断用 MRI 设备的固定线圈不同，磁共振模拟定位机的线圈通常是开放的、软质的，直接放置在人体表面，可以更加贴合人体表面，且不影响定位固定装置的使用。

磁共振模拟定位机的外置激光定位仪与 CT 模拟定位机的相关装置类似，不过做了防磁场处理，以保证其性能不受强磁场的影响。

（二）磁共振模拟定位机在放射治疗中的应用

放射治疗需要有清晰的解剖图像才能勾画出准确的靶区，在软组织识别方面，磁共振有 CT 无法比拟的优势。功能成像等新的影像技术也越来越多地应用于放射治疗，使得放射治疗更加精准。磁共振模拟定位主要应用于头颈部、腹部等电子密度比较接近的部位。

1. MR 定位在颅内肿瘤中的应用　听神经瘤在 CT 图像上医生只能确定肿瘤的大致范围，要精确勾画出病区难度非常大。在 MRI 图像上，病灶非常清晰，医生可以精确勾画出靶区，并对其实施精确治疗。

MRI 的功能成像优势也是 CT 无法比拟的，在 MRI 图像中，除了可以获得解剖结构上的病变信息，还能获得功能信息，这就使得医生在准确勾画靶区的同时，有目的地避开了靶区周围的要害器官和正常组织，避免重要组织和器官遭受放射损伤。

2. MR 定位在头颈部肿瘤的应用　鼻咽部结构复杂，在 CT 图像上难以辨识，在 MRI 图像上则显示得非常清晰，为医生勾画靶区提供了清晰、准确的影像资料。

3. MR 定位在下腹部肿瘤中的应用　前列腺与膀胱壁电子密度非常接近，两者的边界在 CT 图像上难以区分，而 MRI 图像上前列腺和膀胱壁显示得非常清晰，使得靶区勾画更加准确，在膀胱壁、直肠壁接受相同剂量的情况下，前列腺靶区可以受到更高剂量的照射。宫颈癌的靶区识别和勾画也存在类似情况。

4. MRI 图像还能够有效抑制高密度物质在 CT 图像中的伪影　骨皮质在 MRI 图像中几乎不显像，所以 MRI 图像对骨骼附近的组织和结构有更高的分辨力。此外，在 CT 图像中造成很大伪影的金属植入物在 MRI 中完全不显像，因此 MR 定位对这部分肿瘤的识别也有一定优势。

四、医用电子直线加速器

（一）结构与性能

医用电子直线加速器是利用微波电场将电子沿直线加速，高能电子打靶产生 X 射线或直接引出电子线治疗肿瘤的装置（图 7-2-4）。医用电子直线加速器可分为电子加速系统、束流系统和控制系统三

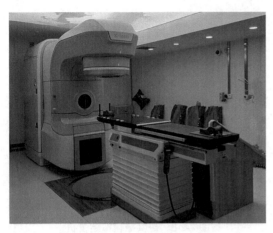

图 7-2-4 医用电子直线加速器

大部分。电子加速系统包括电子枪、加速管、微波功率源、微波传输系统、脉冲调制系统、真空系统、恒温水冷系统等。束流系统包括偏转磁铁、靶、初级准直器、均整器或散射箔、监测电离室、二级准直器等。控制系统包括运动控制系统、治疗床及其他附属系统。医用电子直线加速器 X 射线能量范围是 4～18MeV，电子线能量范围是 4～25MeV。

1. 电子加速系统

（1）电子枪　加速器的电子枪与 X 射线球管类似，有阴极和阳极，称为两极枪。还有一种三极枪，在阴极和阳极之间加入了栅极，可以更好地控制电子发射，使得剂量率的控制更加灵活，由阴极发射的电子在阴极和阳极间脉冲负高压的作用下，经过聚束线圈聚束后进入加速管。

（2）加速管　为医用电子直线加速器的核心部分，电子在加速管内通过微波电场加速，微波电场的频率一般为 2998MHz（波长 λ=10cm）或 2856MHz（波长 λ=10.5cm）。加速管主要有两种类型：盘荷波导加速管和边耦合加速管。盘荷波导加速管是在一根圆形波导上放置中心有孔的一系列圆形膜片而成，电子处于波导管内的电场中，受电场力的作用电子开始加速向前运动，电磁波也同时向前移动（电场在各点的幅值随时间变化），使得电子一直处于加速场的作用下加速向前运动。为了使波速与电子运动速度匹配，在波导管内加上许多圆盘状光栏，通过改变光栏间的距离可以相应改变波的传播速度（相速）。这种以圆盘光栏为负荷来减慢行波相速的波导管称为盘荷波导加速管。在电子加速开始阶段由于电子速度较低，因此光栏间距较小，波的传播速度较慢，随着电子运行速度的增加，逐渐增加光栏间距，使波速与电子运行速度一同达到接近光速后，光栏间距就不再改变，这时波速也以接近于光速向前传播，这种波就称为行波。利用行波加速电子的直线加速器称为行波电子直线加速器。

边耦合加速管是由一系列相互耦合的谐振腔连接而成，利用了加速管的反射波，适当调节反射波的相位和速度，就可以产生驻波，利用驻波来加速电子的直线加速器称为驻波直线加速器。电子在加速腔中被加速、在耦合腔中匀速运动，由此反复直到达到预定能量。这种驻波直线加速器由于利用了行波的反射波，因此功率消耗比行波小，所以得到同样能量的电子，驻波直线加速器长度比行波直线加速器短，对设备制造有利。但驻波直线加速器工艺较复杂，成本较高。

（3）微波功率源　提供加速管建立加速场所需的射频功率，有磁控管和速调管。磁控管是能发射高功率微波的自激振荡器，体积小，质量轻，最高脉冲功率约 5MW，多用于低能电子直线加速器。速调管是一种微波功率放大器，由主振荡器和驱动系统作为低功率微波源，输出高功率微波，可达到 30MW 的峰值功率，工作稳定，寿命长，但对电源系统要求较高，体积庞大，不能安装在机架上，多用于中高能电子直线加速器。

（4）微波传输系统　主要包括隔离器、波导窗、传输波导、取样波导、输入输出耦合器、终端吸收负载、频率自动控制系统等。被磁控管或速调管放大的微波通过矩形波导管将射频功率传输到加速管，为了提高波导系统的耐压能力，一般在波导管中充满六氟化硫气体，以防高压打火，所以波导管与真空的加速管必须用陶瓷窗隔开。取样波导的作用是从波导中引出微波信号，用以指示功率、频率或作为稳定系统频率的自动频率控制系统（AFC）的信号源。

（5）脉冲调制系统　作用是为微波功率源提供具有一定波形和频率要求的高压脉冲，脉冲宽度为几微秒，电压为几十千伏。一般由高压直流电源、脉冲形成网络（PFN）、自动电压控制电路、开关电路和脉冲变压器等组成。

（6）真空系统　为加速管、电子枪等真空器件提供真空，加速管之所以要保持真空是因为被加速的电子与空气中的分子不断碰撞会改变方向而损失掉。真空系统最主要的器件是真空泵。

（7）恒温水冷系统 作用是给加速管各个产热部件降温，并保持相对恒定的温度，以使加速管各部件在一个相对稳定的环境下工作。水冷系统使用的冷却水一般是去离子水或蒸馏水，以免在冷却水管道中形成水垢或变质产生微生物等阻塞管道，为了保证冷却水的洁净，冷却水需要定期更换。

2. 束流系统

（1）偏转磁铁 电子直线加速器的加速管通常水平安装在机架上，所以必须将电子束偏转 90°，使其向下垂直照射，一般用偏转磁铁来改变电子束的方向。偏转磁铁安装在加速管的末端，典型的偏转磁铁是将电子束偏转 270°，这样可以在偏转电子束的同时进行能量筛选。偏转磁铁的中心是一条细管道，电子从管道中间穿过，根据电磁铁偏转电流的不同，只有能量合适的电子束才能从管道中穿过。能量低的电子运动半径小，打在管道内壁上被损失掉；能量高的电子运动半径大，打在管道外壁上被损失掉。经偏转磁铁偏转后的电子束能量纯度在±3%左右，具有良好的能量单一性。还有一种滑雪式电子偏转方式，使电子束反复拐几个弯，最终在引出前也经过了大约 270° 偏转，同样达到了能量筛选的目的。另外驻波低能加速器的加速管长度只有 30cm 左右，可竖直装在机架上，不需要偏转磁铁，提高了束流稳定性并节省了制造成本。

（2）靶 电子束从偏转磁铁引出后，打靶产生 X 射线或直接引出电子束进行治疗。加速器电子束打靶的方式与 X 射线机不同，X 射线机的电子束打靶后反射出 X 射线，加速器由于打靶的电子能量很高，所以电子束打靶后产生的 X 射线是从靶的另一端穿射出来。因此加速器靶的厚度要足以完全吸收入射的高能电子，以免产生电子污染，所以加速器有几档 X 射线就有几种不同厚度的靶，选择某档 X 射线，对应的靶就移动到电子束下，当选择电子线治疗时，靶就从电子束下移开。靶材料一般为高原子序数物质如钨、铂金等。

（3）初级准直器 安装在靶的下方，像一个倒置的圆锥形漏斗，大小固定不变，X 射线或电子线从锥形漏斗向下照射，初级准直器限定了加速器的最大照射野。

（4）均整器和散射箔 X 射线或电子束经初级准直器限束后还不能直接用于临床治疗。就 X 射线而言，射线束剂量呈球面分布，中心高、四周低，为了在人体上获得均匀的剂量分布，需要在射线路径上加一个均整器，使得类似于球面的剂量分布变成均匀平坦的剂量分布。均整器一般用铅制成，为锥形，不同能量 X 射线的均整器具有不同高度。对电子线而言，从初级准直器射出的电子束为一条窄束，照射面积不够大，需要在射线路径上加一个散射箔，以扩大电子束的照射面积并得到均匀的剂量分布。散射箔通常用铅或铜等金属材料制成，其厚度选择应使绝大多数电子被散射而不产生韧致辐射，以免造成 X 射线污染，所以针对不同能量的电子束，散射箔有几种不同的型号。各种不同型号的均整器和散射箔依次安装在一个圆盘上，选择某一能量的 X 射线或电子线治疗，相应的均整器或散射箔就转到初级准直器下。如果是带有高剂量率模式的加速器，在选择高剂量率治疗时，就将一个空洞转到初级准直器下，实现无均整器照射。

（5）监测电离室 均整器或散射箔下方是监测电离室，监测电离室一般是由几组电离室或一个多电极电离室组成的穿射型平板电离室。多数加速器使用的是穿射型平板电离室，其大小应覆盖整个照射野。电离室的作用是监测 X 射线或电子线束的剂量率、积分剂量和照射野的对称性。电离室一般做成密封型，以便不受外界空气温度和气压的影响，但电离室有可能发生漏电情况，其检测电路也可能发生漂移，所以要定期对其进行检测和校准，以保证加速器剂量输出的准确性、剂量积分的线性、剂量率的线性及剂量分布的对称性等符合临床要求。为了保证放射治疗的安全实施，加速器设定了系列安全联锁，在剂量率异常升高或降低时会触发超剂量率联锁或欠剂量率联锁，在对称性超标时会触发对称性联锁等，任何一个联锁都可自动切断束流，以保证治疗安全。

（6）二级准直器 二级准直器在电离室下方，和 X 射线机铅门的作用一样，用于获得需要的治疗范围和形状。二级准直器由 4 块厚度为 8cm 左右的重金属合金制成，4 块准直器可独立运动，以形成大小不同的矩形照射野。为减少 X 射线束的穿射半影，准直器的内端面必须与以靶（放射源中心）为圆心的径向线一致。为了满足这一要求，二级准直器都设计成在以靶为圆心的圆弧上运动，以使得在任意大小的照射野下，准直器内沿始终与射线束相切。二级准直器在治疗距离应可以实现 0.5cm×0.5cm 至 40cm×40cm 范围的照射野。

治疗头内还有灯光野指示系统，用来在人体表面显示照射野范围；光矩尺用来显示源皮距；十字线用来显示照射野中心；治疗头下方还可悬挂楔形板、挡铅托架、电子线限光筒等附件以实现各种不同的照射技术。

3. 控制系统

（1）运动控制系统　负责机架、治疗头（机头）、准直器、治疗床等的运动。机架、机头、治疗床的旋转角度，准直器、治疗床的位置信息等都是通过电位器读出的，所以需要定期校准，以保证治疗的准确。在旋转治疗时对机架旋转速度也有严格要求。

（2）治疗床　加速器的治疗床可以前后、左右、上下运动，也可绕等中心旋转。为了最大限度地透射 X 射线，减小床面对剂量分布的影响，早期治疗床面多采用网格设计或塑料薄膜，现在则都是碳纤维材料。床面上有专用卡槽等，以便安装各种固定装置。

（3）其他附属系统　有控制台、闭路电视监视系统、对讲系统等。

（二）临床应用特点

医用电子直线加速器是当今最主要、也是应用最广泛的放疗设备。多数加速器具有两种射线：X 射线和电子线，并且都有多个能量挡、剂量率挡可供选择。

1. 高能 X 射线的临床应用特点　高能 X 射线是目前放射治疗使用最广泛的放射线，绝大部分的放射治疗都是由高能 X 射线完成。相较于过去的深部 X 射线机和钴-60 治疗机，高能 X 射线的优点是：①射线穿透力强，临床中最常使用的 6MV X 射线在皮下的最大剂量深度为 1.5cm，10cm 深度还有 67% 左右的剂量；②表皮剂量较小，通常只有 20%～30%，对皮肤保护非常有利；③旁向散射更小，可以较好地保护周边正常组织等。高能 X 射线穿透力强是优点也是缺点，其在人体内的衰减呈指数下降，如果使用单个照射野或两野对穿照射会对照射路径上的正常器官造成较大损伤。所以以前肿瘤控制剂量高于正常组织耐受剂量的肿瘤无法放射治疗，随着科技的发展，三维适形放射治疗技术的出现，从多个方向的多野聚焦式照射在很大程度上弥补了这一不足，大大拓展了放射治疗适应证。随着调强放射治疗技术的出现，甚至实现了凹形剂量分布，使得许多包绕着正常器官的肿瘤也可以进行放射治疗，在肿瘤受到足量照射的同时，周围正常器官也受到了很好的保护。

2. 电子线的临床应用特点　电子线与 X 射线相比，有其自身特点：①电子线易于散射，所以表面剂量较高，并随着能量的增加而增加，一般在 75%～80% 及以上；②随着深度的增加，百分深度剂量很快达到最大点，然后形成高剂量"坪区"，有利于单野治疗；③随着限光筒到患者皮肤表面距离的增加，照射野剂量分布均匀性迅速变差，半影迅速增大；④有确切的射程，射程后几乎没有辐射；⑤组织不均匀性对剂量分布影响较大。正是因为这些特点，决定了电子线更适合治疗比较表浅的肿瘤，在浅部肿瘤受到较高剂量照射的同时肿瘤后面的正常组织剂量极低，而且实现技术简单，治疗费用低廉。电子线也有明显的缺点，在治疗时必须使用限光筒，而且剂量分布受限光筒位置影响较大，所以在颈部、肩部等体廓变化较大的区域不好实施，需要借助于组织填充物或用 X 射线治疗。电子线常用于乳腺癌根治术后的胸壁放疗、瘢痕疙瘩等浅表部位和肿瘤的治疗。

五、X 射线立体定向放射治疗系统

X 射线立体定向放射治疗系统又称射波刀治疗系统，是由 John R. Adler 教授于 1987 年研发出的一种无须立体定位框架的全身肿瘤立体定向放射治疗技术。该系统可将 6MV 能量的小型直线加速器安装在机器人治疗臂上，可以在一个预置的工作空间里进行不同平面多方位投照，结合实时的影像监控、追踪技术系统对治疗过程中的肿瘤运动进行实时的修正及追踪，更加方便避开正常组织器官，对运动肿瘤靶区进行精准的追踪照射治疗，它具有更高的精确性和灵活性（图 7-2-5）。

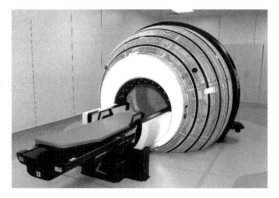

图 7-2-5　X 射线立体定向放射治疗系统

（一）结构及性能

射波刀治疗系统主要由治疗系统、治疗床、射野准直器系统、实时影像引导系统和靶区追踪系统构成。

1. 治疗系统　射波刀治疗系统是小型直线加速器安装在机器人治疗臂上的治疗系统，直线加速器采用的是小型化的 X 波段加速管，相比于传统的 S 波段加速器，其体积较小，质量仅有 300kg，可输出能量为 6MV 的 X 射线，采用无均整器技术（FFF），采用双通道剂量监测系统（主电离室和次电离室）。在等中心 80cm 处，剂量率可达到 $10Gy \cdot min^{-1}$。机器臂系统有 6 个活动关节，由计算机自动控制，把小型直线加速器准确地运送到指定的安全空间位置上进行多方位非共面治疗，可自由选择多达数百条射线束进行治疗。在直线加速器机头上带有确保患者安全的接触检测传感器，可触发急停系统所有的运动。

2. 治疗床　标准平板治疗床具备 5 个自由度，包括升降、左右、头脚方向平移、左右倾斜及前后倾斜运动，能为用户远程提供灵活的定位操作功能，最大承重 159kg。而机器人治疗床主要由机械臂、平板床、可调座椅及控制系统组成，具有 6 个自由度运动，最大承重 227kg。

3. 射野准直器系统　提供 12 个圆形固定准直器，尺寸为 5mm、7.5mm、10mm、12.5mm、15mm、20mm、25mm、30mm、35mm、40mm、50mm 和 60mm（在 SAD 800mm，等中心平面处尺寸），通过手动或自动方式进行限光筒自动更换，产生不同的射野尺寸。对于不同的限光筒，控制臂的运动路径不同。当然，加速器在任何一个位置时也可以通过可变孔径准直器快速变换射束大小，从而提供多达 12 个射束孔径尺寸，射束特性基本上等同于固定的圆形限光筒，以达到按照治疗计划实施射束照射的目的。

4. 实时影像引导系统　系统使用 kV 级 X 射线成像系统来提供治疗中的靶区位置，成像系统包含 2 个安装在天花板上的 X 射线球管和相对应的 2 个内嵌安装在地面上的影像探测器，探测器的像素数量为 1024×1024，面积约为 41cm×41cm。两个 X 射线球管的位置保证产生相互正交的射束。实时影像进行数字化重建处理并和患者定位 CT 影像（数字化重建平片，DRR）做匹配。此技术可以测定分次治疗间的靶区位移，并且可以通过治疗机机械臂在治疗执行中自动完成位移补偿，补偿只限于不超过±25mm 的平移运动。

5. 靶区追踪系统　射波刀根据临床应用部位不同、靶区特点不同，而分门别类设计多种不同的专用追踪系统。靶区追踪系统主要有以下 6 种：呼吸追踪系统、自适应成像系统、标记点追踪系统、脊柱追踪系统、肺部追踪系统和六维颅骨追踪系统。

（二）X 射线立体定向放射治疗系统临床应用特点

射波刀系统是现代肿瘤精准放疗的一种先进模式，整合了实时影像引导系统、高精确性机器人追踪系统及产生射线的轻型电子直线加速器。美国食品药品监督管理局（FDA）批准射波刀系统应用于全身多种疾病的治疗，而且多项研究结果证明了该系统治疗的可行性和安全有效性。在临床实践中，与其他的 X 射线立体定向放射治疗技术、伽马刀及直线加速器的调强技术相比较，射波刀有以下优势。

1. 更高的治疗精确性　在实时影像引导下，治疗前、治疗中验证肿瘤位置，保证肿瘤靶区治疗精确性，并可根据不同解剖部位的特殊结构，选取不同的追踪方式，进一步实现肿瘤更高的治疗精度。

2. 无痛无创 与头部伽马刀比较无须安装头部固定架，减少了手术风险及手术并发症的发生，避免了患者在治疗过程中及治疗后的疼痛及不适；同时克服了伽马刀治疗小于 3cm 的肿瘤，该系统可用来治疗一些直径达 5cm 的肿瘤。

3. 治疗疗程短 由于其治疗的精确性，可以提高每次照射的分割剂量，缩短照射时间，一般常见肿瘤仅需 1～5 次的照射。

4. 毒副作用小 射波刀治疗精度的提高，可以更加有效并最大限度地保护肿瘤周围正常组织。

六、螺旋断层放射治疗系统

螺旋断层放射治疗系统（TOMO）不同于直线加速器，是将 6MV 的直线加速器安装在孔径为 85cm 的 CT 滑环机架上，治疗时机头随机架绕患者进行 360° 旋转形成扇形束照射，同时治疗床缓慢跟进，实施全身调强治疗，连续螺旋断层照射消除了层与层相连处可能产生的冷、热点问题。螺旋断层放射治疗可以产生几万个子野，计划设计时就有更多的调制能力，从而取得了较高的肿瘤剂量适形度，降低正常组织并发症风险（图 7-2-6）。

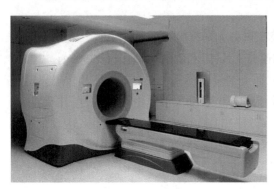

图 7-2-6　螺旋断层放射治疗系统

（一）结构与性能

螺旋断层放射治疗系统一般包括计划工作站、优化服务器、数据库服务器和照射执行系统等。其中照射执行系统主要由直线加速器、次级准直器、多叶准直器、探测器及射野挡铅等硬件组成。旋转机架是系统的主要部件，外形和普通 CT 基本一样，但在其内部，以结构精巧的 6MV 直线加速器替代普通 CT 的 X 射线球管，该直线加速器具有两种工作状态，成像状态时能量为 3.5MV，治疗状态时能量为 6MV。直线加速器采用水冷系统降温。此外在机架内还有产生微波振荡的磁控管、CT 探测器、高压电源和滑环驱动结构等部件。

患者治疗床：为碳纤维平板床面，用于支持和移动患者，当机架旋转时可以使患者按照特定的速度进床，设计最大承重为 200kg。

激光定位系统：包括固定激光灯定位系统，用来表示机架等中心的空间坐标系；还有可移动激光灯定位系统，其基准坐标与固定激光灯定位系统重合，用于确定患者在床上的初始定位，在断层图像匹配后也可实现修正患者位置。

操作台工作站：位于控制室内，操作人员可控制和监视机器工作情况和患者治疗情况，在紧急情况下可立即关闭机器。

计划系统工作站：用于治疗中 CT 图像的采集和组织定义、评估及保存优化治疗计划。共享数据库服务器包括各个系统所使用的患者和机器数据。

（二）螺旋断层放射治疗系统临床应用特点

1. 较高的剂量适形度 螺旋断层放射治疗系统采用直线加速器与 CT 扫描联合的设计理念，把 6MV 直线加速器安装在 CT 滑环机架上，窄扇形束射线可以绕患者做 360° 连续旋转照射。机架旋转的同时移动治疗床，照射野射线围绕患者产生了一个螺旋形照射。治疗过程中机架按照特定的速度旋转，每旋转一圈有 51 个方向的调制射野。连续的螺旋照射方式解决了层与层衔接处的剂量不均匀问题。该系统可以选择任何角度对患者进行照射，更多的子野角度意味着在设计治疗计划时有更多的调制能力，从而治疗精度也就更高，肿瘤剂量适形度更高，正常组织并发症的风险更低。

2. 较好的影像引导放射治疗系统 螺旋断层放射治疗系统（megavoltage computed tomography，MVCT）具有图像质量高、扫描剂量低（1.0～3.0cGy）、CT 值和电子密度之间呈线性关系的特点，不仅可以利用患者治疗前的 MVCT 影像进行影像引导摆位，校正患者的摆位误差并可以检测放射治疗过程中由于肿瘤、危及器官或体重减轻引起的解剖位置和结构的变化，并且通过剂量重建步骤，照射的实际剂量投影到患者的 CT 图像上，推算出肿瘤实际吸收的射线能量，用来评估和调整分次治疗的计划是否需要调整及如何调整。

3. 较广的临床适应证 螺旋断层放射治疗系统由于有数目巨大的调制射野，用于临床有较广的适应证，不仅可用于治疗脑、头颈、胸部、腹部、盆腔和脊髓等部位的肿瘤，还能完全满足立体定向放射治疗（SBRT），用于至今临床难以解决的全中枢神经系统照射、多发性转移瘤照射及全淋巴结照射等特殊治疗。

七、质子和重离子治疗设备

光子束放射治疗设备是目前放射治疗领域的主流设备，但由于光子束的剂量指数衰减缺陷，在杀死癌细胞的同时，周围健康组织也会受到不同程度的伤害（图 7-2-7）。质子和重离子束与光子射线不同，它们都是带电粒子。具有一定能量的质子或重离子，射线穿过物质时有"确定的射程"，而且在射程末端处的能量损失最大，即出现所谓的 Bragg 峰。利用质子或重离子能量集中损失于射程末端的特性，在肿瘤治疗时，可以通过调节它们的能量使质子和重离子射程末端落在指定的肿瘤部位，达到对肿瘤的最

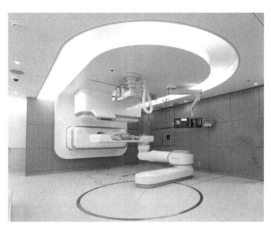

图 7-2-7 质子和重离子治疗设备

大杀伤效应，而在肿瘤前方的正常组织，受到的损伤较小，至于肿瘤后方的正常组织，因为质子和重离子能量损失集中在肿瘤部位而不受影响。

（一）质子治疗系统的结构、性能及临床应用

1. 质子治疗系统组成

（1）质子加速器 是产生质子束的主体设备，能量在 70～230MeV，以适应治疗不同深度的肿瘤。

（2）质子能量选择与输运系统 质子治疗时要根据肿瘤本身深度和厚度选择不同能量的质子，而加速器引出的质子流在回旋加速器中，其输出能量为 230MeV 的固定值，因此在加速器与治疗头之间有能量选择系统，由降能器石墨层及磁铁和测量元件所组成。当质子通过石墨层时，石墨层厚度越大则降低的能量越大，用不同厚度就可以得到不同的降能。当加速器引出的 230MeV 固定能量进入能量选择系统，通过调节降能器的不同厚度，就可以在输出端得到从 70MeV 到 230MeV 连续可调的不同能量质子流送入治疗头。一般质子治疗中心有 2～4 个转动与固定的治疗头，为了将加速器的质子流送到相应不同位置的治疗头入口，要求质子保质保量地进行传输，传输流的系统称为束流输运系统。它主要由二极偏转磁铁、四极聚焦磁铁、微调磁铁、真空管道与各种束流测量探头组成。

（3）旋转机架 是将治疗头和由偏转和聚焦磁铁组成的束流输运系统沿旋转机架水平轴转动±180°，并且要求等中心点的位置误差小于 1mm。

（4）治疗头 为将加速器引出的质子束流扩宽，覆盖所有肿瘤横径，需要束流配送系统；为将质子束流 Bragg 峰扩展，使能照射到肿瘤的整个靶区，需要束流能量调制器。

（5）患者定位系统 每一个治疗室中，不论是旋转治疗头使用的治疗床，还是固定治疗头使用的座椅，都要配置一套患者精密定位系统，定位精度小于 0.5mm，以保证质子束精确地照射到肿瘤灶，患者定位系统的定位精度决定了治疗精度。

（6）剂量验证系统　为确保在治疗时质子治疗剂量达到规定要求值，必须有一套剂量验证系统进行治疗剂量的实际测量与验证。

（7）治疗计划系统　质子治疗需要专用于质子治疗的应用软件，医生根据患者临床信息，制订治疗方案，并确定所有的治疗参数和设备运行参数。主要功能有：三维剂量计算、三维彩色立体图像显示、治疗计划制订、专用补偿器与准直器的要求等。

（8）控制系统　主要功能是将质子治疗系统中各个独立工作的特定功能设备相互连接在一起，通过专用应用软件按治疗要求统一协调。治疗控制系统包括加速器、输运控制分系统、配送分控制系统及治疗室分控制系统、治疗计划分控制系统、剂量测量与刻度测控分系统和治疗数据库等。

2. 质子束临床应用特点　质子独特的物理学特点是能量较大、侧向散射小，质子束进入人体组织后，在一定深度形成 Bragg 峰；通过调节能量，扩展峰的宽度，可以使高能量区正好位于不同深度和大小的肿瘤。质子治疗的方式有以下几种。

（1）质子放射手术　也被称作质子外科手术，特点是治疗一次或者几次，将高剂量集中于较小的肿瘤靶区内，使肿瘤病灶完全被破坏。主要适用于颅内良性小肿瘤、功能性神经疾病和动静脉畸形。

（2）质子适形调强放射治疗　能够使高剂量区剂量分布在三维方向上和病变靶区形状一致，主要根据 CT 和 MRI 确定靶区体积大小、形状及与周围正常组织在三维空间相对位置关系，利用转台、治疗头、多级散射轮、准直器、适形挡块及治疗床的运动来实现适形调强。对于束径较小的单能质束，它的 Bragg 峰很窄，不能用于适形放射治疗。为此要增宽 Bragg 峰，即进行束的扩展。在肿瘤深度方向，利用一系列散射器和准直器构成的系统在 X、Y 方向上适形，使扩展束能覆盖整个肿瘤，达到横向扩展的目的。按肿瘤的厚度增加束的能量分散范围。使用调强技术使靶区内及表面的剂量处处相等，对射野内各点的输出剂量率或强度按要求的方式进行调整，这就是所谓的质子调强治疗。

（3）质子扫描　是将从加速器引出的笔形束通过偏转磁铁实现扫描。适形调强放射治疗是通过散射方法将束流扩展使束流均匀，而质子扫描是将从加速器引出的铅笔束，通过偏转磁铁实现扫描。线扫描是利用 X 和 Y 方向两块二极偏转磁铁扫描，点扫描是利用脉冲磁铁和扫描磁块，配合床的机械运动实现质子的三维治疗。

（二）重离子治疗系统的结构、性能及临床应用

从系统结构原理上看，除去所有设备名称，原用"质子"作定语，现改用"重离子"代替"质子"作定语外，重离子治疗系统的系统结构原理基本上和质子治疗系统的系统结构原理相同。质子和重离子的患者定位系统、患者位置精密准直系统等，二者功能相同，二者设备也相同，因此不再重复。

重离子束具有 Bragg 峰放射物理学特性，又具有高线性能量传递（LET）射线的高相对生物学剂量（RBE）特性，它可使肿瘤 DNA 分子双链断裂而无法修复或再生，对肿瘤细胞形成致命性损伤。对放射抗拒的肿瘤细胞、乏氧肿瘤细胞同样具有很好的治疗效果。

八、近距离后装治疗机

近距离治疗是放射治疗的主要手段之一，迄今已经有 100 余年的历史。近距离治疗与外照射相比，是将体积小且封装的放射源，通过输源管道或施源器送到肿瘤内或贴近肿瘤部位，对肿瘤在一定时间内实施照射；或将放射源植入肿瘤部位，在放射源完全衰变的整个活性期内（永久性植入）实施连续照射；前者称为近距离后装治疗，后者称为放射性粒子植入。后装技术是预先在患者需要治疗的部位正确地放置施源器，然后采用自动或手动控制，将储源罐内放射源输入施源器内实施治疗的技术（图 7-2-8）。随着放射源、后装机和治疗计划系统的发展，近距高照射治疗范围已发展到全身各部位，如宫颈癌、鼻咽癌、食管癌、支气管癌、直肠癌和膀胱癌等。

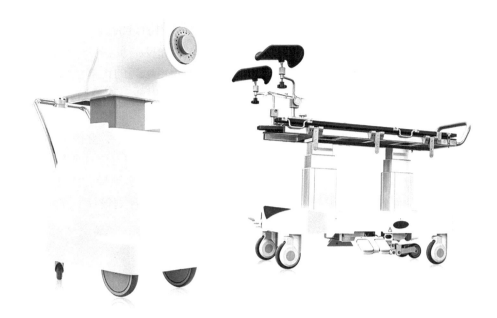

图 7-2-8　近距离后装治疗机

（一）结构及性能

1. 主机及治疗系统　近距离后装治疗机主要由专用控制微机系统、步进电机、放射源、储源灌、真假源传输系统、治疗通道、治疗通道分度头、紧急回源装置和计时器等组成。储源罐是储存后装治疗放射源的容器。

2. 放射源　近距离后装治疗放射源必须满足：①在组织间有足够的穿透力；②易于放射防护；③半衰期不宜过长；④易制成微型源。在临床中用于后装治疗的放射源有铯-137（^{137}Cs）、钴-60（^{60}Co）、铱-192（^{192}Ir）等。^{137}Cs 源有多种形状，如针状、管状和丸状。^{192}Ir 源为丝状（6～10Ci，物理尺寸直径 1.1mm×7.5mm，活性部分尺寸直径 1.1mm×3.5mm），活性芯为铱-铂合金，外壳是 0.1mm 厚的铂材料，^{192}Ir 源也有籽粒状，外有双层不锈钢壳，制成串形尼龙丝带状，标准活度为 370GBq（10Ci）。^{60}Co 后装治疗源为丸状，标准活度为 18.5GBq（0.5Ci）。一般近距离放射源多制成密封式，为了足以屏蔽放射源辐射的 α 射线和 β 射线，以及防止放射性材料的泄漏，通常放射源都有双层密封壳。

3. 施源器　是预先放入人体腔道、管道或组织间，供放射源驻留或运动，并实施治疗的特殊容器。有插植针、施源管或具有其他特殊形状的施源器，如妇科施源器、鼻咽施源器、直肠施源器、乳房施源器、食管施源器、肺施源器及不同长度的组织间插植针等。

4. 治疗计划系统　治疗计划系统可以接收正侧位及正交、变角 X 射线影像，或 CT、MRI 图像，利用三维重建功能，显示解剖结构，自动进行放射源衰减修正，根据放射源驻留位置、病灶大小及治疗参数进行剂量优化计算，显示剂量分布，设计最佳的治疗计划，打印图文计划报告及数据文件。

5. 操作系统　是治疗计划系统运行的载体，可以接收治疗计划指令信息，从而控制后装机将放射源通过输源管道送到指定的驻留位置，并根据治疗计划设计的驻留时间实施治疗，使治疗剂量分布达到计划设计要求。

（二）近距离后装治疗临床应用特点

早期近距离照射一般是手工操作，定位不准确，照射剂量难以控制，对工作人员的放射防护也比较困难。近距离后装治疗是在计算机控制下，将放射源送入治疗部位的施源器内实施照射。与外照射相比，近距离后装治疗具有以下临床应用特点：①直接把放射源放入或插植到肿瘤组织内，没有外照射那样需经过许多准直器、限束器等，更没有过多的组织经过，放射源到治疗部位的距离非常近，绝大部分辐射能量被患者的肿瘤组织吸收，肿瘤组织剂量高，离放射源近的组织剂量高，可最大限度地杀灭肿瘤细胞；②深度剂量以毫米计算，随着深度变化 1mm，深度剂量就可以有较大幅度的下降，治疗靶区局部的剂量高，随距离增大剂量陡然下降，距放射源一定距离的正常组织及敏感器官则受照剂量较低；③照射范围剂量不均匀；④照射时间短；⑤可以连续照射或分次照射；⑥由于放射源很小，且可以由医师根据肿瘤的不同情况实施单源照射和多源照射，可以根据具体情况通过计算机优化出治疗方案，使肿瘤部位得到高剂量照射；⑦放置放射源和剂量计算比较复杂，直接贴近放射源处剂量异常高。近距离治疗先将导管或施源器放置于即将受照射的部位。之后拍定位片或扫描 CT 图像定位，经过治疗计划计算剂量分布，再启动放射源传动装置将放射源自动运送到导管或施源器内进行照射。治疗结束后，放射源自动回到储源罐中，此过程由计算机控制。治疗计划设计、放射源微型化使近距离治疗更加安全、可靠和易于防护。

（三）近距离后装治疗照射方式

1. 腔内照射 特点是利用人体的自身天然体腔和管道（如子宫腔、阴道、鼻咽腔、气管及直肠等）放置施源器，根据肿瘤部位、腔道大小选择合适的施源器，计算出放射源驻留点，驻留时间长短和剂量，实施照射，如宫颈癌、鼻咽癌、食管癌、主支气管肺癌等肿瘤可行腔内照射。

2. 组织间插植照射 是指预先将空心插植针植入靶区瘤体后，再导入步进源进行照射，其剂量分布直接受针管阵列的影响。若使用模板规则布阵可获得较均匀的剂量分布，用于乳腺癌、软组织肉瘤等插植治疗；亦可采用徒手操作，非规则布阵，用于舌癌、口底癌等解剖结构较复杂，无法使用模板的部位。

3. 手术中置管术后照射 主要用于受限要害器官，手术切缘不净，亚临床灶范围不清等情况。这时可在瘤床范围预埋数根塑管，术后导入步进源做补充照射。用于脑肿瘤、胰腺癌、胆管癌及膀胱癌等手术，有利于提高肿瘤控制率、减少复发及便于分次多程照射，实施过程中需要做好瘤床金属标记，理顺软塑管排布次序和走向，避免扭曲、折损和交错，使用有硬芯的塑料管，这是保证术后顺利施治的前提。

4. 敷贴治疗 将放射源用施源器按一定规律放置在体表病灶上，达到治疗表浅病变目的。需根据不同部位、不同情况制作模板，恰到好处地固定在病灶上面。利用治疗计划系统分布优化实施近距离照射，为降低靶区剂量变化梯度，需避免直接将塑管贴敷在皮肤表面，可用组织等效材料、蜡块或凡士林纱布隔开。另外，切忌用于深层（≥1cm）肿瘤的治疗，因为梯度落差可能导致肿瘤在达到控制剂量之前，皮肤剂量已经远远超出其耐受水平，从而产生严重的皮肤损伤。

第3节 临床放射治疗生物学基础

一、电离辐射对肿瘤的作用

（一）肿瘤的增殖动力学

恶性肿瘤的发展与肿瘤细胞的增殖能力有密切关系，肿瘤的增殖状况决定了肿瘤生长的进程及其程度。肿瘤增殖动力学的研究可客观评价不同因素对肿瘤细胞增殖活性的影响，为肿瘤放射治疗方案的研究和设计提供依据。

1. 肿瘤的细胞动力学层次 根据 G.G.Steel 的观点，可把恶性肿瘤细胞的动力学特征分为 4 个动力学层次：第一层次是由活跃分裂细胞组成，此类细胞是产生新生肿瘤细胞的根源。第二层次是静止期细胞，此类细胞常处于 G_0 期，有潜在的克隆源性，可重新进入细胞周期并不断繁殖。第三层次由不再具备分裂增殖能力的分化终末细胞组成,此类细胞已失去无限增殖能力。第四层次是由死亡及正在死亡的细胞组成,在肿瘤中占有不同体积的比例。

以上肿瘤实质细胞类别并非一成不变,各类型细胞间的转化是持续发生的,肿瘤内不断有细胞从一个类型向另一个类型转化,不同层次间的细胞转化共同决定了肿瘤的发展进程。G_0 期细胞进入活跃分裂期,可导致肿瘤细胞增多,体积增大;相反,活跃分裂的细胞也可以进入静止期甚至死亡,从而导致肿瘤细胞丢失,减缓肿瘤增长的进程。

2. 肿瘤的生长速度　是肿瘤发展进程中的重要决定因素,对肿瘤生长速度的描述有以下几个重要参数。

(1)肿瘤体积倍增时间(T_d)　是描述肿瘤生长速度的重要参数,受细胞周期时间、生长比例和细胞丢失率这三个因素的影响。细胞周期时间越短,生长比例越高,细胞丢失率越低,则肿瘤体积倍增时间就越短,肿瘤生长速度越快。

(2)潜在倍增时间(T_{pot})　是描述肿瘤生长速度的理论参数。定义为在没有细胞丢失的理想状态下,肿瘤细胞增加 1 倍所需的时间,即由细胞周期时间和生长比例决定。细胞周期时间越短,生长比例越高,则潜在倍增时间越短。

(3)细胞丢失因子　反映了肿瘤细胞丢失的情况(式 7-3-1)。实验表明:当肿瘤体积增大时,细胞丢失因子逐渐增加,生长比例下降,平均细胞周期时间延长,导致生长速度下降。

$$细胞丢失因子 = 1 - T_{pot}/T_d \tag{7-3-1}$$

3. 肿瘤的指数性和非指数性生长　理论上,肿瘤的指数性生长是肿瘤体积在相等的时间间隔内以一个恒定的比例增加。1 个细胞通过分裂会产生 2 个细胞,然后是 4 个、8 个、16 个……,这就是指数生长。实际上,肿瘤生长过程中会出现细胞周期时间的延长、细胞丢失率的增加和细胞的去周期化,这三个因素中任何组合都会导致肿瘤的非指数性生长。

(二)肿瘤控制概率与剂量关系

1. 肿瘤控制概率的临床特征　随着放射剂量的增加和肿瘤克隆源性细胞存活率的降低,肿瘤得到控制的可能性也增加。肿瘤是否得到控制的关键在于能否消灭最后一个存活的克隆源细胞,对于要永久性控制肿瘤而言,只要有一个克隆源细胞存活,就可能导致治疗失败。因此,肿瘤控制概率(TCP)的定义是指在肿瘤中存活克隆源性细胞为 0 的概率。临床上常用 $TCP_{95\%}$ 指标,即达到 95% 的肿瘤控制概率所需要的放射剂量。

放射治疗恶性肿瘤是否成功,除了与照射剂量密切相关外,还与肿瘤的病理类型、内在放射敏感性、临床分期、放疗剂量分布、放疗方案等多个因素有关。有些肿瘤有很高的放射可治愈性,如精原细胞瘤、恶性淋巴瘤;而有些肿瘤应用放射治疗则难以控制,如多数的软组织肉瘤、骨肉瘤等。既往临床总结出的不同类型肿瘤的 95% 肿瘤控制概率的处方剂量差异非常大,从精原细胞瘤的 35Gy 到黑色素瘤的 80Gy;而且在评价同种类型肿瘤的 50% 肿瘤控制概率的处方剂量时也发现差异显著。如 1995 年,Okunieff 总结发现乳腺癌的 $TCP_{50\%}$ 为 21.4~90.3Gy,宫颈癌的 $TCP_{50\%}$ 为 24.3~64.4Gy,分析可能与肿瘤的大小相关。因此,临床目前尚不能将这些差别精确量化到临床实用水平。

2. 放射治疗中的剂量-效应关系　临床放射治疗中,既定物理吸收剂量与放射生物效应及影响因素之间的关系是关注的要点,这是一个很宽的剂量范围,在这个剂量范围内特定类型放射反应的发生风险或严重程度随照射剂量的增加而增加。有多种数学函数被设计用于描述剂量-效应关系,最常用的是泊松剂量-效应模型和逻辑剂量-效应模型。

既往放射生物学研究中,电离辐射的剂量-效应曲线呈"S"形。剂量趋于 0,辐射效应的发生率也趋于 0,随着照射剂量的增加,其辐射效应迅速增大,当照射剂量达到一定数值后,即使剂量增加其辐

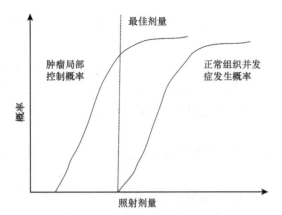

图 7-3-1 肿瘤局部控制概率和正常组织并发症发生概率与照射剂量的关系

射效应也仅略微增高。

如图 7-3-1 所示，正常组织和肿瘤组织均有这样一个"S"形的剂量-效应曲线。对于肿瘤而言，当致死效应达到 80%～90% 的照射剂量时，虽可以控制肿瘤，但该剂量常常已超过正常组织的耐受量。因此，只有了解正常组织和肿瘤组织对放射线反应的不同，深入理解并充分利用这些差异，将肿瘤组织和正常组织的两条"S"形剂量-效应曲线分离得越远越好，从而到达放射治疗的最终目的——在正常组织能够耐受的条件下，最大限度地杀灭肿瘤细胞。

二、分次放射治疗的生物学基础及非常规分次治疗研究

（一）分次放射治疗的生物学基础

人们在早期临床实践中发现如果将一次照射的剂量分次给予，正常组织的放射反应会有所减轻。经过多年的实验和临床研究证明，分次放射治疗是有效的基本放射治疗方法。为了达到最佳治疗效果，制订放疗方案时，需要将照射时间、剂量和次数进行优化组合，这就要求必须掌握影响分次放射治疗的生物学基础。临床放射生物学中的"4R"理论是理解肿瘤放射治疗反应，尤其是分次放射治疗反应的重要环节，也是不同放射治疗分割方式进行剂量计算和评估的生物学基础。"4R"是指细胞放射损伤修复、细胞周期时相的再分布、氧效应及乏氧细胞再氧合和再群体化。

1. 细胞放射损伤修复 主要包括亚致死损伤修复和潜在致死损伤修复两种形式。正常组织有较强的修复能力，肿瘤细胞因为其基因突变或基因组不稳定性及遗传物质分裂不对称性，参与损伤修复的组分功能不完善，因而修复能力下降。

（1）亚致死损伤修复 是指假如将某一既定单次照射剂量分成间隔一定时间的两次时，所观察到的存活细胞增加的现象。亚致死损伤的修复受许多因素影响，主要影响因素有：①放射线的性质：X 射线等低 LET 射线照射后细胞有亚致死损伤和亚致死损伤修复；中子等高 LET 射线照射后细胞没有亚致死损伤，也没有亚致死损伤修复。②细胞的氧合状态：处于慢性乏氧环境的细胞比氧合状态好的细胞对亚致死损伤的修复能力差。③细胞群的增殖状态：未增殖的细胞几乎没有亚致死损伤修复。

在实际工作中，常应用亚致死损伤半修复时间（$T_{1/2}$：50%细胞损伤修复所需时间）来表达细胞亚致死性损伤修复过程中量的变化。目前尚不完全清楚所有组织亚致死损伤的修复速率，一般为 30 分钟到数小时。临床应用分次放射治疗的基础之一正是利用正常组织与肿瘤组织在照射间隔完成亚致死损伤修复的差异。

（2）潜在致死损伤修复 指照射以后改变细胞的环境条件，因潜在致死损伤修复而影响既定剂量照射后细胞存活比的现象。一般情况下，潜在致死损伤修复主要发生在非增殖的细胞中。潜在致死损伤修复受许多因素的影响，主要影响因素有：①放射线的性质：高 LET 射线照射时没有潜在致死损伤的修复。②细胞密度接触：细胞经过照射后，将细胞保持在密度抑制状态 6～12 小时，可见细胞存活率增加。③细胞周期时相：潜在致死损伤的修复也与细胞所处的周期时相有关，G_2 相、M 相和 G_1 相都没有潜在致死损伤的再修复，但 S 相有修复潜在致死损伤的能力。④细胞的氧合状态：既往研究提示，放射耐受的肿瘤可能与潜在致死损伤修复能力有关。即放射敏感的肿瘤潜在致死损伤修复不充分，而放射耐受肿瘤具有较为充分的潜在致死损伤修复机制。

2. 细胞周期时相的再分布 细胞周期中处于不同时相细胞的放射敏感性不同，不同时相敏感性从高到低依次为 M 期、G_2 期、G_1 期、S 期，其中 M 期最敏感，G_2 期敏感性与 M 期的敏感性相似，S 期细胞通常具有较大的放射耐受性。

分次照射时，一方面处于不同细胞周期时相的细胞接受照射后，处于放射敏感时相的细胞失去再增殖能力，而不敏感时相的细胞逐渐进入敏感时相；另一方面随着肿瘤体积不断缩小，生长分数增大，更多放射不敏感的 G_0 期细胞进入细胞周期进程中，提高了肿瘤对下一次剂量的敏感性。应该注意的是，处于相对放射抗拒时相的细胞向放射敏感时相移动的再分布，有助于提高放射线对肿瘤细胞的杀伤效果；但如果未能进行有效的细胞周期内时相的再分布，则也可能成为放射耐受的机制之一。

分次照射后，会引起增殖快的细胞群（早期反应组织和大部分恶性肿瘤）发生细胞周期时相的再分布，产生"自我增敏"现象，从而增加这些细胞的损伤，而对于增殖很慢或不增殖的晚反应组织，一般不存在放疗后细胞周期时相再分布。

3. 氧效应及乏氧细胞的再氧合

（1）肿瘤细胞乏氧现象 研究发现，肿瘤乏氧在实体瘤中是常见现象，实体瘤中乏氧细胞的产生主要是由于在其生长过程中血液供应障碍所致。肿瘤新生血管发育不良、结构紊乱、血管收缩功能受损或缺失等因素均可导致局部血流的紊乱、肿瘤细胞乏氧及酸性物质堆积区形成。肿瘤乏氧细胞按其产生的原因可分为两类：慢性乏氧和急性乏氧。由于从毛细血管弥散的氧不足而产生的乏氧称为慢性乏氧，又称扩散局限性乏氧。由于肿瘤内正常血流的短暂减慢或阻断所产生的乏氧称为急性乏氧，又称灌注限制性乏氧，是一过性的乏氧状态。

（2）氧效应及其意义 早期研究发现，细胞在低氧状态下达到相同细胞存活率水平所需的放射剂量高于正常氧含量环境，辐射的这种生物学效应修饰称为氧效应。其评价指标是氧增强比（OER），定义为乏氧条件下与空气情况下达到相同生物效应所需的照射剂量之比。

氧效应的机制尚不完全清楚，比较公认的理论是"氧固定假说"。当带电粒子穿过生物物质时产生许多电子对，而生物物质吸收了射线以后形成自由基，这些自由基能造成靶分子的损伤。在有氧的情况下，由于氧和电子有很强的亲和力，可以俘获靶分子电离的电子而抑制修复过程，"固定"辐射对生物分子的损伤，因此认为氧对放射的损伤起了"固定"作用。

低 LET 射线对细胞的影响主要依赖间接效应——自由基的作用，因此其生物学效应受氧的影响较大。对于低 LET 射线，肿瘤细胞 OER 为 2.5～3.0，即要杀灭数量相同但乏氧的肿瘤细胞，需增加 2.5～3.0 倍的射线剂量。高 LET 射线主要是直接和细胞关键的靶原子起作用，而且在通过水的径迹中可有辐射化学作用而形成氧，LET 值越高，则靶内能量沉积部位附近产生的氧浓度越高。因此，高 LET 射线的生物学效应受氧的影响很小，应用高 LET 射线治疗乏氧肿瘤细胞更有效。

既往已有许多实验证明，肿瘤内乏氧细胞的存在使肿瘤对放射治疗的抗拒性增加。放射治疗宫颈癌、鼻咽癌的临床实践发现，贫血状态的患者放射敏感性较差，其局部控制率和远期生存率方面均显著差于血红蛋白正常者。

（3）肿瘤细胞再氧合 乏氧细胞对放射抗拒，较小的放射剂量不被杀灭，但随着多次照射后邻近微血管氧合好的敏感细胞被杀灭，氧到乏氧细胞的弥散距离缩短，血管与肿瘤细胞的相对比例较照射前增加，同时肿瘤内压力减小，肿瘤微血管血流量增加，原来乏氧的细胞变成氧合好的细胞，这种现象称为再氧合。目前乏氧细胞再氧合的发生机制还不甚清楚，而且也不能直接检测到人体肿瘤细胞的再氧合，但 2Gy/次×30 次的分次放射治疗所达到的局部控制率的事实间接地支持存在再氧合现象。

肿瘤乏氧细胞再氧合后放射敏感性增加，而正常组织氧合好，不存在再氧合增敏效应，分次放射治疗的再氧合进一步扩大了肿瘤组织和正常组织辐射效应的差别。因此，乏氧细胞的再氧合对于临床应用分次放射治疗具有重要意义。

4. 再群体化 肿瘤组织因照射或使用化疗药物而受到损伤后，可启动肿瘤内存活的克隆源细胞，通过激活基因表达增加，产生大量细胞因子、炎症介质，动员病灶邻近的、甚至远处的干细胞向损伤部位募集，并促进损伤部位内残存细胞增殖和功能分化等途径，使之比照射或用药以前分裂得更快，称为加速再群体化。

放射治疗期间存活的克隆源细胞的再群体化是造成早反应组织、晚反应组织及肿瘤之间效应差别的重要因素之一。在常规分次放射治疗期间，大部分早反应组织和肿瘤均存在一定程度的快速再群体化，而晚反应组织一般不发生再群体化。再群体化有利于正常组织修复损伤，但对肿瘤控制不利，尤其是在疗程后期肿瘤细胞进入快速再群体化阶段，此时出现放射治疗中断或暂停，会显著降低放射治疗的生物学效应。因此，临床放射治疗中应避免疗程不必要的延长，若因各种原因中断放射治疗者，需增加肿瘤总剂量或考虑后程加速超分割的放射治疗方案以进行弥补。

放射生物学的"4R"概念是影响分次放射治疗生物学的四个关键因素，总的来说，分次放射治疗有利于保护正常组织，因为足够长的间隔时间和总治疗时间可使正常组织完成亚致死性损伤修复和再群体化，同时分次放射治疗还能加重肿瘤损伤，因为肿瘤在分次放射治疗期间会完成再氧合和细胞周期的再分布，从而对射线更为敏感。值得注意的是，延长放射治疗时间虽然可确保肿瘤的再氧合和正常组织的亚致死性损伤修复，但过度延长也会导致肿瘤细胞的加速再群体化。因此，在设计或变更放射治疗计划时，必须协调每次剂量的大小、照射间隔时间及总治疗时间。

（二）非常规分次治疗研究

从 20 世纪 80 年代开始，临床上提出了多种有别于常规分割的放射治疗方案，旨在提高肿瘤的控制率，如超分割放射治疗、加速分割放射治疗、加速超分割放射治疗等。目前这些非常规的放射治疗方案在头颈部肿瘤、肺癌、食管癌等恶性肿瘤的放射治疗上取得了一定的疗效，但其远期疗效有待大样本前瞻性随机试验予以证实。

1. 超分割放射治疗 目的在于进一步分开早反应组织和晚反应组织的生物学效应的差别，即在早期反应相同或轻微增加的情况下，进一步减轻晚反应。肿瘤控制与常规分割相同或更好。"纯粹"的超分割的定义是在与常规分割方案相同的总治疗时间内，在总剂量相同的情况下每天照射 2 次。但实践中超分割放射治疗方案常常并不"纯粹"，表现在放射治疗总剂量提高、总时间延长和每天照射次数超过2 次等方面。目前临床常用超分割方案是：每次 1.15～1.25Gy，每天 2 次，2 次照射之间间隔时间应大于 6 小时，每周 5 天。

超分割放射治疗的基本原理：①晚反应组织对改变分次剂量的反应较早反应组织更为敏感，超分割照射能减轻晚反应组织的损伤，使其耐受量增加；早反应组织损伤基本不变或略有增加，肿瘤病灶的控制率可提高。②两次照射之间间隔时间应大于 6 小时，以利于正常组织的亚致死损伤完全修复。③通过细胞周期再分布而提高肿瘤放射敏感度，分割次数增多可获更多增益。④超分割中每次分割降低细胞杀灭对氧的依赖，从而提高了肿瘤的放射敏感性。

2. 加速分割放射治疗 "纯粹"的加速分割放射治疗是指与常规分割相同的总剂量，通过每天多次照射，将治疗总时间减少一半的治疗方法。它的基本原理是缩短总疗程时间以克服疗程中肿瘤细胞加速再群体化，从而改善肿瘤局部控制率。但在临床实践中，因常发生严重急性毒性反应而并不可行。因此，常采用减少总剂量或在治疗期内增加一个休息期来处理。值得注意的是，照射总剂量减少值只有小于阻止因时间缩短导致肿瘤细胞再群体化所需的剂量时，才能达到治疗效果。因为没有改变单次照射剂量及分割次数，总治疗时间缩短对正常组织晚期放射损伤影响不大。

加速分割放射治疗主要包括单纯加速分割和混合加速分割两种类型。单纯加速分割是指总治疗时间缩短，但并不同时改变总剂量和分次大小。混合加速分割是指在总治疗时间减少的同时，伴有其他因素的改变，如总剂量、分次大小和时间分布。

第 4 节　肿瘤放射治疗放射防护要求

放射治疗包括外照射治疗及内照射治疗，是临床针对人体恶性肿瘤的一种主要治疗手段。放射治疗产生的电离辐射能量较高、剂量较大，除了可以遏制肿瘤生长还会对人体产生一定的危害。应按照我国《医用电子直线加速器质量控制检测规范》（WS 674—2020）、《放射治疗放射防护要求》（GBZ 121—2020）、《远距治疗患者放射防护与质量保证要求》（GB 16362—2010）、《后装 γ 源近距离治疗放射防护要求》（GBZ 121—2017）等防护要求进行防护。

一、医用电子直线加速器的防护

《医用电子直线加速器质量控制检测规范》（WS 674—2017）及《放射治疗放射防护要求》（GBZ 121—2020）中规定，对放射治疗设备的防护性能要求、设备质量控制要求、工作场所的放射防护要求、机房设计的安全性及操作的规范性都有明确规定。

（一）医用电子直线加速器性能要求

医用电子直线加速器的辐射安全，电气、机械安全技术要求及测试方法要符合我国相关规定。控制台必须显示辐射类型、标称能量、照射时间、吸收剂量、治疗方式、过滤器类型等辐射参数预选值。必须具备足够的联锁控制装置及剂量控制装置，以防止超剂量照射及误照射。针对有用线束内的杂散辐射，如治疗时产生的 X 射线污染、治疗机机头散漏射线等必须满足我国标准的防护要求。

（二）治疗室的防护要求

1. 布局要求

（1）放射治疗设施一般单独建造或建在建筑物底部的一端；放射治疗机房及其辅助设施应同时设计和建造，并根据安全、卫生和方便的原则合理布置。

（2）放射治疗工作场所应分为控制区和监督区。治疗机房、迷路应设置为控制区；其他相邻的、不需要采取专门防护手段和安全控制措施，但需经常检查其职业照射条件的区域设为监督区。

（3）治疗机房有用线束照射方向的防护屏蔽应满足主射线束的屏蔽要求，其余方向的防护屏蔽应满足漏射线及散射线的屏蔽要求。

（4）治疗设备控制室应与治疗机房分开设置，治疗设备辅助机械、电器、水冷设备，凡是可以与治疗设备分离的，尽可能设置于治疗机房外。

（5）应合理设置有用线束的朝向，直接与治疗机房相连的治疗设备的控制室和其他居留因子较大的用室，尽可能避开被有用线束直接照射。

（6）X 射线管治疗设备的治疗机房、术中放射治疗手术室可不设迷路；γ 刀治疗设备的治疗机房，根据场所空间和环境条件，确定是否选用迷路；其他治疗机房均应设置迷路。

（7）使用移动式电子加速器的手术室应设在医院手术区的一端，并和相关工作用房（如控制室或专用于加速器调试、维修的储存室）形成一个相对独立区域，移动式电子加速器的控制台应与移动式电子加速器机房分离，实行隔室操作。

2. 空间、通风要求

（1）放射治疗机房应有足够的有效使用空间，以确保放射治疗设备的临床应用需要。

（2）放射治疗机房应设置强制排风系统，进风口应设在放射治疗机房上部，排风口应设在治疗机房下部，进风口与排风口位置应对角设置，以确保室内空气充分交换；通风换气次数应不小于每小时 4 次。

3. 屏蔽要求 屏蔽材料的选择应考虑其结构性能、防护性能和经济因素，符合最优化要求，新建机房一般选用普通混凝土。有用线束直接投照的屏蔽体（包括天棚）按初级辐射屏蔽要求设计，其余屏蔽体按次级辐射屏蔽要求设计。加速器机房门处、控制室和加速器机房墙外 30cm 处的周围当量剂量率应不大于 2.5μSv·h⁻¹。当 X 射线能量超过 10MeV 时，屏蔽设计应考虑中子辐射防护，治疗室还应注意放射性气体的危害。

4. 其他要求 含放射源的放射治疗机房内应安装固定式剂量监测报警装置，应确保其报警功能正常。放射治疗设备都应安装门机联锁装置或设施，治疗机房应有从室内开启治疗机房门的装置，防护门应有防挤压功能。放射治疗工作场所的入口处，设有电离辐射警告标志；放射治疗工作场所应在控制区进出口及其他适当位置，设有电离辐射警告标志和工作状态指示灯。放射治疗设备控制台上应设置急停开关。

（三）防护安全操作要求

使用加速器，必须配备有工作剂量仪、水箱等剂量测量设备，还应配有扫描仪、模拟定位机等放疗质量保证设备。放射治疗医师、物理师及操作技术人员要经过放射防护及加速器专业知识的职业培训，经考核合格后才能上岗。治疗过程中，要有 2 名操作人员值班，治疗室内除需治疗的患者外，不得有其他人员。如发生意外，必须立即停止治疗，及时将患者移出照射野，注意保护现场，正确估算受照剂量，对患者做出合理评价。

二、医用 γ 照射远距离治疗的防护

根据我国《放射治疗放射防护要求》（GBZ 121—2020），医用 γ 照射远距离治疗的治疗室防护和安全操作与医用电子直线加速器的防护要求相同。

（一）患者防护要求

放射治疗前应根据临床检查结果制定详细的放射治疗计划，包括放射治疗的类型、靶组织剂量分布、分割方式、治疗周期等。对放射治疗计划单要进行核对、签名确认与存档。治疗计划应由中级专业技术任职资格以上的放射肿瘤医师和医学物理人员共同签名。制定患者放射治疗计划时，应对靶区外重要组织器官的吸收剂量进行测算，按病变情况，采用包括器官屏蔽在内的适当的技术和措施以保护正常组织与器官，在保证治疗要求的前提下，使其处于可合理达到的尽量低的水平。除非在临床上有充分理由和明显指征，对怀孕或可能怀孕的妇女及儿童应慎重采用放射治疗。在对孕妇实施任何放射治疗时应进行更为缜密的放射治疗计划，以使胚胎或胎儿所受到的照射剂量减至最小。放射治疗技师应把接受放射治疗时的注意事项告知患者，包括接受放疗时的体位保持、呼吸调节、在身体出现不适时如何示意工作人员等。首次放射治疗时，主管放射肿瘤医师应指导放射治疗技师正确摆位，落实治疗计划。

（二）γ 治疗设备的安全防护要求

γ 治疗设备的安全防护要求包括治疗机机头漏射线标准、β 射线污染水平、准直器透射线强度、气压、通风照明情况等。γ 治疗设备的辐射源为放射性核素。在非治疗时，治疗机头漏射线不得超过规定标准，辐射源形成的 β 射线污染必须控制在合理范围内。准直器透射线强度必须符合标准，以防止照射野以外区域受到不必要的辐射。

三、近距离放射治疗的防护

（一）后装 γ 源近距离治疗的防护

1. 治疗设备的防护要求　应尽可能选择高比活度、能量合适的 γ 放射源。放射源应有生产厂家提供的说明书及检验证书。放射源运输储源器表面应标有放射性核素名称，最大容许装载活度和牢固、符合《电离辐射防护与辐射源安全基本标准》（GB 18871—2002）要求的电离辐射警告标志。施源器的形状、结构设计及材料选择应适应靶区的解剖特点，保证放射源在其中正常驻留或运动。后装治疗设备的控制系统，应能准确地控制照射条件，应有放射源启动、传输、驻留及返回工作储源器的源位显示与治疗日期、通道、照射总时间及倒计数时间的显示。

2. 治疗室的防护要求

（1）治疗室应与准备室、控制室分开设置。治疗室内有效使用面积应不小于 20m²，应将治疗室设置为控制区，在控制区进出口设立醒目的辐射警告标志，严格控制非相关人员进入控制区；将控制区周围的区域和场所设置为监督区，应定期对这些区域进行监督和评价。

（2）治疗室应设置机械通风装置，其通风换气能力应达到治疗期间使室内空气每小时交换不少于 4 次。

（3）治疗室入口应采用迷路形式，安装防护门并设置门机联锁，开门状态不能出源照射，出源照射状态下若开门放射源自动回到后装治疗设备的安全位置。治疗室外防护门上方要有工作状态显示。治疗室内适当位置应设置急停开关，按下急停开关应能使放射源自动回到后装治疗设备的安全位置。

（4）治疗室防护门应设置手动开门装置。

（5）在控制室与治疗室之间应设监视与对讲设施，如设置观察窗，其屏蔽效果应与同侧的屏蔽墙相同。

（6）设备控制台的设置应能使操作者在任何时候都能全面观察到通向治疗室的通道情况。

（7）应配备辐射监测设备或便携式测量设备，并具有报警功能。

（8）治疗室墙壁及防护门的屏蔽厚度应符合防护最优化的原则，治疗室屏蔽体外 30cm 处因透射辐射所致的周围当量剂量率应不超过 2.5μSv·h⁻¹。

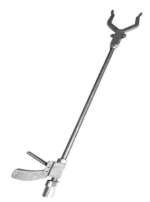

（9）在治疗室迷道出、入口处设置固定式辐射剂量监测仪并应有报警功能，其显示单元应设置在控制室内或机房门附近。

（10）治疗室内应配有合适的储源器、长柄镊子（图 7-4-1）等应急设备。

（11）治疗室内合适的地方应张贴应急指示。

图 7-4-1　长柄镊子

（二）粒子源永久性植入治疗的防护

粒子源是将放射性核素液体吸附在银棒或银丝上，放入钛管密封形成的源。待用的粒子源应装入屏蔽容器内，并存放在专用房间。建立粒子源出入库登记制度，详细记录从容器中取出粒子源编号、日期时间、源名称、入库活度/数量、送货人、接收人、出库活度/数量、去往场所、出库经手人、接收人等。

1. 工作人员的放射防护

（1）操作人员应站在屏风后分装粒子源，屏风上方应有 1mm 铅当量的铅玻璃。

（2）操作前要穿戴好防护用品。主要操作人员应穿铅防护衣，戴铅橡胶手套、铅玻璃眼镜（图 7-4-2）、铅橡胶围脖等。防护衣厚度不应小于 0.25mm 铅当量。对性腺敏感器官，可考虑穿

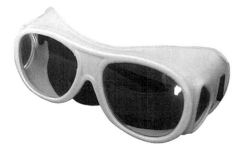

图 7-4-2　铅玻璃眼镜

含 0.5mm 铅当量防护的三角裤或三角巾。

（3）粒子源分装操作室台面和地面应无渗漏且易于清洗，分装应在铺有吸水纸的托盘内完成。分装过程中使用长柄镊子（30cm），轻拿轻放，避免损伤或刺破粒子源，禁止直接用手拿取粒子源。

（4）在实施粒子源手术治疗前，应制定详细可行的实施计划，并准备好所需治疗设备，如定位模板、植入枪等，尽可能缩短操作时间。

（5）拿取粒子源应使用长柄器具（如镊子），尽可能增加粒子源与操作人员之间的距离。在整个工作期间，应快速完成必要的操作程序，所有无关人员尽可能远离放射源。

（6）如粒子源破损引起泄漏而发生污染，应封闭工作场所，将粒子源密封在屏蔽容器中，控制人员走动，以避免放射性污染扩散，并进行场所去污和人员应急处理。

2. 住院患者管理　植入粒子源术后的患者，应当在植入部位对应的体表进行适当的辐射屏蔽。植入粒子源患者床边 1.5m 处或单人病房应划为临时控制区。控制区入口处应有电离辐射警示标志，除医护人员外，其他无关人员不得入内。医护人员查房，家属如需长时间陪护应与患者保持 1m 以上的距离。接受植入粒子源治疗的前列腺患者和胃肠道患者应使用专用便器或专用浴室和厕所。肺部或气管植入粒子源患者，在住院期间应戴口罩，以避免粒子源咳出丢失在周围环境中，如发现粒子源咳出，应报告主管医生并采取相应的应急措施。植入粒子源出院患者应建立登记制度，信息卡内容应包括患者姓名、住址、电话、年龄、身份证号、植入部位、医院及电话、植入粒子源数量、植入时间、出院粒子源数量、检查日期等。

🔗 **链 接**　**肿瘤放射性粒子源植入治疗** ————————————————

肿瘤放射性粒子源植入治疗是指通过影像学引导技术（超声、CT/MRI）将具有放射性的核素直接植入肿瘤靶体内或肿瘤周围，通过放射性核素持续释放射线对肿瘤细胞进行杀伤，达到治疗肿瘤的目的。

目前国内粒子源植入治疗应用较多的恶性肿瘤包括前列腺癌、胶质母细胞瘤、肺癌、鼻咽癌、胰腺癌、肝癌、肾细胞癌、肾上腺皮质癌、恶性眼眶肿瘤（横纹肌瘤、神经母细胞瘤等）、软组织肉瘤等。目前临床常用的永久性植入治疗的粒子源为 Au、I 和 Pd，其中 I 应用最广。

———

（罗雪莲　闫　悦）

第8章
放射诊疗设备、工作人员和诊疗场所管理

📌 **学习目标**

1. 掌握 放射工作人员的管理要求，职业照射和公众照射剂量限值。

2. 熟悉 放射性同位素与射线装置的安全许可和安全防护基本内容，放射防护器材及放射诊疗场所的管理要求。

3. 了解 医用放射防护的相关法规与标准的基本内容和贯彻实施方法，放射诊疗的设置与批准条件，放射工作单位必备的条件。

第1节 放射防护法律法规与标准

一、放射防护法律法规

电离辐射技术的应用在医疗、工业、农业、地质调查、科学研究和教学等领域中具有重要意义。它包括密封放射源、非密封放射源和射线装置的应用，这些技术在解决许多重要问题上提供了强有力的工具。同时，电离辐射技术不当应用可能带来严重的后果，如导致人员和环境的辐射暴露，可能导致人类患癌症、生殖缺陷和其他健康问题；放射性物质释放到环境中，可能造成放射性污染；核事故的发生也可能导致大规模的人口迁移和公共卫生危机等问题。因此，为了防止放射性污染，保护环境，保障人体健康，促进核能、核技术的开发与和平利用，国务院环境保护行政主管部门对全国放射性污染防治工作依法实施统一监督管理。国务院卫生行政部门和其他有关部门依据国务院规定的职责，对有关的放射性污染防治工作依法实施监督管理。

我国辐射安全监管法规体系主要组成如图 8-1-1 所示。

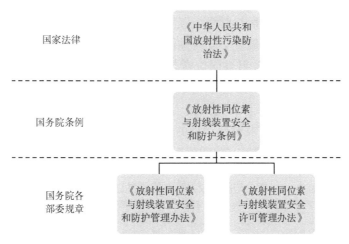

图 8-1-1 我国辐射安全法律法规体系示意图

（一）法律

法律是由全国人民代表大会和全国人民代表大会常务委员会制定，以主席令发布，具有高于行政法

规和部门规章的效力。目前我国核技术领域适用的主要国家法律为《中华人民共和国放射性污染防治法》，适用于中华人民共和国领域和管辖的其他海域在核设施选址、建造、运行、退役和核技术、铀（钍）矿、伴生放射性矿开发利用过程中发生的放射性污染的防治活动。该法律明确指出国家对放射性污染的防治，实行预防为主、防治结合、严格管理、安全第一的方针。

（二）行政法规

行政法规是国务院为领导和管理国家各项行政工作，根据宪法和法律，并且按照法定程序制定的政治、经济、教育、科技、文化、外事等各类法规的总称，其效力仅次于宪法和法律，高于部门规章和地方性法规。

中国核与辐射安全行政法规规定了核技术利用辐射安全监管的范围、监管机构及其职权、监管原则及制度等重大问题。该法规的出台，为我国核技术利用行业提供了更为严格的监管标准，保障了核技术利用的安全性，促进了核技术利用行业的健康发展。以《中华人民共和国放射性污染防治法》为依据，为了加强对放射性同位素、射线装置安全和防护的监督管理，促进放射性同位素、射线装置的安全应用，保障人体健康，保护环境，制定了《放射性同位素与射线装置安全和防护条例》（2019 年修订）。在中华人民共和国境内生产、销售、使用放射性同位素和射线装置，以及转让、进出口放射性同位素的，应当遵守本条例。国务院生态环境主管部门对全国放射性同位素、射线装置的安全和防护工作实施统一监督管理。国务院公安、卫生等部门按照职责分工和本条例的规定，对有关放射性同位素、射线装置的安全和防护工作实施监督管理。县级以上地方人民政府生态环境主管部门和其他有关部门，按照职责分工和本条例的规定，对本行政区域内放射性同位素、射线装置的安全和防护工作实施监督管理。

（三）部门规章

由国务院有关部门根据法律和国务院行政法规在本部门权限范围内制定，主要包括国务院条例实施细则及其附件、行政管理规定等两部分，以部令发布，具有法律约束力。这些部门规章通常会对特定行业或领域进行规范和管理，是国务院行政法规的补充和完善。

目前核技术领域，生态环境部发布的管理办法主要为《放射性同位素与射线装置安全许可管理办法》（2006 年 1 月 18 日国家环境保护总局令第 31 号公布，2006 年 3 月 1 日起施行，经环境保护部令第 3 号、第 47 号及生态环境部令第 7 号修正）、《放射性同位素与射线装置安全和防护管理办法》（2011 年 4 月 18 日环境保护部令第 18 号公布，2011 年 5 月 1 日起施行）。《放射性同位素与射线装置安全许可管理办法》是为实施《放射性同位素与射线装置安全和防护条例》规定的辐射安全许可制度而制定的，明确了辐射安全许可证的申请和颁发、放射性同位素进出口与转让转移活动的审批与备案、放射源分类、监督管理和罚则等要求。《放射性同位素与射线装置安全和防护管理办法》是为了加强放射性同位素与射线装置的安全和防护管理，根据《中华人民共和国放射性污染防治法》和《放射性同位素与射线装置安全和防护条例》而制定的，适用于生产、销售、使用放射性同位素与射线装置的场所、人员的安全和防护，废旧放射源与被放射性污染的物品的管理及豁免管理等相关活动。

表 8-1-1 为目前我国部分与医疗照射有关的放射卫生防护法律法规。

表 8-1-1　部分与医疗放射有关的放射卫生防护法律法规

序号	名称	制定机关	法律性质	最新版公布日期
1	《中华人民共和国放射性污染防治法》	全国人民代表大会常务委员会	法律	2003-06-28
2	《中华人民共和国环境影响评价法》	全国人民代表大会常务委员会	法律	2018-12-29
3	《中华人民共和国职业病防治法》	全国人民代表大会常务委员会	法律	2018-12-29
4	《放射性同位素与射线装置安全和防护条例》	国务院	行政法规	2019-03-02

序号	名称	制定机关	法律性质	最新版公布日期
5	《放射性物品运输安全管理条例》	国务院	行政法规	2009-09-14
6	《放射性废物安全管理条例》	国务院	行政法规	2011-12-20
7	《放射性药品管理办法》	国务院	行政法规	2022-03-29
8	《放射性同位素与射线装置安全许可管理办法》	环境保护总局	生态环境部规章	2021-01-14
9	《放射性同位素与射线装置安全和防护管理办法》	环境保护部	生态环境部规章	2011-04-18
10	《放射性固体废物贮存和处置许可管理办法》	环境保护部	生态环境部规章	2013-12-30
11	《放射性物品运输安全许可管理办法》	环境保护部	生态环境部规章	2010-09-25
12	《放射性物品运输安全监督管理办法》	环境保护部	生态环境部规章	2016-03-14
13	《放射性废物安全监督管理规定》	国家核安全局	生态环境部规章	1997-11-05
14	《放射防护器材与含放射性产品卫生管理办法》	卫生部	国家卫生健康委员会规章	2002-01-04
15	《放射诊疗管理规定》	卫生部	国家卫生健康委员会规章	2006-01-24
16	《放射事故管理规定》	卫生部	国家卫生健康委员会规章	2001-08-26
17	《放射工作人员职业健康管理办法》	卫生部	国家卫生健康委员会规章	2007-06-03
18	《放射性物品道路运输管理规定》	交通运输部	交通运输部规章	2010-10-27

注：《放射防护器材与含放射性产品卫生管理办法》经 2015 年 12 月 31 日国家卫生和计划生育委员会主任会议讨论，决定废止。

二、放射防护标准

放射防护标准是人类为限制电离辐射危害而制订的一种技术性规范，旨在限制电离辐射对人类和环境的危害，保护放射工作人员和公众及其后代免受电离辐射的危害，同时促进放射事业的发展，包括基本标准和派生标准。

（一）基本标准

放射防护基本标准是为了保护放射工作人员和公众免受电离辐射的危害，阐述了放射防护的基本原则，并规定了各类人员接受天然本底辐射以外的照射的基本限值。随着科学技术的不断进步，人们逐步深入了解剂量与效应之间的关系，放射防护基本标准也不断变化，剂量限值逐渐降低，防护概念、目的、原则的描述也在逐步完善。

1. 国际放射防护基本标准 国际放射防护委员会（ICRP）是国际放射学领域最具权威性的学术组织之一，成立于 1928 年。ICRP 的主要任务是研究放射防护领域内的进展，制定放射防护标准建议，指导放射源的广泛运用。ICRP 发布的报告被全球广泛引用，成为放射防护的经典权威参考。例如，1990 年发布的 ICRP 第 60 号建议书（以下简称 ICRP 1990 年建议书）成为当时各国修订放射卫生防护标准的基本依据。

国际放射防护委员会在发布 ICRP 1990 年建议书之后，定期审查这些建议并不时在 ICRP 年鉴中发布补充报告。考虑到新的生物和物理信息及制定辐射安全标准的趋势，他们改进和精简了表述方式，对 ICRP 1990 年建议书进行了合并和合理化，发布了 ICRP 2007 年建议书。与之前相比，新数据为建立风险模型和评估数据提供了更坚实的基础，对确定性效应和随机效应的风险总体估计基本保持不变，而遗传效应的估计风险降低。修订后的建议书强调防护最优化的原则，并认为该原则可以用类似的方法适用于所有照射情况，使人们更加认识到环境保护的重要性，并制定了严格的标准，确保其他物种不受危害。

以下就 ICRP 2007 年建议书的一些内容简要介绍。

（1）放射防护基本原则 正当性原则、防护最优化原则和剂量限值应用原则。正当性原则是指任何改变照射情况的决策都必须考虑利益和代价之间的关系，确保利大于弊来保证决策的合理性；防护最优化原则是指在考虑经济和社会因素的前提下，尽量将照射的可能性、受照射人员的数量及个人所受剂量的大小控制在最低水平；剂量限值应用原则是指除了医疗照射外，任何个人受到来自受监管源的计划照射的剂量之和不应超过委员会确定的相应限值。

（2）照射情况分类　分为计划照射、应急照射及现存照射。计划照射是指在运行过程中计划引入或操作辐射源的情况，包括以前分类为实践的情况；应急照射是指在计划照射情况的运行过程中，可能出现、或者由于恶意行为引起的，并需要采取应急措施的意外情况；现存照射是指在决定必须采取控制措施时，照射已经存在于环境、人类和其他生物体中的情况。例如，地球上存在的天然本底辐射，来自地球内部的放射性物质和宇宙射线等。

（3）照射分类　分为职业照射、公众照射和患者（以及抚育者、照顾者和研究工作中的志愿者）的医疗照射。职业照射是指工作人员在工作过程中所遇到的所有照射，但不包括一些排除的照射和涉及放射性或豁免活动的照射、任何医疗照射和正常的地方天然本底辐射。公众照射是指公众因各种辐射源而受到的照射，但排除了任何职业照射和医疗照射及正常的本地天然本底辐射。医疗照射是指患者因进行自己的医疗或牙科诊断和治疗而产生的照射；除职业性受照者之外的那些知情并在志愿帮助患者过程中受到照射的人；以及在涉及志愿者的生物医学研究方案中受到照射的志愿者。如果女性职工宣告她已怀孕，则必须考虑为了使胚胎/胎儿得到与公众成员相似的保护的附加控制。

（4）辐射工作场所的分区　分为控制区和监督区。控制区是指为控制正常暴露或防止正常工作条件下污染的扩散，防止或限制潜在暴露的程度，需要或可能需要采取特定保护措施和安全规定的限定区域。受控区域通常在监督区域内，但不必如此；监督区是指未被划定为控制区，但对其职业照射条件仍实行监督的某一地区，通常无须采取专门防护措施或安全规定。

（5）辐射生物效应分类　分为确定性效应和随机性效应。确定性效应特征为阈值剂量，随着剂量的进一步增加，反应的严重程度增加；随机性效应包括致癌效应和遗传效应，剂量越大随机性效应出现的概率越大，而严重程度与剂量值无关，无剂量阈值。

（6）剂量约束　是指来自特定源的个体剂量的限制，用于提供最暴露个体对某个特定源的基本防护水平，并对特定源的优化防护措施剂量设置上限。对于职业性照射，约束剂量是指用来限制优化过程中的剂量选项的范围的值。对于公众照射，约束剂量是指公众从任何受控源的计划运行中接受的年剂量的上限。

2. 我国放射防护基本标准　根据六个国际组织批准并联合发布的《国际电离辐射防护和辐射源安全基本安全标准》（国际原子能机构安全丛书115号，1996年版），修订了我国现行辐射防护基本标准《电离辐射防护与辐射源安全基本标准》（GB 18871—2002）。该标准规定了电离辐射防护和辐射源安全（以下简称"防护与安全"）的基本要求，适用于实践和干预中人员所受电离辐射照射的防护和实践中源的安全。标准详细描述了辐射防护要求、从事工作的条件、职业照射的控制、医疗照射的控制、公众照射的控制、潜在照射的控制等各个方面，并细化了辐射工作场所分区的依据和辐射防护管理的职责和要求，健全职业照射的监测和评价体系，完善及保证个人和工作场所的辐射安全。

（二）派生标准

除《电离辐射防护与辐射安全基本标准》（GB 18871—2002）外，我国现行的医用放射线有关的防护标准有许多，包括国家标准和行业标准，表8-1-2列出了部分放射卫生标准信息。

表8-1-2　部分放射卫生标准

序号	标准中文名称	标准类型	标准号	发布日期	实施日期
1	《放射诊断放射防护要求》	国家标准	GBZ 130—2020	2020-04-03	2020-10-01
2	《放射治疗放射防护要求》	国家标准	GBZ 121—2020	2020-10-26	2021-05-01
3	《核医学放射防护要求》	国家标准	GBZ 120—2020	2020-10-26	2021-05-01

续表

序号	标准中文名称	标准类型	标准号	发布日期	实施日期
4	《放射工作人员健康要求及监护规范》	国家标准	GBZ 98—2020	2020-10-26	2021-05-01
5	《职业性放射性疾病诊断程序和要求》	国家标准	GBZ 169—2020	2020-04-03	2020-10-01
6	《职业性放射性皮肤疾病诊断》	国家标准	GBZ 106—2020	2020-04-03	2020-10-01
7	《职业性外照射个人监测规范》	国家标准	GBZ 128—2019	2019-09-27	2020-04-01
8	《职业性外照射慢性放射病诊断》	国家标准	GBZ 105—2017	2017-10-27	2018-05-01
9	《核和辐射事故医学应急处理导则》	国家标准	GBZ/T 279—2017	2017-05-18	2017-11-01
10	《粒籽源永久性植入治疗放射防护要求》	国家标准	GBZ 178—2017	2017-05-18	2017-11-01
11	《医用 X 射线治疗放射防护要求》	国家标准	GBZ 131—2017	2017-05-18	2017-11-01
12	《职业性放射性疾病诊断总则》	国家标准	GBZ 112—2017	2017-05-18	2017-11-01
13	《放射工作人员健康要求》	国家标准	GBZ 98—2017	2017-05-18	2017-11-01
14	《外照射个人剂量系统性能检验规范》	国家标准	GBZ 207—2016	2016-06-28	2016-11-01
15	《放射治疗机房的辐射屏蔽规范》				
	第 2 部分：电子直线加速器放射治疗机房	国家标准	GBZ/T 201.2—2011	2015-11-16	2016-05-01
	第 4 部分：锎-252 中子后装放射治疗机房	国家标准	GBZ/T 201.4—2015	2015-11-16	2016-05-01
	第 5 部分：质子加速器放射治疗机房	国家标准	GBZ/T 201.5—2015	2015-11-16	2016-05-01
16	《医学放射工作人员放射防护培训规范》	国家标准	GBZ/T 149—2015	2015-01-13	2015-06-01
17	《临床核医学的患者防护与质量控制规范》	国家标准	GB 16361—2012	2012-06-29	2012-10-01
18	《医用 X 射线诊断受检者放射卫生防护标准》	国家标准	GB 16348—2010	2011-01-14	2011-06-01
19	《外照射慢性放射病剂量估算规范》	国家标准	GB/T 16149—2012	2012-06-29	2012-08-01
20	《放射性核素摄入量及内照射剂量估算规范》	国家标准	GB/T 16148—2009	2009-10-15	2009-12-01
21	《X 射线计算机断层摄影装置质量保证检测规范》	国家标准	GB 17589—2011	2011-12-30	2012-05-01
22	《低能射线装置放射防护标准》	国家标准	GBZ 115—2023	2023-03-07	2024-03-01
23	《放射工作人员职业健康检查外周血淋巴细胞微核检测方法与受照剂量估算标准》	国家标准	GBZ/T 328—2023	2023-03-07	2023-09-01
24	《医用常规 X 射线诊断设备质量控制检测规范》	行业标准	WS 76—2017	2017-04-10	2017-10-01
25	《计算机 X 射线摄影（CR）质量控制检测规范》	行业标准	WS 520—2017	2017-04-10	2017-10-01
26	《医用数字 X 射线摄影（DR）系统质量控制检测规范》	行业标准	WS 521—2017	2017-04-10	2017-10-01
27	《乳腺 X 射线屏片摄影系统质量控制检测规范》	行业标准	WS 518—2017	2017-04-10	2017-10-01
28	《乳腺数字 X 射线摄影系统质量控制检测规范》	行业标准	WS 522—2017	2017-04-10	2017-10-01
29	《乳腺计算机 X 射线摄影系统质量控制检测规范》	行业标准	WS 530—2017	2017-04-10	2017-10-01
30	《螺旋断层治疗装置质量控制检测规范》	行业标准	WS 531—2017	2017-04-10	2017-10-01
31	《X 射线计算机体层摄影质量控制检测规范》	行业标准	WS 519—2019	2019-01-25	2019-07-01
32	《医用 X 射线诊断设备质量控制检测规范》	行业标准	WS 76—2020	2020-10-26	2021-05-01
33	《医用电子直线加速器质量控制检测规范》	行业标准	WS 674—2020	2020-04-03	2020-10-01
34	《机械臂放射治疗装置质量控制检测规范》	行业标准	WS 667—2019	2019-09-27	2020-04-01
35	《伽玛照相机、单光子发射断层成像设备（SPETCT）质量控制检测规范》	行业标准	WS 523—2019	2019-01-25	2019-07-01
36	《X 射线计算机断层摄影成年人诊断参考水平》	行业标准	WS/T 637—2018	2018-09-21	2019-04-01
37	《公众成员的放射性核素年摄入量限值》	行业标准	WS/T 613—2018	2018-06-15	2018-12-01
38	《X、γ 射线立体定向放射治疗系统质量控制检测规范》	行业标准	WS 582—2017	2017-10-27	2018-05-01

序号	标准中文名称	标准类型	标准号	发布日期	实施日期
39	《牙科 X 射线设备质量控制检测规范》	行业标准	WS 581—2017	2017-10-27	2018-05-01
40	《临床核医学患者防护要求》	行业标准	WS 533—2017	2017-05-18	2017-11-01
41	《医用质子重离子放射治疗设备质量控制检测标准》	行业标准	WS 816—2023	2023-03-07	2024-03-01
42	《正电子发射断层成像（PET）设备质量控制检测标准》	行业标准	WS 817—2023	2023-03-07	2024-03-01
43	《锥形束 X 射线计算机体层成像（CBCT）设备质量控制检测标准》	行业标准	WS 818—2023	2023-03-07	2024-03-01

注：《低能射线装置放射防护标准》（GBZ 115—2023）为强制性国家职业卫生标准（代替 GBZ 115—2002）；《放射工作人员职业健康检查外周血淋巴细胞微核检测方法与受照剂量估算标准》（GBZ/T 328—2023）为推荐性国家职业卫生标准（代替 WS/T 187—1999）；《锥形束 X 射线计算机体层成像（CBCT）设备质量控制检测标准》（WS 818—2023）、《正电子发射断层成像（PET）设备质量控制检测标准》（WS 817—2023）和《医用质子重离子放射治疗设备质量控制检测标准》（WS 816—2023）均为强制性卫生行业标准；《放射诊断放射防护要求》（GBZ 130—2020），代替 GBZ 130— 2013、GBZ 165—2012、GBZ 176—2006、GBZ 177—2006、GBZ/T 180—2006、GBZ/T 184—2006、GBZ 264—2015、部分代替 GBZ 179—2006；《放射治疗放射防护要求》（GBZ 121—2020），代替了 GBZ 121—2017、GBZ 131—2017、GBZ 161—2004、GBZ/T 257—2014、GBZ 126—2011 的治疗室防护和安全操作部分、GBZ 168—2005 的对机房的防护要求和操作的防护要求部分、GBZ 179—2006 的放射治疗部分。

三、放射防护法规与标准的实施

贯彻实施放射防护标准和法规，既需要放射工作单位了解法律、遵守法律、加强自主管理，也需要卫生行政部门和放射防护机构履行执法监督和宣传指导的职责。放射工作单位和相关机构应当共同努力，确保放射工作人员和公众的健康得到有效保护。

（一）卫生行政部门监督管理

《中华人民共和国放射性污染防治法》明确指出，国务院环境保护行政主管部门对全国放射性污染防治工作依法实施统一监督管理。国务院卫生行政部门和其他有关部门依据国务院规定的职责，对有关的放射性污染防治工作依法实施监督管理。

根据《中华人民共和国职业病防治法》，县级以上人民政府职业卫生监督管理部门依照职业病防治法律、法规、国家职业卫生标准和卫生要求，依据职责划分，对职业病防治工作进行监督检查。

（二）放射诊疗机构的放射防护自主管理

1.《中华人民共和国职业病防治法》部分有关规定 为了预防、控制和消除职业病危害，防治职业病，保护劳动者健康及其相关权益，促进经济社会发展，根据宪法，制定《中华人民共和国职业病防治法》，具体包含前期预防、劳动过程中的防护与管理、职业病诊断与职业病患者保障、监督检查和法律责任等内容。其中指出，用人单位应当为劳动者创造符合国家职业卫生标准和卫生要求的工作环境和条件，并采取措施保障劳动者获得职业卫生保护。用人单位应当建立、健全职业病防治责任制，加强对职业病防治的管理，提高职业病防治水平，对本单位产生的职业病危害承担责任。此外，用人单位必须采取有效的职业病防护设施，并为劳动者提供个人使用的职业病防护用品。

2.《中华人民共和国放射性污染防治法》部分有关规定 《中华人民共和国放射性污染防治法》规定，核技术利用单位负责本单位放射性污染的防治，接受环境保护行政主管部门和其他有关部门的监督管理，并依法对其造成的放射性污染承担责任。生产、销售、使用、贮存放射源的单位，应当建立健全安全保卫制度，指定专人负责，落实安全责任制，制定必要的事故应急措施。对于放射性物质和射线装置应当设置明显的放射性标识和中文警示说明。

3. 国务院《放射性同位素与射线装置安全和防护条例》部分有关规定　《放射性同位素与射线装置安全和防护条例》规定，生产、销售、使用放射性同位素和射线装置的单位，应当对本单位的放射性同位素、射线装置的安全和防护工作负责，并依法对其造成的放射性危害承担责任；应当对直接从事生产、销售、使用活动的工作人员进行安全和防护知识教育培训，并进行考核；考核不合格的，不得上岗；应当严格按照国家关于个人剂量监测和健康管理的规定，对直接从事生产、销售、使用活动的工作人员进行个人剂量监测和职业健康检查，建立个人剂量档案和职业健康监护档案；应当对本单位的放射性同位素、射线装置的安全和防护状况进行年度评估。发现安全隐患的，应当立即进行整改。

4. 生态环境主管部门和卫生行政部门规章部分有关规定　生态环境主管部门制定的《放射性同位素与射线装置安全和防护管理办法》、卫生行政部门制定的《放射诊疗管理规定》和《放射工作人员职业健康管理办法》，对放射诊疗机构的放射防护自主管理，提出了更加细化的要求，具体内容不做详述。

值得注意的是，尽管 X 射线诊断相对而言属于较低风险的放射诊疗类型，但由于其普及面最广，是公众所受最大且不断增长的人工电离辐射照射来源，因此，放射防护与安全监督管理非常重要，必须充分重视，并加大力度贯彻实施相关法规与标准，特别是加强对基层医疗机构的监督管理，以严防事故的发生，并有效保障公众的放射防护与安全。

四、放射性工作申请许可制度

为加强放射诊疗工作的管理，保证医疗质量和医疗安全，保障放射诊疗工作人员、患者和公众的健康权益，依据《中华人民共和国职业病防治法》《放射性同位素与射线装置安全和防护条例》和《医疗机构管理条例》等法律、行政法规的规定，制定《放射诊疗管理规定》，适用于开展放射诊疗工作的医疗机构，内容包括执业条件、放射诊疗的设置与批准、安全防护与质量保证、监督管理和法律责任等。

（一）放射诊疗的设置与批准

放射诊疗机构的设置必须经过相应的行政管理部门审批和备案。不同诊疗机构的放射诊疗服务项目和性质不同，其报批和核审的要求也不同。

1. 医疗机构设置放射诊疗项目时，应当按照所开展的放射诊疗工作的类别，向相应的卫生行政部门提交建设项目卫生审查、竣工验收和设置放射诊疗项目申请。

2. 新建、扩建、改建放射诊疗建设项目，医疗机构应当在建设项目施工前向相应的卫生行政部门提交职业病危害放射防护预评价报告，申请进行建设项目卫生审查。立体定向放射治疗、质子治疗、重离子治疗、带回旋加速器的正电子发射断层扫描诊断等放射诊疗建设项目，还应当提交卫生部指定的放射卫生技术机构出具的预评价报告技术审查意见。

3. 医疗机构在放射诊疗建设项目竣工验收前，应当进行职业病危害控制效果评价，并向相应的卫生行政部门提交资料，申请进行卫生验收。

4. 在开展放射诊疗工作前，医疗机构应当向相应的卫生行政部门提交相关资料，申请放射诊疗许可。

5. 医疗机构取得"放射诊疗许可证"后，需到核发"医疗机构执业许可证"的卫生行政执业登记部门办理相应诊疗科目的登记手续。执业登记部门应根据许可情况，将医学影像科核准到二级诊疗科目。未取得"放射诊疗许可证"或未进行诊疗科目登记的医疗机构，不得开展放射诊疗工作。

（二）放射工作单位必备的条件

1. 基本条件

（1）具有经核准登记的医学影像科诊疗科目。

（2）具有符合国家相关标准和规定的放射诊疗场所和配套设施。

（3）具有质量控制与安全防护专（兼）职管理人员和管理制度，并配备必要的防护用品和监测仪器。

（4）产生放射性废气、废液、固体废物的，具有确保放射性废气、废液、固体废物达标排放的处理能力或者可行的处理方案。

（5）具有放射事件应急处理预案。

2. 人员要求

（1）开展放射治疗工作的，应当具有：①中级以上专业技术职务任职资格的放射肿瘤医师；②病理学、医学影像学专业技术人员；③大学本科以上学历或中级以上专业技术职务任职资格的医学物理人员；④放射治疗技师和维修人员。

（2）开展核医学工作的，应当具有：①中级以上专业技术职务任职资格的核医学医师；②病理学、医学影像学专业技术人员；③大学本科以上学历或中级以上专业技术职务任职资格的技术人员或核医学技师。

（3）开展介入放射学工作的，应当具有：①大学本科以上学历或中级以上专业技术职务任职资格的放射影像医师；②放射影像技师；③相关内、外科的专业技术人员。

（4）开展 X 射线影像诊断工作的，应当具有专业的放射影像医师。

3. 设备要求

（1）开展放射治疗工作的，至少有一台远距离放射治疗装置，并具有模拟定位设备和相应的治疗计划系统等设备。

（2）开展核医学工作的，具有核医学设备及其他相关设备。

（3）开展介入放射学工作的，具有带影像增强器的医用诊断 X 射线机、数字减影装置等设备。

（4）开展 X 射线影像诊断工作的，有医用诊断 X 射线机或 CT 机等设备。

4. 防护器材要求　医疗机构应当按照下列要求配备并使用安全防护装置、辐射检测仪器和个人防护用品。

（1）放射治疗场所应当按照相应标准设置多重安全联锁系统、剂量监测系统、影像监控、对讲装置和固定式剂量监测报警装置；配备放射治疗剂量仪、剂量扫描装置和个人剂量报警仪。

（2）开展核医学工作的，设有专门的放射性同位素分装、注射、储存场所，放射性废物屏蔽设备和存放场所；配备活度计、放射性表面污染监测仪。

（3）介入放射学与其他 X 射线影像诊断工作场所应当配备工作人员防护用品和受检者个人防护用品。

5. 场所要求　医疗机构应当对下列设备和场所设置醒目的警示标志。

（1）装有放射性同位素和放射性废物的设备、容器，设有电离辐射标志。

（2）放射性同位素和放射性废物储存场所，设有电离辐射警告标志及必要的文字说明。

（3）放射诊疗工作场所的入口处，设有电离辐射警告标志。

（4）放射诊疗工作场所应当按照有关标准的要求分为控制区、监督区，在控制区进出口及其他适当位置，设有电离辐射警告标志和工作指示灯。

第2节　放射诊疗设备的管理

一、放射性同位素与射线装置的安全许可管理

为实施《放射性同位素与射线装置安全和防护条例》规定的辐射安全许可制度，国家制定《放射性同位素与射线装置安全许可管理办法》（2006 年 1 月 18 日国家环境保护总局令第 31 号公布）。在中华

人民共和国境内生产、销售、使用放射性同位素与射线装置的单位（以下简称"辐射工作单位"），应当依照上述管理办法的规定，取得辐射安全许可证（以下简称"许可证"）。

辐射工作单位在申请领取许可证时，除了应该满足相应的人员配备和培训要求、场所要求和制定相应管理制度外，还应保证：使用放射性同位素的单位应当有满足辐射防护和实体保卫要求的放射源暂存库或设备；配备与辐射类型和辐射水平相适应的防护用品和监测仪器，包括个人剂量测量报警、辐射监测等仪器。使用非密封放射性物质的单位还应当有表面污染监测仪。使用放射性同位素和射线装置开展诊断和治疗的单位，还应当配备质量控制检测设备，制定相应的质量保证大纲和质量控制检测计划，至少有一名医用物理人员负责质量保证与质量控制检测工作。

二、放射性同位素与射线装置的安全和防护管理

为了加强放射性同位素与射线装置的安全和防护管理，根据《中华人民共和国放射性污染防治法》和《放射性同位素与射线装置安全和防护条例》，制定《放射性同位素与射线装置安全和防护管理办法》（2011 年 4 月 18 日环境保护部令第 18 号公布，自 2011 年 5 月 1 日起施行），适用于生产、销售、使用放射性同位素与射线装置的场所、人员的安全和防护，废旧放射源与被放射性污染的物品的管理以及豁免管理等相关活动。对于放射性同位素的包装容器、含放射性同位素的设备和射线装置，应当设置明显的放射性标识和中文警示说明；放射源上能够设置放射性标识的，应当一并设置。

三、放射防护器材管理要求

放射防护器材，是指对电离辐射进行屏蔽防护的材料以及用屏蔽材料制成的各种防护器械、装置、部件、用品、制品和设施。放射防护器材的防护性能应符合标准和卫生要求。

（一）X 射线设备工作场所防护用品及防护设施配置要求

根据《放射诊断放射防护要求》（GBZ 130—2020），X 射线设备工作场所防护用品及防护设施配置要求如下。

1. 每台 X 射线设备根据工作内容，现场应配备不少于表 8-2-1 基本种类要求的工作人员、受检者防护用品与辅助防护设施，其数量应满足开展工作需要，对陪检者应至少配备铅橡胶防护衣。

2. 车载式诊断 X 射线设备机房个人防护用品和辅助防护设施配置要求按照其安装的设备类型参照表 8-2-1 执行。

表 8-2-1　个人防护用品和辅助防护设施配置要求

放射检查类型	工作人员		受检者	
	个人防护用品	辅助防护设施	个人防护用品	辅助防护设施
放射诊断学用 X 射线设备隔室透视、摄影[a]	—	—	铅橡胶性腺防护围裙（方形）或方巾、铅橡胶颈套 选配：铅橡胶帽子	可调节防护窗口的立位防护屏 选配：固定特殊受检者体位的各种设备
放射诊断学用 X 射线设备同室透视、摄影[a]	铅橡胶围裙 选配：铅橡胶帽子、铅橡胶颈套、铅橡胶手套、铅防护眼镜	移动铅防护屏风	铅橡胶性腺防护围裙（方形）或方巾、铅橡胶颈套 选配：铅橡胶帽子	可调节防护窗口的立位防护屏 选配：固定特殊受检者体位的各种设备
口内牙片摄影	—	—	大领铅橡胶颈套	—

续表

放射检查类型	工作人员		受检者	
	个人防护用品	辅助防护设施	个人防护用品	辅助防护设施
牙科全景体层摄影，口腔 CBCT	—	—	大领铅橡胶颈套 选配：铅橡胶帽子	—
CT 体层扫描（隔室）	—	—	铅橡胶性腺防护围裙（方形）或方巾、铅橡胶颈套 选配：铅橡胶帽子	—
床旁摄影	铅橡胶围裙 选配：铅橡胶帽子、铅橡胶颈套	—	铅橡胶性腺防护围裙（方形）或方巾、铅橡胶颈套 选配：铅橡胶帽子	移动铅防护屏风[b]
骨科复位等设备旁操作	铅橡胶围裙 选配：铅橡胶帽子、铅橡胶颈套、铅橡胶手套、铅防护眼镜	移动铅防护屏风	铅橡胶性腺防护围裙（方形）或方巾、铅橡胶颈套 选配：铅橡胶帽子	—
介入放射学操作	铅橡胶围裙、铅橡胶颈套、铅防护眼镜、介入防护手套 选配：铅橡胶帽子	铅悬挂防护屏/铅防护吊帘、床侧防护帘/床侧防护屏 选配：移动铅防护屏风	铅橡胶性腺防护围裙（方形）或方巾、铅橡胶颈套 选配：铅橡胶帽子	—

注："—"表示不做要求；各类个人防护用品和辅助防护设施，指防电离辐射的用品和设施。鼓励使用非铅材料防护用品，特别是非铅介入防护手套。a 为工作人员、受检者的个人防护用品和辅助防护设施任选其一即可；b 为床旁摄影时的移动铅防护屏风主要用于保护周围病床不易移动的受检者。

3. 除介入防护手套外，防护用品和辅助防护设施的铅当量应不小于 0.25mmPb；介入防护手套铅当量应不小于 0.025mmPb；甲状腺、性腺防护用品铅当量应不小于 0.5mmPb；移动铅防护屏风铅当量应不小于 2mmPb。

4. 应为儿童的 X 射线检查配备保护相应组织和器官的防护用品，防护用品和辅助防护设施的铅当量应不小于 0.5mmPb。

5. 个人防护用品不使用时，应妥善存放，不应折叠放置，以防止断裂。

6. 对于移动式 X 射线设备使用频繁的场所（如重症监护、危重患者救治、骨科复位等场所），应配备足够数量的移动铅防护屏风。

（二）核医学工作中个人防护用品、辅助用品及去污用品配备要求

开展核医学工作的医疗机构应根据工作内容，为工作人员配备合适的防护用品、应急及去污用品和辅助用品，具体要求如下。

1. 个人防护用品 个人防护用品的配备种类和要求见表 8-2-2，数量应保证满足开展工作需要。对陪检者应至少配备铅橡胶防护衣。

表 8-2-2 个人防护用品

场所类型	工作人员		患者或受检者
	必备	选备	
普通核医学和 SPECT 场所	铅橡胶衣、铅橡胶围裙和放射性污染防护服、铅橡胶围脖	铅橡胶帽、铅玻璃眼镜	—
正电子放射性药物和 [131]I 的场所	放射性污染防护服	—	—

续表

场所类型	工作人员		患者或受检者
	必备	选备	
敷贴治疗	宜使用远距离操作工具	有机玻璃眼镜或面罩	不小于 3mm 厚的橡皮泥或橡胶板
粒子源植入	铅橡胶衣、铅玻璃眼镜、铅橡胶围裙或三角裤	铅橡胶手套、铅橡胶围脖、0.25mm 铅当量防护的三角裤或三角巾	植入部位对应的体表进行适当的辐射屏蔽

注："—"表示不需要求，宜使用非铅防护用品。

2. 应急及去污用品 主要包括下列物品：一次性防水手套、气溶胶防护口罩、安全眼镜、防水工作服、胶鞋、去污剂和（或）喷雾（至少为加入清洗洗涤剂和硫代硫酸钠的水）；小刷子、一次性毛巾或吸水纸、毡头标记笔（水溶性油墨）、不同大小的塑料袋、酒精湿巾、电离辐射警告标志、胶带、标签、不透水的塑料布、一次性镊子。

3. 辅助用品 根据工作内容及实际需要，合理选择使用移动铅屏风、注射器屏蔽套、带有屏蔽的容器、托盘、长柄镊子、分装柜或生物安全柜、屏蔽运输容器/放射性废物桶等辅助用品。

第3节 放射工作人员的管理

一、职业照射和公众照射剂量限值

剂量限值是指受控实践使个人所受到的有效剂量或当量剂量不得超过的值。根据《电离辐射防护与辐射源安全基本标准》，对于职业照射和公众照射的剂量进行了严格的约束。

（一）职业照射的剂量限值和监测评价

职业照射是指除了国家有关法规和标准所排除的照射及根据国家有关法规和标准予以豁免的实践或源所产生的照射以外，工作人员在其工作过程中所受的所有照射。应对任何工作人员的职业照射水平进行控制，使之不超过下述限制。

1. 连续 5 年的年平均有效剂量（但不可作任何追溯性平均），20mSv。

2. 任何 1 年中的有效剂量，50mSv。

3. 眼晶状体的年当量剂量，150mSv。

4. 四肢（手和足）或皮肤的年当量剂量，500mSv。

此外，对于年龄为 16～18 岁、接受涉及辐射照射就业培训的徒工和年龄为 16～18 岁、在学习过程中需要使用放射源的学生，应控制其职业照射使之不超过下述限值。

1. 年有效剂量，6mSv。

2. 眼晶状体的年当量剂量，50mSv。

3. 四肢（手和足）或皮肤的年当量剂量，150mSv。

注册者、许可证持有者和用人单位应负责安排工作人员的职业照射监测和评价，个人监测是职业照射的评价基础，主要包括：

1. 对于任何在控制区工作，或有时进入控制区工作且可能受到显著职业外照射的工作人员，或其职业外照射年有效剂量可能超过 5mSv 的工作人员，均应进行外照射个人监测。

2. 对在监督区或偶尔进入控制区工作的工作人员，如果预计其职业照射年有效剂量在 1～5mSv 范围内，则应尽可能进行个人监测。

3. 如果可能，对所有受到职业照射的人员均进行个人监测。但对于年受照剂量始终不可能大于 1mSv 的工作人员，一般可不进行个人监测。

4. 应根据工作场所辐射水平的高低与变化和潜在照射的可能性与大小，确定个人监测的类型、周期和不确定度要求。

5. 注册者、许可证持有者和用人单位对可能受到的放射性物质体内污染的工作人员（包括使用呼吸防护用具的人员）应安排相应的内照射监测，以证明所实施的防护措施的有效性，并在必要时为内照射评价提供所需要的摄入量或待积当量剂量数据。

（二）公众照射的剂量限值

公众成员是指除职业受照人员和医疗受照人员以外的任何社会成员。公众照射是指公众成员所受的辐射源的照射，包括获准的源和实践所产生的照射与在干预情况下受到的照射，但不包括职业照射、医疗照射和当地正常天然本底辐射的照射。实践使公众中有关关键人群组的成员所受到的平均剂量估计值不应超过下述限值。

1. 年有效剂量，1mSv。

2. 特殊情况下，如果 5 个连续年的年平均剂量不超过 1mSv，则某一单一年份的有效剂量可提高到 5mSv。

3. 眼晶状体的年当量剂量，15mSv。

4. 皮肤的年当量剂量，50mSv。

上述剂量限值不适用于患者的慰问者，需要对他们的照射加以约束，使他们在患者诊断或治疗期间所受的剂量不超过 5mSv。同时，应将探视摄入放射性物质的患者的儿童所受的剂量限制于 1mSv 以下。

二、防护知识培训

根据《中华人民共和国职业病防治法》，制定了《医学放射工作人员放射防护培训规范》（GBZ/T 149—2015）。该规范规定了医学放射工作人员放射防护培训的要求。培训对象包括从事电离辐射医学应用的放射工作人员和相关医疗、科研、教学单位中的专业人员、实习生及管理人员等。培训目的是让受训人员掌握放射防护的基本原则和方法，了解控制照射剂量的原理和方法，并了解放射防护法规和标准的主要内容以及异常照射的应急措施。

根据《医学放射工作人员放射防护培训规范》，医学放射工作人员在上岗前应接受不少于 4 天的放射防护和法律知识培训，经考核合格后才能参加工作；在岗期间应定期接受时间不少于 2 天再培训，两次培训时间间隔不超过 2 年；此外，医学院校学生进入与放射工作有关的专业实习前，应接受放射防护基本知识的培训。

三、职业健康管理

为保证放射工作人员（含医学放射工作人员）上岗前及在岗期间都能适任其拟承担或所承担的工作任务而进行的医学检查及评价，称为放射工作人员职业健康监护，主要包括职业健康检查和职业健康监护档案管理等。根据《中华人民共和国职业病防治法》，制定《放射工作人员健康要求及监护规范》（GBZ 98—2020），对放射工作人员的职业健康要求、职业健康监护基本原则和技术要求进行了规定。

（一）放射工作人员的健康要求

放射工作人员的健康要求的基本原则是指放射工作人员应具备在正常、异常或紧急情况下，都能准确无误地履行其职责的健康条件。放射工作人员的健康要求包括神志清晰、精神状态良好、无认知功能障碍、语言表达和书写能力正常，以及内科、外科和皮肤科检查未见明显异常，不影响正常工作。此外，裸眼视力或矫正视力不低于 4.9，无红绿色盲，耳语或秒表测试无听力障碍，造血功能和甲状腺功能无明显异常，外周血淋巴细胞染色体畸变率和微核率也在正常参考值范围内等。

（二）放射工作人员职业健康监护

为评价放射工作人员健康状况，需进行放射工作人员职业健康检查，包括上岗前、在岗期间、离岗时、应急照射和事故照射后的职业健康检查。

1. 放射工作人员上岗前，应进行上岗前职业健康检查，符合放射工作人员健康要求的，方可参加相应的放射工作；放射工作单位不得安排未经上岗前职业健康检查或者不符合放射工作人员健康要求的人员从事放射工作。

2. 放射工作人员在岗期间职业健康检查周期按照卫生行政部门的有关规定执行，一般为 1~2 年，不得超过 2 年，必要时，可适当增加检查次数；在岗期间因需要而暂时到外单位从事放射工作，应按在岗期间接受职业健康检查。

3. 放射工作人员无论何种原因脱离放射工作时，放射工作单位应及时安排其进行离岗时的职业健康检查，以评价其离岗时的健康状况；如果最后一次在岗期间职业健康检查在离岗前三个月内，可视为离岗时检查，但应按离岗时检查项目补充未检查项目；离岗三个月内换单位从事放射工作的，离岗检查可视为上岗前检查，在同一单位更换岗位，仍从事放射工作者按在岗期间职业健康检查处理，并记录在放射工作人员职业健康监护档案中；放射工作人员脱离放射工作 2 年以上（含 2 年）重新从事放射工作，按上岗前职业健康检查处理。

（三）放射工作人员职业健康监护档案管理

放射工作人员职业健康监护档案是用来记录放射工作人员的职业健康状况和管理工作情况的重要依据。这个档案是放射工作单位为放射工作人员建立的，并终生保存。放射工作人员职业健康监护档案包括以下内容：职业史（放射和非放射）、既往病史、个人史、应急照射和事故照射史（如有）、历次职业健康检查结果评价及处理意见，职业性放射性疾病诊治资料（病历、诊断证明书和鉴定结果等）、医学随访资料，以及需要存入职业健康监护档案的其他有关资料，如工伤鉴定意见或结论、怀孕声明等。

第 4 节   放射诊疗场所的管理

一、放射诊断放射防护场所要求

在开展 X 射线影像诊断和介入放射学工作时，根据《放射诊断放射防护要求》（GBZ 130—2020），X 射线设备机房防护设施在机房布局、屏蔽防护和工作场所的防护等方面均有明确规定。

（一）X 射线设备机房布局

1. 应合理设置 X 射线设备、机房的门、窗和管线口位置，应尽量避免有用线束直接照射门、窗、管线口和工作人员操作位。

2. X 射线设备机房（照射室）的设置应充分考虑邻室（含楼上和楼下）及周围场所的人员防护与安全。

3. 每台固定使用的 X 射线设备应设有单独的机房，机房应满足使用设备的布局要求；每台牙椅独立设置诊室的，诊室内可设置固定的口内牙片机，供该设备使用，诊室的屏蔽和布局应满足口内牙片机机房防护要求。

4. 移动式 X 射线机（不含床旁摄影机和急救车配备设备）在使用时，机房应满足相应布局要求。

5. 除床旁摄影设备、便携式 X 射线设备和车载式诊断 X 射线设备外，对新建、改建和扩建项目与技术改造、技术引进项目的 X 射线设备机房，其最小有效使用面积、最小单边长度应符合表 8-4-1 的规定。

表 8-4-1　X 射线设备机房（照射室）使用面积、单边长度的要求

设备类型	机房内最小有效使用面积 d/m²	机房内最小单边长度 e/m
CT 机（不含头颅移动 CT）	30	4.5
双管头或多管头 X 射线设备 a（含 C 形臂）	30	4.5
单管头 X 射线机 b（含 C 形臂，乳腺 CBCT）	20	3.5
透视专用机 c、碎石定位机、口腔 CBCT 卧位扫描	15	3.0
乳腺机、全身骨密度仪	10	2.5
牙科全景机、局部骨密度仪、口腔 CBCT 坐位扫描/站位扫描	5	2.0
口内牙片机	3	1.5

注：a 为双管头或多管头 X 射线设备的所有管球安装在同一间机房内；b 为单管头、双管头或多管头 X 射线设备的每个管球各安装在 1 个房间内；c 为透视专用机指无诊断床、标称管电流小于 5mA 的 X 射线设备；d 为机房内最小有效使用面积指机房内可划出的最大矩形的面积；e 为机房内最小单边长度指机房内有效使用面积的最小边长。

（二）X 射线设备机房屏蔽

1. 不同类型 X 射线设备(不含床旁摄影设备和便携式 X 射线设备)机房的屏蔽防护应不低于表 8-4-2 的规定。

2. 机房的门和窗关闭时应满足表 8-4-2 的要求。

3. 距 X 射线设备表面 100cm 处的周围当量剂量率不大于 2.5μSv·h 时且 X 射线设备表面与机房墙体距离不小于 100cm 时，机房可不作专门屏蔽防护。

4. 车载机房应有固定屏蔽，除顶部和底部外，屏蔽应满足表 8-4-2 中屏蔽防护铅当量厚度要求。

表 8-4-2　不同类型 X 射线设备机房的屏蔽防护铅当量厚度要求

机房类型	有用线束方向铅当量/mm Pb	非有用线束方向铅当量/mm Pb
标称 125kV 以上的摄影机房	3.0	2.0
标称 125kV 及以下的摄影机房	2.0	1.0
C 形臂 X 射线设备机房	2.0	2.0
口腔 CBCT、牙科全景机房（有头颅摄影）	2.0	1.0
透视机房、骨密度仪机房、口内牙片机机房、牙科全景机房（无头颅摄影）、碎石定位机房、模拟定位机、乳腺摄影机房、乳腺 CBCT 机房	1.0	1.0
CT 机房（不含头颅移动 CT）CT 模拟定位机房	2.5	

（三）X 射线设备工作场所防护

1. 机房应设有观察窗或摄像监控装置，其设置的位置应便于观察到受检者状态及防护门开闭情况。

2. 机房内不应堆放与该设备诊断工作无关的杂物。

3. 机房应设置动力通风装置，并保持良好的通风。

4. 机房门外应有电离辐射警告标志；机房门上方应有醒目的工作状态指示灯，灯箱上应设置如"射线有害、灯亮勿入"的可视警示语句；候诊区应设置放射防护注意事项告知栏。

5. 平开机房门应有自动闭门装置；推拉式机房门应设有曝光时关闭机房门的管理措施；工作状态指示灯能与机房门有效关联。

6. 电动推拉门宜设置防夹装置。

7. 受检者不应在机房内候诊；非特殊情况，检查过程中陪检者不应滞留在机房内。

8. 模拟定位设备机房防护设施应满足相应设备类型的防护要求。

9. CT 装置的安放应利于操作者观察受检者。

10 机房出入门宜处于散射辐射相对低的位置。

11. 车载式诊断 X 射线设备工作场所的选择应充分考虑周围人员的驻留条件，X 射线有用线束应避开人员停留和流动的路线。

12. 车载式诊断 X 射线设备的临时控制区边界上应设立清晰可见的警告标志牌（例如，"禁止进入X 射线区"）和电离辐射警告标志。临时控制区内不应有无关人员驻留。

二、放射治疗放射防护场所要求

对于利用医用电子加速器、钴-60 治疗机、中子放射源及 γ 放射源后装治疗机、X 射线及 γ 射线立体定向放射治疗系统、螺旋断层放射治疗系统、术中放射治疗的移动式电子加速器、医用 X 射线治疗机、低能 X 射线放射治疗设备和质子重离子加速器等设备开展放射治疗的，《放射治疗放射防护要求》（GBZ 121—2020）中对于其机房布局、屏蔽要求和工作场所的防护给出了明确要求。注意，以下内容不适用于放射性粒子植入和放射性核素敷贴治疗的放射防护。

（一）布局要求

1. 放射治疗设施一般单独建造或建在建筑物底部的一端；放射治疗机房及其辅助设施应同时设计和建造，并根据安全、卫生和方便的原则合理布置。

2. 放射治疗工作场所应分为控制区和监督区。治疗机房、迷路应设置为控制区；其他相邻的、不需要采取专门防护手段和安全控制措施，但需经常检查其职业照射条件的区域设为监督区。

3. 治疗机房有用线束照射方向的防护屏蔽应满足主射线束的屏蔽要求，其余方向的防护屏蔽应满足漏射线及散射线的屏蔽要求。

4. 治疗设备控制室应与治疗机房分开设置，治疗设备辅助机械、电器、水冷设备，凡是可以与治疗设备分离的，尽可能设置于治疗机房外。

5. 应合理设置有用线束的朝向，直接与治疗机房相连的治疗设备的控制室和其他居留因子较大的用室，尽可能避开被有用线束直接照射。

6. X 射线管治疗设备的治疗机房、术中放射治疗手术室可不设迷路；γ 刀治疗设备的治疗机房，根据场所空间和环境条件，确定是否选用迷路；其他治疗机房均应设置迷路。

7. 使用移动式电子加速器的手术室应设在医院手术区的一端，并和相关工作用房（如控制室或专用于加速器调试、维修的储存室）形成一个相对独立区域，移动式电子加速器的控制台应与移动式电子加速器机房分离，实行隔室操作。

（二）屏蔽要求

在治疗机房墙和入口门外关注点周围的周围当量剂量率，以及治疗机房顶屏蔽的周围当量剂量率方面，应将它们控制在参考水平以下。在选择屏蔽材料时，应考虑其结构性能、防护性能和经济因素，并符合最优化要求。新建机房一般选用普通混凝土作为屏蔽材料。

（三）工作场所防护

1. 放射治疗机房应有足够的有效使用空间，以确保放射治疗设备的临床应用需要。

2. 放射治疗机房应设置强制排风系统，进风口应设在放射治疗机房上部，排风口应设在治疗机房下部，进风口与排风口位置应对角设置，以确保室内空气充分交换；通风换气次数应不小于每小时 4 次。

3. 含放射源的放射治疗机房内应安装固定式剂量监测报警装置，应确保其报警功能正常。

4. 放射治疗设备都应安装门机联锁装置或设施，治疗机房应有从室内开启治疗机房门的装置，防护门应有防挤压功能。

5. 医疗机构应当对下列放射治疗设备和场所设置醒目的警告标志。

（1）放射治疗工作场所的入口处，设有电离辐射警告标志。

（2）放射治疗工作场所应在控制区进出口及其他适当位置，设有电离辐射警告标志和工作状态指示灯。

6. 放射治疗设备控制台上应设置急停开关，除移动加速器机房外，放射治疗机房内设置的急停开关应能使机房内的人员从各个方向均能观察到且便于触发。通常应在机房内不同方向的墙面、入口门内旁侧和控制台等处设置。放射源后装近距离治疗工作场所，应在控制台、后装机设备表面人员易触及位置以及治疗机房内墙面各设置一个急停开关。

7. γ源后装治疗设施应配备应急储源器。中子源后装治疗设施应配备符合需要的应急储源水池。

（盖兴慧）

主要参考文献

范胜男，王拓，李梦雪，等，2021. 2017 年我国放射工作人员职业性外照射个人剂量水平与分析. 中华放射医学与防护杂志，41（2）:85-91.

吉强，洪洋，2016. 医学影像物理学. 4 版. 北京：人民卫生出版社.

李克，谷守欣，张国福，等，2014. 放射检查剂量实时动态监测. 中国医学计算机成像杂志，20（5）:417-419.

林承光，翟福山，2021. 放射治疗技术学. 2 版. 北京：人民卫生出版社.

刘小艳，2019. 放射物理与防护. 北京：科学出版社.

牛延涛，胡鹏志，曹国全，2022. 放射物理与辐射防护学. 北京：科学出版社.

强永刚，2013. 医学辐射防护学. 2 版. 北京：高等教育出版社.

童家明，2022. 医学影像物理学. 5 版. 北京：人民卫生出版社.

王茂枝，刘森林，2021. 辐射的来源漫谈. 中国辐射卫生，30（2）:238-243.

王鹏程，李迅茹，2019. 放射物理与防护. 4 版. 北京：人民卫生出版社.

医学名词审定委员会，医学影像技术学名词审定分委员会，2020. 医学影像技术学名词. 北京：科学出版社.

张涛，2021. 放射治疗技术. 4 版. 北京：人民卫生出版社

张伟佳，张雨，师依婷，等，2019. 2016-2017 年介入放射学工作人员职业性外照射个人剂量水平调查分析. 中国辐射卫生，28（1）:55-58.